杏林

寻珍录

包　莉　郭彦态
杨燕青
　　王生宝　齐彦军

著

海峡出版发行集团 ｜ 福建科学技术出版社
THE STRAITS PUBLISHING & DISTRIBUTING GROUP ｜ FUJIAN SCIENCE & TECHNOLOGY PUBLISHING HOUSE

图书在版编目（CIP）数据

杏林寻珍录 / 包莉等著. — 福州：福建科学技术出版社，2024.7

ISBN 978-7-5335-6983-9

Ⅰ.①杏… Ⅱ.①包… Ⅲ.①医案 – 汇编 – 中国 – 现代 Ⅳ.①R249.7

中国国家版本馆CIP数据核字（2023）第200687号

出 版 人	郭 武
责任编辑	黄肖林
编辑助理	滕 楸
装帧设计	余景雯
责任校对	林锦春

杏林寻珍录

著 者	包 莉 郭彦恣 齐彦军 杨燕青 王生宝
出版发行	福建科学技术出版社
社 址	福州市东水路76号（邮编350001）
网 址	www.fjstp.com
经 销	福建新华发行（集团）有限责任公司
印 刷	福建省地质印刷厂
开 本	787毫米×1092毫米 1/16
印 张	14
字 数	291千字
插 页	4
版 次	2024年7月第1版
印 次	2024年7月第1次印刷
书 号	ISBN 978-7-5335-6983-9
定 价	168.00元

本书编写人员

著　　者：包　莉　郭彦态　齐彦军　杨燕青　王生宝

顾　　问：郁东海　奚鸿昌

参编人员：郭保凤　李彬彬　李　瑛　刘楠楠　刘　薇

　　　　　乔娇娇　芮　蓉　邵　静　沈　宇　陶　莹

　　　　　吴天芯　王学智　武鹏涛　杨　滢　尹程琳

　　　　　张超峰　张佳雯

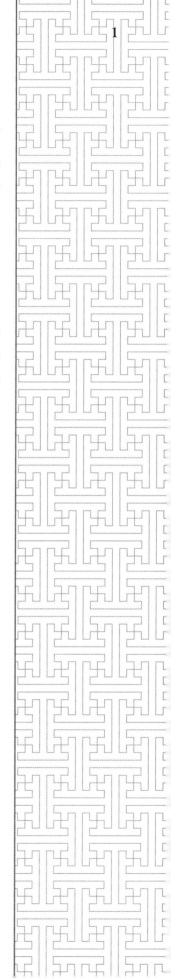

BAOLI 包 莉

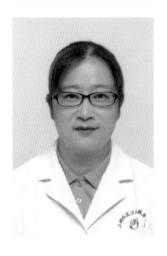

上海市浦东新区上钢社区卫生服务中心中医全科副主任医师，上海中医药大学临床教学基地兼职副教授，石氏伤科第五代弟子，浦东新区社区学科带头人。目前担任中国中医药信息学会人才信息分会常务理事、上海市中医药学会社区分会委员、上海市中医药学会适宜技术分会委员、上海市中医药学会骨伤科分会委员、上海市中医药学会康复分会委员等。擅长运用中医、西医方法治疗各种骨伤科疾病，针灸治疗内科及骨伤科常见疾病，对针灸治疗代谢综合征颇有心得。

GUOYANMIN 郭彦忞

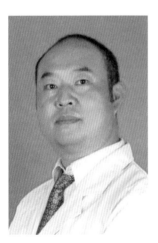

上海市浦东新区陆家嘴社区卫生服务中心中医科主任，中医骨伤科副主任医师，石氏伤科第五代弟子，浦东新区社区名中医。现任上海中医药学会第十一届骨伤科分会委员，上海市针灸学会刮痧专业委员会常务委员、中国中医药信息学会人才信息分会第二届会常务理事，世界中联医案专业委员会第三届理事会常务理事等。擅长在中医理论指导下，以中医推拿正骨手法为主，针刺、中药内服外治、中西医结合治疗常见的骨关节痛、颈肩腰腿痛等骨伤科疾病。

QIYANJUN | 齐彦军

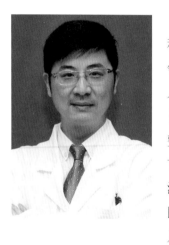

上海市浦东新区花木社区卫生服务中心中医科副主任医师，浦东新区社区名中医，曾师从上海市基层名中医冯继伟、上海市名中医中医孙卓君、上海市名中医胡宗德。目前担任浦东新区中医药协会中西医结合脑病专病委员会常委，以及浦东新区中医药协会针刀、推拿、中医药管理局、针灸协会委员。擅长针药结合治疗中医内科、外科、五官科、妇产科、肿瘤科等疑难杂症及术后调理，尤其是痛经，月经不调，闭经，乳腺小叶增生，不孕症等，治疗复发性口腔溃疡独具特色。

YANGYANQING | 杨燕青

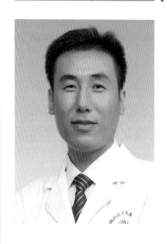

上海市浦东新区浦兴社区卫生服务中心中医科主任，中医全科副主任医师，上海市中医药领军人才学术共同体成员，上海市社区好中医，入围上海好医生评选，浦东新区社区名中医。目前担任世中联高血压专业委员会理事、中医整形美容协会中医美容分会理事会理事、上海市中医药学会社区分会浦东片区学组常委、上海市中医药学会亚健康分会委员等。擅长中西医结合诊治消化道疾病、癌前病变、肿瘤术后及老年人群虚病调理。

WANGSHENGBAO | 王生宝

上海市浦东新区上钢社区卫生服务中心中医科主任医师、中医全科副主任医师，石氏伤科第五代弟子，浦东新区社区名中医。目前担任上海市社区卫生协会脊柱委员会委员兼秘书、上海市中医药学会第十一届骨伤科分会常务委员、中华中医药学会中医全科青年委员等。擅长以石氏伤科理论为指导，运用微针刀和正骨手法治疗治疗颈椎病、腰椎间盘突出症等骨伤科疾病。

前言

中医药学历经几千年，为中华民族的繁荣昌盛做出巨大的贡献，近年来上海市浦东新区对基层中医药工作政策的支持力度是前所未有的。自浦东新区创建国家中医药综合改革试验区以来，开展了一系列中医药学科、人才建设的计划。尤其是对基层中医的发展非常重视，其中浦东新区卫生系统社区学科带头人和浦东新区社区名中医项目就是专门针对社区中医药人才设置的。

浦东新区卫生系统的社区学科带头人和社区名中医怀着对中医事业的热爱和责任心，成立了工作室，作为基层中医药的领头力量，理论联系实践，定期进行门诊会诊，参加学术研讨，撰写学术论文，开展学术研究，强化中医临床实践，参与临床疑难病例的中医诊断与医疗，不断提高临床诊疗与学术水平。

《杏林寻珍录》收集、整理了浦东新区卫生系统社区学科带头人包莉医师及其工作室和郭彦恣、齐彦军、杨燕青、王生宝等4位浦东新区社区名中医工作室成员历年来的临床医案，并对疾病的病因病机、治疗方法等做了整理和点评。本书是他们临床经验的展示，具有专业性和社区特色，旨在传承经验、指导临床、弘扬中医传统文化，希望可以为社区中医医师们开拓临床思路，也可以成为年轻中医师的参考书，可以指导临证并有所帮助，以提高中医诊疗效果，进而为中医事业的发展提高作出应有贡献。

本书的编写得到了上海市浦东新区卫生健康委员会中医药发展处（科教信息处）的大力支持，在此深表感谢！

编者

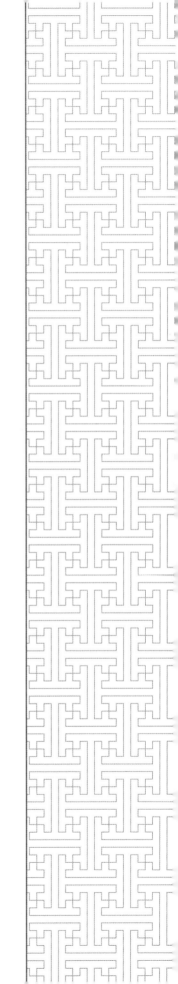

目录

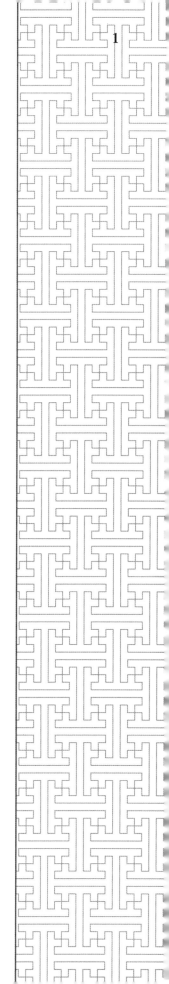

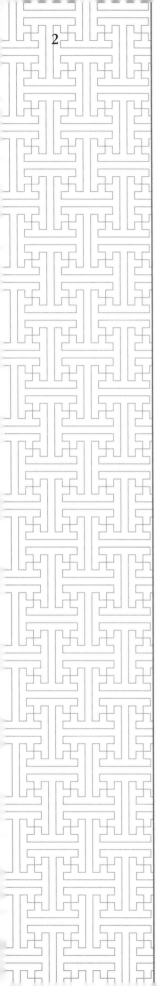

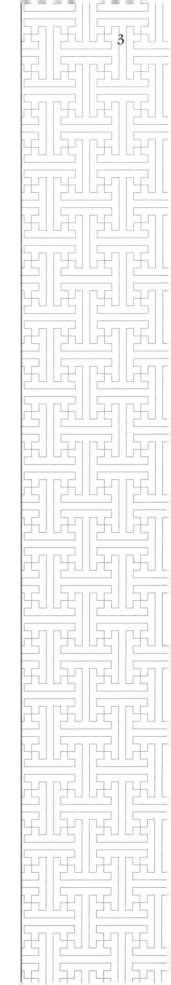

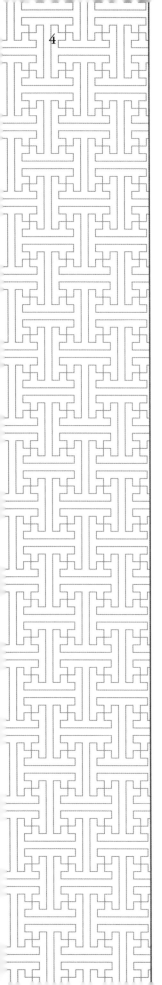

躯干疾病 / 178

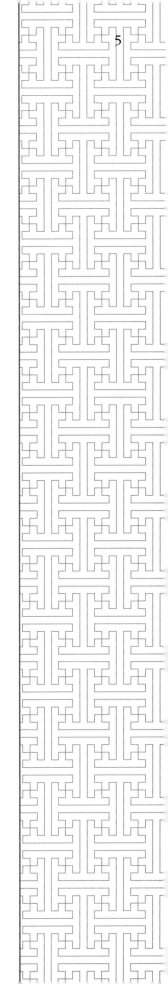

包莉社区学科带头人

工作室医案

四肢疾病

膝痹（膝骨关节炎）

病案

易某某，女性，69岁

初诊

主诉：双膝关节肿痛10年余，左侧尤甚，加剧1周。

病史：患者10年余前就出现双膝关节酸痛，时作时休，左膝关节尤甚，蹲位时疼痛最为明显。近几年，疼痛发作越来越频繁，双膝关节疼痛逐渐加剧，多在受凉或大量活动后出现，兼有关节肿胀，使用膏药或自行热敷等对症治疗后可改善。1周前，患者外出旅游爬山后出现双膝关节肿胀明显，疼痛剧烈，夜间辗转难眠。胃纳可，夜寐欠安，二便调。舌质淡，苔腻，脉细滑。

查体：双膝关节肿胀明显，左膝尤甚。左膝关节畸形，压痛广泛，主要位于关节内侧间隙处及内膝眼周围；抽屉试验（±），浮髌试验（+），活动受限，屈曲小于90°；余关节无异常。

辅助检查：双膝关节X线检查显示双膝关节骨质增生明显，髁间棘变尖，左侧膝关节内侧间隙狭窄明显。双膝关节退行性改变。

四诊合参

患者神清，精神可，眉头紧锁，疼痛面容，对答切题。经问诊了解患者已有此情况10年余，在这期间病情时好时坏，多受凉或过度活动后发作，发作时关节肿胀和酸痛。舌质淡，苔腻，脉细滑。

病机分析

此病属中医"膝痹"范畴，历代文献关于膝痹的论述颇多，《太平惠民和剂局方》曰："风湿流注经络间，……脚膝疼痛，不能步履。""寒湿所伤，……腰膝或肿。"窦材《扁鹊心书》曰："风寒湿三气合而为痹，走注疼痛，或臂腰足膝拘挛。"陈言《三因极一病证方论》曰："坐卧湿地，或为雨露所袭，……腿膝或肿。"《证治汇补》曰："寒湿多侵于下，脚腿木重，足膝疼酸。"本患者已步入老年，肝肾不足，气血亏虚，筋脉失养，复受风寒湿三邪，停于腿膝而致病。舌质淡，苔腻，脉细滑皆为肝肾亏虚，风湿入络之象。

诊断辨证

中医诊断：膝痹（肝肾亏虚、风湿入络型）。

西医诊断：膝骨关节炎。

治则

补肾健脾，除湿祛邪。

治法

内服：独活寄生汤加减。

独活 15g	桑寄生 9g	杜仲 15g	牛膝 15g
续断 9g	熟地黄 6g	人参须 6g	茯苓 15g
肉桂 6g	防风 9g	川芎 9g	白芥子 9g
细辛 6g	当归 9g	芍药 9g	延胡索 15g
秦艽 9g	甘草 6g		

×14 剂，日 1 剂，煎服，分早晚两次温服

外治：尪痹伤膏 ×6 贴，外用，每 2 日 1 贴。

嘱药渣装入毛巾袋中，可在外用药物更换间隙热敷患部，每天 1 次，每次待药渣凉后即可。

医嘱：避风寒，注意保暖，建议护膝保护。

方解：方中用独活、桑寄生祛风除湿，养血和营，活络通痹为主药；续断、牛膝、杜仲、熟地黄补益肝肾，强壮筋骨为辅药；川芎、当归、芍药补血活血；人参须、茯苓、甘草益气扶脾，均为佐药，使气血旺盛，有助于祛除风湿；又佐以细辛以搜风治风痹，肉桂、延胡索祛寒止痛，使以秦艽、防风祛周身风寒湿邪。各药合用，是为标本兼顾、扶正祛邪之剂。

尪痹伤膏是上海市浦东新区上钢社区卫生服务中心原针伤科主任、石氏伤科第四代传人奚鸿昌先生（石氏伤科第三代传人、上海名医石幼山先生关门弟子）在多年临床实践中，在石氏伤科著名外用膏药——三色膏的基础上，对药物进行精简、改进后的外用药膏。自2015 年开始申请国家知识产权局发明专利，并于 2019 年取得发明专利证书。此药具有活血散瘀、解毒消肿、通经止痛之效。以紫荆皮、粉丹皮、马钱子为主药，取其活血散瘀、解毒消肿、通经止痛之效，配以大黄、赤芍增强其消炎镇痉、逐瘀通经之功，佐以独活、五加皮、生天南星是取其祛风胜湿、镇痉止痛、强筋健骨之功效。最为重要的是在此基础上，再加入樟脑、薄荷脑、冬青油（即水杨酸甲酯）三药，增加中药的透皮吸收，使其在局部发挥作用，将传统中医外治与现代透皮技术结合，形成中药透皮治疗系统，借助其渗透之功，使上述药效能更好地由表入肌肉经络，达到减轻不适、解除疼痛的目的。

2 周后复诊，患者自诉用药后，双膝关节肿痛明显缓解，右膝关节尤甚，活动明显改善。原方改桑寄生 30g，延胡索 9g，继续服用 14 剂，配合尪痹伤膏外用 ×6 贴，并嘱其避风寒，注意保暖，积极配合股四头肌功能锻炼。

病案讨论

膝痹，中医病证名，是由于肝肾亏虚，筋骨失养，风、寒、湿、热等外邪侵袭人体，闭阻经络，气血运行不畅所导致的膝部疼痛，或伴有沉重、酸软、肿胀、骨鸣、屈伸不利等为主要表现的风湿病。根据该病的临床表现特点，与西医膝骨关节炎有关。膝骨关节炎又称老年性膝关节炎，是一种常见的以关节软骨变性、破坏及骨赘为特征的膝关节疾病，以膝关节活动受限、疼痛、肿胀、积液、弹响、晨僵、走路困难为主要临床表现，严重者会出现关节畸形

或关节内游离体形成，甚至残疾。在病理上表现为软骨的退行性病变、磨损以及丧失，进而软骨下骨硬化、囊性变，关节边缘出现唇样增生及滑膜不同程度的炎症病变。

据统计，膝骨关节炎多见于中老年人，男女发病比例为 2∶1。根据相关流行病学报道，我国膝骨关节炎的患病率为 25.5%，60 岁以上者达 78.5%，该病的致残率为 53%，随着人类寿命的延长，社会人口的老龄化，其发病率逐年上升。上海市作为中国老龄化程度最高的城市，膝骨关节炎的发病率也在不断升高，膝骨关节炎导致的痛苦和残疾也将进一步降低患者的生存质量，对患者本人、家庭及社会都有可能造成沉重的经济负担。所以减轻临床症状、减少发作频次是该病治疗的关键。

（包　莉）

膝痹（膝骨关节炎）

病案

陈某，男性，58 岁。

初诊

主诉：双膝酸胀 6 年余。

病史：双膝酸胀 6 年余，述自儿时发病，上下楼梯时明显，近 2 年来腰痛，发作时伴畏寒，纳可，便调，夜寐安。苔薄质暗紫边有齿痕，脉细数。

查体：双侧浮髌实验（＋），髌骨研磨试验（＋），麦氏征（－），内侧副韧带（＋）。

辅助检查：类风湿因子（－）、抗 C 反应蛋白抗体 （－）、HLA—B27（－）。 腰椎磁共振成像（maghetic resonance imagine，以下简称 MRI）：L5—S1 轻度膨出。

四诊合参

患者神清，精神可，对答切题，呼吸平缓。患者自儿时起感双膝关节酸胀不适，6 年来症情反复，畏寒怕冷，夜间痛甚，得暖则舒。近 2 年来伴腰痛隐隐。胃纳可，二便调，夜寐安。苔薄质暗紫边有齿纹，脉细数。

病机分析

患者自幼时起双膝反复酸胀不适，属先天禀赋不足，正气失司。而风寒湿等邪气，在人体卫气虚弱时容易侵入人体而致病。汗出当风、坐卧湿地、涉水冒雨等，均可使风寒湿等邪气侵入身体经络，留于关节，导致经脉气血闭阻不通，不通则痛。本案患者症见病情反复，畏寒怕冷，腰痛隐隐乃是肾阳不足，精血亏虚，痰湿内生，痰湿阻络，寒痰凝滞于筋骨、关节而成。其苔薄质暗紫边有齿痕，脉细数则为应症之象。

诊断辨证

中医诊断：膝痹（寒痹——肝肾亏虚、痰瘀阻络型）。

西医诊断：膝骨关节炎。

治则

温经散寒，通络止痛。

治法

内服：拟方如下。

山茱萸 9g	熟地黄 9g	淮山药 30g	熟附片 9g
川桂枝 9g	牛蒡子 9g	木瓜 15g	制天南星 9g
五灵脂 12g	秦艽 9g	制川乌 9g	川芎 15g
生黄芪 30g	川牛膝 12g	合欢皮 30g	炙甘草 5g
淫羊藿 12g	朱茯神 15g	广地龙 9g	僵蚕 9g
络石藤 15g			

×7 剂，日 1 剂，煎服，分早晚两次温服

外治：三色膏及三黄膏外敷，辅以弹力绑带固定。

方解：方用石氏牛蒡子汤与六味地黄汤加减治之。方中用熟地黄甘温补肾益精血；山茱萸、淮山药温补肾阳，填精充髓，强壮筋骨；熟附片、川桂枝以温经散寒；牛蒡子、僵蚕配伍以开破痰结，善搜经络顽痰浊邪；用川牛膝以利水消肿、化痰散结，病程日久入里；广地龙、络石藤通络止痛。诸药合用，则阴破阳回，寒散痰化，诸症自除矣。

二诊

1 周后复诊，疼痛症状较前缓解，自觉关节僵硬，酸胀不适，夜寐欠宁，苔薄质暗红略肿，边有齿纹，脉细。上方去淫羊藿、广地龙、川桂枝，加炒黄柏 9g、酸枣仁 15g、玫瑰花 9g、络石藤 30g、秦艽 18g，继续服用 7 剂，同时三色膏及三黄膏外敷，辅以弹力绷带固定，并嘱其注意保暖、休息，避久行久立，清淡饮食。

病案讨论

"痹证"一词最早见于我国的中医典籍《黄帝内经》（以下简称《内经》），在《素问·痹论》中有"风寒湿三气杂至，合而为痹也"之说，是指人体肌表经络遭受风、寒、湿、邪侵袭后，气血运行不畅，引起筋骨、肌肉、关节酸痛、麻木、重着、伸屈不利或关节肿大等证，中医通称为痹。它可以出现在现代医学的风湿关节炎、类风湿性关节炎、痛风、肩关节周围炎、腱鞘炎、蜂窝织炎、骨赘等多种骨关节疼痛性疾病中。本案所讨论的膝骨关节炎亦归属于中医痹证范畴。

痹证在临床上主要是通过内服药物，联合针灸、刺络拔罐、穴位注射、膏药外敷等外治法的综合治疗来延缓疾病的发展，缓解患者的病痛，提高生活质量。而日常生活的调整上主要在于防寒保暖、适当运动、避免劳累、合理饮食、少食过咸、寒凉等食物。

（刘 薇）

 膝痹（膝骨关节炎伴膝关节滑膜炎）

病案

周某，女性，65 岁。

初诊

主诉：右膝疼痛伴活动受限 5 年余，加重 2 天。

病史：近 5 年来患者不明原因出现右膝疼痛、酸软、活动不利，长时间行走后出现酸困乏力加重。2 天前因恶热贪凉，患处出现疼痛加重、肤温偏高，自觉灼热红肿。口干烦闷，夜寐可，大便干结。舌质红、苔薄黄，脉沉弦。

查体：右膝关节肿胀，活动受限，无明显内外翻畸形，触及肤温略高，右膝关节屈 60°，伸 −5°，髌骨研磨试验（＋），侧方应力试验（−），抽屉试验（−），浮髌试验（＋），麦氏征（＋）。

辅助检查：右膝关节 X 线显示：关节间隙狭窄，软骨下骨硬化，关节边缘骨赘形成，关节腔内游离体。血常规检查基本正常，红细胞沉降率增快。

四诊合参

患者神清，精神尚可，对答切题，时有痛呼声，呼吸平缓；患者 5 年来反复右膝疼痛，患处肿胀、肤温略高，行动时患处酸软乏力，疼痛明显。口干，寐可，大便干结。舌质红、苔薄，脉沉弦。

病机分析

患者年过半百，素体阴虚火旺，复感风寒湿邪，邪从热化或感受热邪，留注关节，痹阻关节肌肉筋络，导致气血闭阻不通，筋脉关节失于濡养，不荣则痛，不通则痛，故觉局部疼痛；酸软乏力、口干烦闷、大便干结，舌质红、苔薄，脉沉弦为肝肾阴虚之象。

诊断辨证

中医诊断：膝痹（肝肾阴虚型）。

西医诊断：右膝骨关节炎伴膝关节滑膜炎。

治则

补益肝肾，活血通络。

治法

内服：拟方如下。

炙黄芪 9g	白芍 12g	熟地黄 12g	山萸肉 12g
秦艽 12g	川牛膝 12g	炙龟甲 9g	菟丝子 12g
鸡血藤 12g	补骨脂 12g	炙甘草 6g	鹿角 6g

×7 剂，日 1 剂，煎服，分早晚两次温服

外治：尪痹膏敷药及三黄膏外敷，辅以弹力绷带固定。

方解：患者年事已高，肝肾亏虚，肾主骨藏精，肝主筋藏血，筋骨精血不足，脉络受阻，不通则痛；肝肾精血阴液不足，出现口干、大便干结等症；舌红、苔薄、脉沉细弦乃肝肾阴虚之证；精血不足致气无所依附，气虚血瘀。方中予熟地黄、山萸肉、炙龟甲、鹿角、菟丝子、补骨脂补益肝肾；炙黄芪、白芍益气健脾；鸡血藤活血通络；川牛膝、秦艽祛风通络利关节；炙甘草调和诸药，共奏补益肝肾、益气活血、通络止痛之效。

1周后复诊，患者诉右膝疼痛、酸软减轻，仍感下肢困乏，二便调。上方加伸筋草15g、萆薢12g、苍术12g，舒筋活络、化瘀利关节，以改善下肢困乏症状，继续服用7剂，同时尪痹膏敷药及三黄膏外敷，辅以弹力绷带固定，并嘱其注意保暖、休息，少走路，清淡饮食。

病案讨论

膝骨关节炎有痹的病机与表现特点。痹病是《内经》所论重要病种。痹，即痹阻不通。痹证是指人体机表、经络因感受风、寒、湿、热等引起的以肢体关节及肌肉酸痛、麻木、重着、屈伸不利，甚或关节肿大灼热等为主症的一类病症。《内经》除有两篇专论"痹病"之外，还有40多章的有所论及，而且以"痹"为名之病症多达50余种，足见其对这一病种的重视。

随时代演变，对痹证内因的认识逐渐清晰，在对痹的治疗上，从古至今涌现出祛邪、补肾、健脾三类治法，唐以前多偏祛邪，唐以后多偏补肾或健脾，至近代则扶正与祛邪兼用。这三类治法是古医家明确提出的，也是后世运用较多的方法，因此也确定了骨关节炎从"痹"论治的治法依据。治"痹"的方法多以补肝肾、祛湿热为主，所谓"经热则痹络热则痿""治痿独取阳明"，但对膝骨关节炎这一类特殊的本痿标痹证以养血软坚、养筋柔肝的治法也多能起效，或者说养血软坚、养筋柔肝法也是骨关节炎的接证治法之一。柔肝法古时的医家虽未从理论上提出，但也的确是骨关节炎的有效治法。膝骨关节炎诸症的发生、发展和转归与关节整体结构的失衡以及脏腑功能的失调密切相关，在应用外用中药和非药物的外治疗法时应注重关节整体结构及全身脏腑机能的调整。中药辨证论治再配合药物熏洗或外敷，体现了中医骨伤内外兼治、筋骨并重、整体与局部相结合的治疗原则。

（刘　薇）

膝痹（膝骨关节炎后期）

病案

施某，女性，72岁。

初诊

主诉：双膝关节肿胀畸形10年余，以左膝为甚。

病史：患者10年余前出现双膝关节的疼痛不适，随着时间的推移，患者的双膝从最早的上下楼梯出现疼痛，逐渐发展为平地行走也出现疼痛，且疼痛剧烈，需要借助拐杖支撑或是他人搀扶。双膝关节随着年龄增加也出现畸形。10年余间曾多次就医，进行了相关治疗，但无明显改善。近期无明显诱因下出现双膝关节肿痛加剧，以酸软无力为特点，行走不利，夜间关节酸痛明显影响睡眠，晨起关节僵硬但肿胀较夜间轻。3月前曾至仁济医院东院就诊，行关节腔内注射术5次，关节酸痛未见明显缓解，遂来我中心就诊。就诊时见双膝关节肿痛明显，呈外翻畸形，行走不利，双膝关节无发热，无口干、口苦。胃纳可，夜寐欠安，大便可，小便清长，夜尿频数，舌暗苔腻，脉濡缓。

查体：双膝关节肿胀、畸形明显，呈外翻畸形，大腿及小腿肌肉萎缩明显，左膝尤甚，搀扶进入诊室；内侧关节间隙处及外侧膝眼周围压痛，膝关节屈伸受限，活动度 < 90°，抽屉试验（−），浮髌试验（+），髌骨研磨试验（+），活动受限明显。

辅助检查：双膝关节 X 线显示双膝关节骨质增生明显，骨赘形成，髁间棘变尖，软骨下骨硬化，并可见小囊性改变，双侧膝关节间隙基本消失，左膝尤为明显。双膝关节退行性改变。

四诊合参

患者神清，精神可，疼痛貌，对答切题。患者自述膝部关节疼痛不适已有 10 年余，痹证日久不愈，之前是隐隐作痛，随着时间流逝疼痛感逐渐加剧，关节也从"咔咔"响逐渐发展成关节畸形，关节屈伸不利。关节以酸软无力为特点，关节肿大明显，呈外翻畸形，大腿及小腿肌肉萎缩明显；小便清长，夜尿频数，舌暗苔腻，脉濡缓。

病机分析

膝痹者在病机为经络闭阻、气血失和、气血瘀结、痰瘀互结、正气亏虚是发病的内在条件。营卫失和、气血亏虚、肝肾不足、脾胃虚损均可导致正虚邪恋，由风、寒、湿之邪侵袭人体，或者劳损、外伤等因素，痹阻膝部经络，气血运行不畅，脉络不通，不通则痛，故而出现膝关节的肿痛、重着、屈伸不利、肿大、僵硬等症状；同时，经络淤阻，脉络不通，气血不足，膝关节周围肌肉缺乏精血濡养，呈萎缩之象。小便清长，夜尿频数，舌暗苔腻，脉濡缓也是肝肾不足之象。

诊断辨证

中医诊断：膝痹（肝肾不足型）。

西医诊断：膝骨关节炎。

治则

补肝肾，强筋骨。

治法

内服：患者自述有严重胃部疾病，无法口服药物。

外治：患者曾使用中心特色外用敷药，但皮肤敏感，仅使用 2 小时即出现严重的皮肤过敏现象（皮肤红肿，大片皮疹、水疱）。且时值盛夏时节，三伏天，随考虑采用本中心的中医特色外治法——伏天灸法。主穴取内外膝眼，血海、梁丘、鹤顶、阴陵泉、阳陵泉、足三里穴；配穴三阴交、太溪、太冲、丰隆穴。

先取长度在 1.5 寸（1 寸 ≈ 3.33cm）以上的毫针，刺入穴位得气后，在留针过程中，取内外膝眼穴于针柄上或裹以纯艾绒的艾团，或取约 2 cm 长的艾条一段，套在针柄之上，无论艾团、艾条段，均应距皮肤 2~3cm，再从其下端点燃施灸，通过针体将热力传入穴位。在燃烧过程中，如患者觉灼烫难忍，可在该穴区置一硬纸片或薄姜片，以稍减火力。每次如用艾团可灸 3~4 壮，艾条段则只需 1~2 壮。每穴 2 壮，每周 2 次，每次 1 小时左右。

医嘱：建议在治疗时一定要注意避免受伤，身体尽量不要动，以免烫伤，造成身体伤害。治疗完成后局部避风寒，注意保暖，建议护膝保护。

2周后复诊，患者自诉治疗后，局部温暖舒适，双膝关节肿痛明显缓解，其中以左膝尤为明显，活动不利稍有改善，但关节畸形仍较明显。继续使用前法治疗，并嘱其避风寒，注意保暖，局部护膝外固定，建议可配合局部热敷，积极配合股四头肌功能锻炼。

病案分析

本病属中医"膝痹"范畴。《素问·痹论篇》曰："风寒湿三气杂至，合而为痹也"。痹者，闭也，就是闭阻不通之意。《灵枢·营卫篇》中云："老者之气血衰，其肌肉枯，气道涩。"由于老人气血亏虚，风寒湿邪易客注凝结于关节，使气机阻滞，气血运行不畅，不通则痛，乃发为本病。《素问·痿论篇第四十四》指出："肾者，水脏也，今水不胜火，则骨枯而髓虚，故足不任身，发为骨痿。"当人衰老时，肾精亦衰减，不足以养骨，则可出现骨赘、骨质疏松等。清朝叶天士所著《临证医案指南》中有关痹证的论述做了精辟的总结：气血营卫内虚是致病的内在条件，风寒湿邪外袭是致痹的外在因素，经络气血阻滞则是痹证的主要病机。

本中心的特色外治法——伏天灸，是在特殊时间段中，采用的温针灸治疗之法。即在一年中的特殊时间——三伏天进行温针灸治疗。本法具有温通经脉、行气活血的作用。适用于寒盛湿重，经络壅滞之证，如关节痹痛，肌肤不仁等。温针之名首见于《伤寒论》，但其方法不详。本法兴盛于明朝，高武《针灸聚英》及杨继洲之《针灸大成》均有载述："其法，针穴上，以香白芷作圆饼，套针上，以艾灸之，多以取效。……此法行于山野贫贱之人，经络受风寒者，或有效"。

通过临床观察发现，患者在特殊时期——三伏天进行温针灸治疗后，可有效缓解其局部各项症状，并在其后的一年中明显减少其临床发作频率，对于膝骨关节炎反复发作引起的关节畸形有很好的抑制作用，能很好地改善患者的生活质量，临床上有很好的实施条件。

（包　莉）

肩痹（肩周炎）

病案

沈某，女性，48岁。

初诊

主诉：双侧肩关节酸痛近4月。

病史：患者近4月前出现双侧肩关节酸痛并逐渐增剧，左侧更甚，不能高举、后弯。气候变化可致疼痛加重，劳累后疼痛明显，自觉疼痛昼轻夜重。头痛阵作，咽痛、声轻、夜寐欠安。苔薄白，质暗淡，脉弦。

查体：两侧肩峰下、肩峰后压痛（＋），左侧肱二头肌长腱压痛（＋）；左肩关节向各方向主动和被动运动均受限，以上举、外旋更为明显。左搭肩试验（＋）；左外展试验（＋）。

辅助检查：左肩关节MRI显示左肩关节周围结构信号异常。

四诊合参

患者神清，精神尚可，对答切题，时有痛呼声，呼吸略急。患者近 4 个月以来两侧肩关节酸痛渐增，左肩痛甚。患处活动受限气候变化可致疼痛加重，劳累后疼痛明显，自觉疼痛昼轻夜重。兼见头痛阵作，咽痛、声轻，夜寐欠安。胃纳尚可，二便调。苔薄白，质暗淡，脉弦。

病机分析

患者中年以上，两肩关节酸痛，抬举不利，内则气血两虚，营卫失和；外则寒湿之邪伤及经脉肌骨，寒湿凝滞导致气血不遂，筋脉拘急，不通则痛，故觉局部疼痛；瘀为阴邪，夜间阳气渐退，阴气渐升，故夜重日轻；外邪侵袭，致经络不通、经气不利、血脉不能濡养筋骨，故局部活动受限。苔薄白，质暗淡，脉弦，为气血失和，风湿入络之象。

诊断辨证

中医诊断：肩痹（气血失和、风湿入络型）。

西医诊断：双侧肩周炎。

治则

活血祛风，舒筋通络，祛湿化痰。

治法

内服：拟方如下。

半夏 10g	僵蚕 6g	蒺藜 12g	钩藤 12g
当归 10g	桂枝 6g	白术 6g	白芍 6g
独活 6g	川芎 6g	姜黄 6g	青皮 5g
陈皮 5g	红花 3g	开金锁 12g	夜交藤 15g

×7 剂，日 1 剂，煎服，分早晚两次温服

外治：三色膏及三黄膏外敷，辅以弹力绷带固定。

二诊

复诊时双侧肩关节疼痛稍有缓解，偏左更剧，夜寐汗多欠安。意为气血失和，风湿互阻，再拟：活血益气，祛风舒筋，化痰宁神。继予三色膏及三黄膏外敷，辅以弹力绷带固定。并拟方如下。

黄芪 12g	当归 10g	僵蚕 6g	蒺藜 12g
煅龙骨 15g	煅牡蛎 15g	桂枝 6g	白术 6g
白芍 6g	独活 6g	川芎 6g	姜黄 6g
陈皮 5g	淮小麦 30g	远志 6g	开金锁 12g
夜交藤 15g			

×7 剂，日 1 剂，煎服，分早晚两次温服

方解：方中用药先期以半夏、僵蚕祛湿消痰；蒺藜、当归、桂枝等温经、养血活血；白术、白芍敛阴柔肝，青皮、陈皮行气疏肝；后期则以炙黄芪、当归等补气活血。祛瘀不伤正，扶正不留瘀，标本同治。

病案讨论

"肩凝症"属肩痹范畴，多发于中老年者，是以肩关节酸重疼痛、运动受限为主症的病症。多由年老筋骨衰颓，局部感受风寒，劳损闪挫等导致局部气血阻滞而成。内则气血两虚，营卫失和；外则寒湿之邪伤及经脉肌骨，寒湿凝滞导致气血不遂。有的学者分为风寒湿痹阻、寒凝血瘀、气血虚损等证型，这些观点是正确的。个人认为，不必分证太细，本病不外一虚一寒。治疗之时，新病寒甚者，以辛温发散为主；久病气血不足者，以调补气血为本，兼以通经散寒。寒则血凝滞，热则血流通，是为关键。

本病临床多以肩周疼痛不适，活动受限，夜间尤甚为主。在治疗方面，分急性期、慢性期及恢复期。急性期治以舒筋通络、祛瘀止痛为主；慢性期以疏解粘连，滑利关节为主；恢复期则是以养血活血，通络止痛为主。以上三期的治疗法均以药物内服配合针灸、拔罐、药膏外敷等外治法来进行综合诊治。

（刘　薇）

伤筋（肱骨外上髁炎）

病案

陈某，女性，43岁。

初诊

主诉：右肘部疼痛4月。

病史：右肘部疼痛反复，无外伤史。曾局部注射氢化可的松2次，未见好转。钥匙开门、持物等精细动作受限，影响工作与生活。平素自觉双下肢畏寒怕冷，晨起口苦，夜寐安，大便偏干。舌淡紫，苔白腻，脉细。

查体：右肘部肱骨外上髁处有压痛，局部略肿胀，肘关节活动可。

辅助检查：无。

四诊合参

患者神清，精神可，对答切题，眉头紧锁，呼吸平缓。经问诊了解到患者因工作原因，需反复活动右上肢，渐觉右肘部酸楚，近4个月来，右肘部疼痛反复。曾于外院行氢化可的松局部注射2次，未见好转。症状渐至影响工作生活，钥匙开门、持物等精细动作受限。平素自觉双下肢畏寒怕冷，晨起口苦，夜寐安，大便偏干。舌淡紫，苔白腻，脉细。

病机分析

本病中医属"伤筋"范畴，也可称之为"肘劳"，多由气血虚弱，血不荣筋，肌肉失却温煦，筋骨失却濡养，精血不足，脏腑经脉失养，此为不荣则痛；而前臂伸肌联合腱在肱骨外上髁处长期反复牵拉刺激，此为气血运行不畅，组织经脉，此为不通则痛。

诊断辨证

中医诊断：伤筋病（气血亏虚、寒湿内阻、筋脉挛紧型）。

西医诊断：右侧肱骨外上髁炎（俗称"网球肘"）。

治则

温经通络，活血化瘀。

治法

内服：拟方如下。

炙黄芪 30g	大川芎 15g	五灵脂 12g	伸筋草 30g
炙木瓜 15g	全当归 9g	熟附片 9g	干姜片 3g
黄柏 3g	黄连 6g	大枣 15g	炙甘草 6g
车前子（包）30g			

×7 剂，日 1 剂，煎服，分早晚两次温服

外治：外用三色膏及三黄膏外敷，辅以弹力绷带固定。

嘱咐患者将毛巾制作成药袋，将煎煮后的药渣放入自制药袋，敷于患处，每日一到两次。

方解：方中炙黄芪、全当归益气活血以扶正，再用身痛逐瘀汤活血祛邪止痛；五灵脂活血化瘀定痛；伸筋草祛风除湿、通经活络；炙木瓜平肝舒筋、和胃化湿；熟附片、干姜片健脾温中、散寒理气；黄连、黄柏、车前子相配则清热利湿。

二诊

1 周后复诊，经中药内服外敷后，肘部疼痛减轻，用力及端重物有轻度疼痛，已能做开关自来水龙头动作，继续中药内服、药物外敷。

三诊

症状已基本消失，结束治疗。

病案讨论

本病中医属"伤筋"范畴，为临床常见病。多由于肘部经常用力摩擦劳损所致。前臂在反复地做拧、拉、旋转等动作时，可使肘部的筋脉慢性损伤，迁延日久，气血阻滞，脉络不通，不通则痛。肘外部主要归手三阳经所主，故手三阳经筋受损是本病的主要病机。本病病情多表现为慢性发作，多为慢性劳损。如果有跌打外伤，应排除骨与关节损伤。在本病药物治疗上如病程较短在 6 周之内，局部轻度肿胀者，多外敷石氏膏药；如病程大于 6 周，局部无肿胀者，则以中药局部熏洗并加中药内服。

（刘　薇）

肌痹（冈上肌腱炎）

病案

匡某某，男，64 岁。

初诊

主诉：右肩关节伴右背部及右上肢放射性疼痛半年余。

病史：患者半年多前出现右肩部、背部疼痛不适、僵硬、活动受限伴右上肢放射性疼

痛半年余，予局部药物注射及药物口服、敷贴治疗，未明显缓解。

查体：右肱骨大结节、肩胛冈上方压痛明显，右肩关节外展活动明显受限；疼痛弧试验（＋）。

辅助检查：X 线检查显示右肩关节退行性改变，局部有钙化影。

四诊合参

患者神清，精神尚可，对答切题，眉头紧锁，时有痛呼声，声音低微，呼吸平缓。患者既往有右肩关节劳损病史，近半年无明显诱因下出现右肩部、背部的疼痛不适，伴有局部僵硬，活动受限，伴渐进性右上肢放射性疼痛不适。口服药物及外用药膏后效果略差，未明显缓解。胃纳尚可，二便调。舌紫暗，苔薄白，舌底脉络瘀紫，脉涩。

病机分析

患者因长期劳损致局部筋络受损，血溢脉外，气机不畅，瘀而血不通，不通则痛，故觉局部疼痛；外力致筋络受损，血瘀气阻，故局部活动受限；舌苔暗紫，舌底脉络瘀紫，脉涩为气滞血瘀之象。

诊断辨证

中医诊断：肌痹（气滞血瘀型）。

西医诊断：右侧冈上肌腱炎。

治则

疏经通络，活血止痛。

治法

外治：针刺治疗，每周治疗 3 次，3 次为 1 个疗程。取右侧肩井、肩前、肩髃、肩髎、肩贞、后溪穴。先刺远端配穴，做较强的刺激，行针时鼓励患者运动肩关节；肩部穴位要求有强烈的针感，直达病变部位。

方解：手太阳经"出肩解，绕肩胛，交肩上"，其病"肩似拔"，当肩后部压痛明显时，为手太阳经证；手阳明经"上肩，出髃骨之前廉"，其病"肩前臑痛"，当肩前部压痛明显时，为手阳明经证；手少阳三焦经"上肩"，其病"肩、臑、肘、臂……外皆痛"，当肩外侧压痛明显时，为手少阳经证。肩髃、肩髎、肩贞分别为手阳明经、手少阳经、手太阳经穴，加阿是穴和奇穴肩前，均为局部选穴，可疏通肩部经络气血，活血祛风而止痛。

1 个疗程后复诊，患者诉右肩关节疼痛明显缓解，活动范围增大，右背部及右上肢放射性疼痛缓解。继续治疗 1 个疗程，并嘱其注意保暖、休息，宣教其进行右肩关节功能锻炼。

病案讨论

冈上肌腱炎是以肩关节疼痛、活动受限为主要临床表现的常见病、多发病。疼痛弧试验阳性是冈上肌腱炎的特征。

传统医学将冈上肌腱炎归为"痹证"及"肩痹"范畴，主因肝肾不足，筋脉失养，加之长期劳损，风寒湿三邪侵袭，痹阻经脉所致。冈上肌是肩袖结构的重要组成部分，长期、反复的肩关节内收外展运动易导致冈上肌腱变性，产生无菌性炎症，临床上主要表现为肩部疼痛和活动功能受限。

《素问·长刺节论》记载："病在筋，筋挛节痛，不可以行，名曰筋痹。"《仙授理伤续断秘方》云："劳伤筋骨，肩背疼痛。"《素问·痹论》指出："风寒湿气客于肉分之间……肉裂则通，固有寒则痛也。其不痛不仁者，病久入深。"不通则痛，治疗原则以活血化瘀、温经通络、祛风除湿为主。

（郭保凤）

痹证（肩袖损伤）

病案
刘某，女，61岁。

初诊
主诉：右肩关节疼痛伴活动受限半个月。

病史：患者有长期家务劳作史，半月前肩关节过度劳累后出现右肩关节疼痛伴活动受限，曾在其他医院诊断为"肩周炎"，行针灸及火罐治疗3次后，自觉疼痛加重，夜间疼痛尤甚。每日进行甩肩锻炼后疼痛未缓解。右手不能洗脸、梳头、穿衣、拿放高处的物品。此次发病以来，否认外伤及骨折病史。

查体：右肩关节内侧及外侧压痛（＋），上伸、外展、后伸受限。

辅助检查：右肩关节 MRI 平扫显示右侧冈上肌肌腱近肱骨大结节附着点处损伤；右侧喙突下滑囊和盂肱关节腔积液；右侧肩锁关节骨关节炎。

四诊合参
患者神清，精神尚可，对答切题，眉头紧锁，时有痛呼声，声音低微，呼吸平缓。既往有右肩关节劳损病史，半月前右肩关节过度劳累后出现右肩关节疼痛伴活动受限，上伸、外展及后伸活动受限，自行治疗锻炼，症状未见好转，反而加重，夜间尤甚。胃纳尚可，二便调。舌紫暗，苔薄白，舌底脉络瘀紫，脉涩。

病机分析
患者因过度劳损致局部筋络受损，血溢脉外，气机不畅，瘀而血不通，不通则痛，故觉局部疼痛；瘀为阴邪，夜间阳气渐退，阴气渐升，故夜重日轻；外力致筋络受损，血瘀气阻，故局部活动受限；舌苔暗紫，舌底脉络瘀紫，脉涩为气滞血瘀之象。

诊断辨证
中医诊断：痹证（气滞血瘀型）。

西医诊断：右侧肩袖损伤。

治则
活血化瘀，行气止痛。

治法
外治：外用三色膏外敷，辅以弹力绷带固定。

方解：方中主药为紫荆皮、黄金子，用量明显重于其他药物。紫荆皮善于活血消肿，又能解毒；黄金子能通经散瘀，行气除痰，祛风止痛。二药合为君药，有消散瘀结而消肿止痛之功；水蛭、川芎、赤芍等有行气活血之功效，羌活、独活、防风等有祛风通络胜湿之效。

1周后复诊，患者诉右肩关节疼痛明显缓解夜间疼痛不明显，活动仍受限。继续予三色膏外敷，辅以弹力绷带固定，并嘱其注意保暖、休息，在不承重的情况下适当活动右肩，并对其解释功能锻炼中可能出现的症状，必要时继续复诊。

病案讨论

肩袖又叫"旋转袖"，是包绕在肱骨头周围的一组肌肉、肌腱等结构复合体，由冈上肌、冈下肌、小圆肌及肩胛下肌组成，其主要功能是维持肩关节稳定和保证肩关节运动。

肩袖损伤是由肩袖部位肌腱的撕裂等原因造成的，以肩部疼痛、无力、活动受限为主要表现的一种疾病。在中老年和肩关节创伤者中比较常见，多数患有肩袖撕裂的老年人并没有临床症状，或仅有轻度不适，但并不影响功能。

肩袖损伤属于中医"痹证"的范畴，常认为肩袖损伤的主要原因是由于跌打损伤或寒邪侵袭导致局部气血运行障碍、筋脉受损，从而引发此病，其主要病机特点是气滞血瘀、筋骨失养。

中药膏药外敷具有芳香透窍、舒筋活络、消肿止痛的作用，外敷患处，使药力直达病位。三色膏为石氏伤科验方，已有百余年历史，现已载入《中医骨伤科学》，有活血化瘀、消肿止痛、续筋骨、利关节的功效。

（郭保凤）

骨痹（髋关节滑膜炎）

病案

陆某，男性，65岁。

初诊

主诉：左髋疼痛半年余。

病史：左髋关节反复疼痛半年余。诉疼痛日夜不已，左小腿后侧牵制感，行走后左髋疼痛加重。有长期饮酒史，每日饮1~2斤黄酒。要求服中药治疗。胃纳可，夜寐安，便干。苔薄黄质暗红，脉弦滑。既往有肝炎史30年。

查体：左髋部皮温皮色正常，左侧股骨大粗隆叩击痛（＋）。腰后伸（－），左髋旋转（±），左4字实验（＋）。左侧髋关节活动受限，左足背动脉搏动可，末梢血循环可。

辅助检查：MRI显示左股骨头外形尚可，内信号不均匀。

四诊合参

患者神清，精神可，对答切题，眉头紧锁，语调声高，呼吸略急。患者既往肝炎病史30年，长期饮酒史，每日饮酒量较高。半年来左髋关节反复疼痛，昼夜不休，活动受限，左小腿后侧牵制感，行走后左髋疼痛加重。平素便干，胃纳可，夜寐安。苔薄黄质暗红，脉弦滑。

病机分析

患者年过半百，形体肥胖，肝炎病史数十年，肝肾虚损，气血失充，加之平素贪杯，酒乃五谷之精所生，性大热而有毒，长期酗酒，会损伤脾胃，湿热痰饮内生，影响血液运行而成瘀，瘀血阻滞气机会影响痰的消散，导致痰瘀互化、痰瘀同病的恶性循环，因痰致痹。结合患者舌苔脉象属痰瘀阻络、气滞血瘀。

诊断辨证

中医诊断：骨痹（痰瘀阻络、气滞血瘀型）。

西医诊断：左侧髋关节滑膜炎。

治则

化痰消瘀，活血化瘀。

治法

内服：拟方如下。

生黄芪 30g	炒苍术 9g	汉防己 15g	川牛膝 12g
牛蒡子 9g	制天南星 9g	泽漆 15g	五灵脂 12g
大川芎 18g	僵蚕 9g	左秦艽 18g	制川乌 9g
地鳖虫 9g	锻自然铜（包）30g	骨碎补 15g	车前子（包）30g
炙木瓜 15g	伸筋草 30g	制香附 12g	生甘草 5g
老鹳草 30g	全当归 9g		

×7 剂，日 1 剂，煎服，分早晚两次温服

外治：嘱患者在药物煎汤内服后取药渣热炒局部外敷，在药物外敷热疗的同时，自行按摩局部，改善微循环，缓解关节周围肌肉的痉挛、僵硬。

二诊

用药 2 周后，家属代诊。诉药后疼痛缓解明显，胃纳可，曾有数日便溏，再续前法。上方去伸筋草，加炒麦芽 12g、川续断 12g，继续服用 14 剂，同时嘱继续将药渣外用；嘱饮酒适度，不可过量，注意保暖、休息，避久坐，避负重行走，适时运动，清淡饮食，并指导相关的功能锻炼。

三诊

疼痛明显缓解，左髋酸胀（每日仍饮红酒一瓶），胃纳可，大便每日 2~3 次。苔薄，质暗红，脉弦，再续前法。原方去老鹳草；加生白芍 15g，继续服用 14 剂。嘱患者必须坚持生活调摄，同时继续药渣外用热敷按摩。

方解：本方是根据牛蒡子汤化裁而来，牛蒡子与僵蚕为石氏经典药对，功擅豁痰散结消肿，通十二经络，两者配伍为君药。配泽漆、车前子化痰消瘀、利水祛风。更用制天南星加强本方化痰解痉之功，同时运用锻自然铜、骨碎补、伸筋草、五灵脂加强活血健骨强腰之用；制香附理气，使得瘀血散而不结。全方重在逐痰利水，通络消肿。临床运用时随

症加减，若气血亏虚，酸痛尤著者，黄芪重用；肢体麻木不仁者，加全蝎、蜈蚣；肌肉痉挛，抽痛明显者加伸筋草、木瓜等。叶老师认为，临诊变化万千，有常有变，切忌先入为主，草率用药，只有知常达变，辨证论治，灵活加减，才能发挥中医药的巨大威力。

病案讨论

髋关节滑膜炎可由多种病因所致，如创伤、结核症、风湿、饮食不节、情志失调等。

该病患者首诊主诉多以髋部疼痛为主，结合本案患者病史，辨为气血痹阻，骨失所养，不通则痛，治当行气活血、蠲痹通络以止痹痛。若单纯采用行气活血之法，起效较慢。结合本案患者生活习性，除了瘀血之外，痰湿也是重要的病理因素。痰瘀互结，阻滞经络为该病病机。故治以化痰活血、通络止痛。选用石氏伤科经验方——牛蒡子汤加减。方药中牛蒡子、僵蚕化痰湿、通经络，再配合当归、白芍、牛膝等化瘀散结。以达痰瘀得消，气血平和，经络通畅的临床效果。

（刘 薇）

躯干疾病

落枕（颈型颈椎病）

病案

赵某，女性，34岁。

初诊

主诉：颈项部疼痛不适伴活动受限1天。

病史：自诉前天夜间枕高枕入睡，昨天晨起后觉颈部僵硬，后仰及向右旋转活动受限，自行外敷药膏后，症状无缓解。

查体：双侧颈肌紧张，局部压痛明显，右侧压痛明显。

辅助检查：X线检查显示颈椎退行性改变。

四诊合参

患者神清，精神尚可，对答切题，眉头紧锁，时有痛呼声，声音洪亮，呼吸平缓。患者既往无发作史，近期加班熬夜后，未及时更换枕头入睡，醒后颈部颈痛不适伴活动受限，不能后仰及向右旋转，自行外贴药膏后，症状未见好转，休息后未缓解。胃纳尚可，二便调。舌紫暗，苔薄白，舌底脉络瘀紫，脉涩。

病机分析

中医认为本病病位在颈项部，与手三阳经和足少阳经关系密切，因此，手三阳和足少阳经络受损、气血瘀滞为本病的主要病机。患者因姿势不良致局部筋络受损，血溢脉外，气机不畅，瘀而血不通，不通则痛，故觉局部疼痛；同时血瘀气阻，故局部活动受限。舌苔暗紫，舌底脉络瘀紫，脉涩为气滞血瘀之象。

诊断辨证

中医诊断：落枕（气滞血瘀型）。

西医诊断：颈型颈椎病。

治则

疏经通络，行气化瘀。

治法

外治：针刺治疗，隔日 1 次，每次留针 20 分钟。取右侧外宫、右侧后溪、右侧外关、右侧肩井、右侧阳陵泉、阿是穴。

具体操作方法：患者取坐位，穴位消毒，取 1 寸毫针，将针进到一定深度，患者有得气感时，嘱患者活动颈部，留针 20 分钟，其间行针 2 次。

方解：外宫为治疗本病的经验效穴，具有舒筋活络、理气止痛的作用。后溪为手太阳小肠经腧穴，手太阳经脉循行"出肩解，绕肩胛，交肩上"，手太阳经筋"上绕肩胛，循颈出足太阳之筋前"，《难经·六十八难》中曰："输主体重节痛"，同时后溪为八脉交会穴，通督脉，故该穴可治颈项部疾病，如《通玄指要赋》曰："头项痛拟后溪以安然。"

外关为手少阳三焦经络穴，《灵枢·经脉》曰："三焦手少阳之脉……上贯肘，循臑外，上肩"。且手少阳经筋"上肩，走颈，合手太阳"，同时外关还为八脉交会穴之一，通阳维脉，具有解痉止痛、通经活络的作用。

肩井和阳陵泉为足少阳胆经腧穴，胆经经脉循行"循颈，行手少阳之前"，肩井又位于颈部，具有近治作用，阳陵泉为胆经的合穴、下合穴、八会穴之筋会，善治筋病，具有舒筋利节的作用；外关、肩井、阳陵泉合用，可疏通经脉气血，缓解肌肉痉挛。

昆仑为足太阳膀胱经腧穴，《灵枢·杂病》曰："项痛不能俯仰，刺足太阳"，足太阳经脉和经筋均到达颈项部，根据经脉所过，主治及理论，针刺昆仑可疏通颈部经络，达到柔筋止痛的效果。后溪与昆仑配伍，可调畅颈肩部气血，祛除瘀滞，改善颈部活动度，治疗颈痛引起的左右不能回顾。

2 日后复诊，患者诉颈痛颈部可正常活动，疼痛明显减轻。今日再次治疗。并嘱其注意颈部保暖、休息，同时颈部局部活动，基本已无复诊必要。

病案讨论

落枕最早见于《素问·骨空论》，属于中医学"筋伤"范畴，临床症状主要表现为颈项部疼痛，活动不利，不能自由旋转，活动时患侧疼痛加剧，头部歪向患侧，严重者甚至出现俯仰困难，头部强直于异常位置。检查时局部有压痛，肌肉触之有"条索感"。

落枕的发生是由于各种原因导致的经脉痹阻、气滞血瘀。《灵枢》曰："刺之要，气至而有效。"在辨证选穴的基础上，通过针灸可以疏通经络，使经气直达病所，从而达到舒筋活络、通经止痛的目的。

（郭保凤）

项痹（椎动脉型颈椎病）

病案

陶某，男性，60岁。

初诊

主诉：颈部板滞伴双手麻木5年余。

病史：患者5年来颈项板滞不舒反复发作，以右侧颈肩疼痛为主，头晕晨起明显，转颈时症状无加重，可进行精细动作。曾行牵引、针灸治疗，牵引后自觉眩晕加重。口干口苦，二便调，夜寐一般。苔薄白，质暗淡，舌下脉络瘀紫，脉沉。

查体：C3—C6椎间两旁压痛，霍夫曼征（−），臂丛牵拉实验左（＋）、右（−），屈颈试验（−）。

辅助检查：X线检查显示生理弧度可，C4—C5不稳，C3—C4左侧椎间孔略狭窄。

四诊合参

患者神清，精神尚可，对答切题，眉头紧锁，声音低微，呼吸平缓。患者5年来颈部板滞反复，以右侧为重。时有疼痛，晨起头晕明显，体位转变时无明显不适。双手可做精细动作。曾于外院行物理治疗、中医治疗，诉行牵引治疗后症状未见好转，反而加重。平素口干口苦，胃纳尚可，二便调。苔薄白，质暗淡，舌底脉络瘀紫，脉沉。

病机分析

患者老年体弱而元阳不足，筋骨之患迁延，或者外力致伤，精气不复致局部筋络受损。不荣则痛，气机不畅，瘀而血不通；不通则痛，故觉局部疼痛；肝胆之火循经上扰清窍，故头晕头痛，口苦目眩；苔薄白，质暗淡，舌底脉络瘀紫，脉沉为少阳经证表象。

诊断辨证

中医诊断：项痹（少阳病证，清阳上扰型）。

西医诊断：椎动脉型颈椎病。

治则

和解少阳，通络止痛。

治法

内服：拟方如下。

粉葛根15g	川桂枝12g	生白芍30g	软柴胡12g
炒子芩9g	党参30g	大枣12g	生黄芪30g
五灵脂12g	大川芎15g	全当归9g	左秦艽9g
大蜈蚣2g	炙木瓜15g	生甘草5g	蔓荆子12g

×14剂，日1剂，煎服，分早晚两次温服

二诊

用药2周后复诊，诸症缓而未愈，大便每日2~3次，苔薄白，质暗淡，脉细。上方去当归，加生麻黄6g、姜半夏9g、干姜片3g、软柴胡18g，继续服用14剂，同时嘱其注意保暖、休息，避久坐，避免长时间伏案，适时运动，清淡饮食，并指导相关的功能锻炼。

方解：在本案中，颈椎病辨证中需十分重视参合六经辨证，这是《伤寒论》的辨证纲领，六经的物质基础是经络和脏腑，是守邪之所，也是病变所在。颈椎病可以从六经辨证，辨疾病的部位、病邪的深浅，在导致颈椎病发病的因素中，除了风寒湿外邪作用外，还有老年体弱而元阳不足，筋骨之患迁延，或者外力致伤，精气不复等退行性病变因素。三阳经病证涉及腑，多实；三阴经病证涉及脏，多虚。导师从气血理论出发，随六经辨证予以经方治疗，药至病所，效果颇佳。此病案属结合少阳病论治椎动脉型颈椎病，椎动脉型颈椎病属于脉痹范畴。脉位于"皮肉之内，骨骼之外"之半表半里，同六经中的少阳之所相同。少阳主半表半里，气机升降运行的通道。肝胆之火循经上扰清窍，故头晕头痛，口苦目眩，《伤寒论》曰："少阳之为病，口苦，咽干，目眩也，本太阳病不解转入少阳者，小柴胡汤。"故本方表现出少阳经证，治宜和解少阳，用小柴胡汤和通络逐瘀汤加减。

病案讨论

项痹，中医病证名，正虚劳损，筋脉失养，或风寒湿热等邪气闭阻经络，影响气血运行，以项部经常疼痛麻木，连及头、肩、上肢，并可伴有眩晕等为主要表现的疾病。

少阳证，中医病证名。是邪犯少阳胆腑，枢机不利，经气不畅所表现的证候。因邪郁于身体表里之间，故又称为半表半里证。少阳病证多由病邪已离太阳之表，而尚未进入阳明之里所致，亦可由厥阴病证自里达表，转出少阳而成。其临床表现主要在于寒热往来，口苦咽干，目眩，胸胁苦懑，默默不欲饮食，心烦喜呕，苔薄白，脉弦。

（刘　薇）

项痹（神经根型颈椎病）

病案

刘某，男性，48岁。

初诊

主诉：颈痛伴眩晕、右手麻木不适半年余，加重3天。

病史：患者自诉半年前无明显诱因下出现颈痛不适，偶有眩晕、右手麻木，未予重视。后自觉不适感渐进性加重，曾在医院诊断为颈椎间盘突出症，外敷药膏后偶有好转，3天前熬夜加班后颈痛加重，眩晕加重，右手麻木感增强，休息后未缓解。

查体：C2—C7棘突右侧压痛（+），椎间孔挤压试验（+），右臂丛神经牵拉试验（+）。

辅助检查：颈椎MRI显C3—C4、C4—C5、C5—C6、C6—C7椎间盘突出，颈椎退行性骨关节病。颈5—6椎体终板炎。肌电图显示神经源性损害，考虑累及右侧C6—C7神经根可能。

四诊合参

患者神清，精神尚可，对答切题，眉头紧锁，痛苦面貌，声音低微，呼吸平缓。患者既往有颈椎间盘突出病史，3天前熬夜加班后颈痛加重，眩晕加重，右手麻木感增强，休息后未缓解。胃纳尚可，二便调。舌紫暗，苔薄白，舌底脉络瘀紫，脉涩。

病机分析

病位在颈项部，与手三阳经和足少阳经关系密切，因此，手三阳和足少阳经络受损，气血瘀滞为本病的主要病机。患者因长期伏案，致局部筋络瘀阻，气机不畅，瘀而血不通，不通则痛，故觉局部疼痛；同时血瘀气阻，故局部活动受限；舌苔暗紫，舌底脉络瘀紫，脉涩为气滞血瘀之象。

诊断辨证

中医诊断：项痹（气滞血瘀型）。

西医诊断：神经根型颈椎病。

治则

疏经通络，活血化瘀。

治法

外治：

（1）针刺治疗，每次留针 30 分钟，每周 3 次。取风池、天柱、大杼、颈夹脊、肩井、风府、外关、后溪穴。取平补平泻法，局部加用电针。

（2）拔罐：适量，在肩背部肌肉丰满处行拔罐疗法。

（3）健康宣教：主要是生活方式指导。枕头与睡眠姿势应注意侧卧时枕头应与肩同高，保持头与颈在同一个水平；工作姿势应注意坐位工作应尽量避免驼背、低头。

方解：针刺局部循经选穴，如风池、天柱、大杼、颈夹脊、肩井、风府穴，针刺可直达病所，以通行项部气血，改善血液供应。取八脉交会穴，即外关、后溪穴。如李梴《医学入门》说："八法者，奇经八穴为要，乃十二经之大会也"，外关从手少阳三焦经上肩，与阳维脉相通，后溪从手太阳小肠经交肩会于大椎，与督脉相通，说明八穴之精义所在。局部选穴配合远端取穴，可疏通经络气血，使营卫调和，痹痛遂解。通过拔罐，行气活血、舒筋活络、消肿止痛、祛风除湿等功效，起到一种良性刺激，促其恢复正常功能的作用。

1 周后复诊，患者诉颈痛、眩晕消失，右手麻木明显好转，继续治疗 1 个疗程，右手麻木感不明显。

病案讨论

本病属中医项痹范畴，本病病位在颈项部，涉及督脉、足太阳膀胱经、手太阳和手阳明经经脉及其经筋。主要病机为经络痹阻、气血运行不畅引起颈项发生疼痛、酸楚、麻木、重着以及活动障碍，相当于西医颈椎病，即由于颈椎间盘组织退行性改变及其继发病理改变累及其周围组织结构（神经根、脊髓、椎动脉、交感神经等），出现相应的临床表现。颈椎病是一种常见病，有多种致病因素，针灸治疗效果显著，配合中药治疗可以改善微循环、抗炎止痛，值得在临床广泛推广。此外还应嘱患者注意纠正不良的体位、睡眠、生活习惯等，建立健康的行为模式，调整心理状态，去除紧张性因素，以减少颈椎病的发生。

（郭保凤）

眩晕（混合型颈椎病）

病案

陈某，女性，52 岁。

初诊

主诉：颈部板滞伴头晕 3 年余，加重 1 周。

病史：颈部板滞伴头晕、痛、重，始于 3 年前，并有肩背牵制不适感，近 1 周症情加重，转颈或体位改变时可诱发头晕、头重如裹、眩晕、四肢乏力。纳呆，食欲欠佳，两便调，夜寐梦多。无恶心呕吐，无视物模糊，无上肢麻木。舌质暗红，苔白腻，边有齿痕，脉细滑。

查体：C2—C6 棘突、棘旁压痛（++），颈椎活动不利，霍夫曼征（-），臂丛牵拉试验（-）。

辅助检查：颈椎 MRI 显示 C3—C5 椎间盘突出，颈椎骨质增生。

四诊合参

患者神清，精神可，对答切题，眉头紧锁，语声低微，呼吸平缓。患者因工作长期伏案，平素生活中亦不注意体态姿势，3 年余来渐觉颈项酸楚，近 1 周来，因工作繁忙，劳累后自觉颈项板滞感加重，体位转变时诱发眩晕感、头重昏朦、四肢乏力。纳呆，不欲饮食，二便调。舌质暗红，苔白腻，边有齿痕，脉细滑。

病机分析

此患者根据中医辨证论治，应在明确疾病达到诊断标准后抓住主症进行分析，不能统而概之以颈椎病治疗。视其主症，最明显且最重要的就是眩晕头痛。中医学认为，引起眩晕病的原因很多，但不凡虚实两者，实者为风、火、痰、瘀扰乱清空，虚者为髓海不足，或者气血不足、清阳不升，发为眩晕。《灵枢·素问》曰："上气不足，脑为之不满，耳为之苦鸣，头为之苦倾，目为之眩。"张景岳认为："无虚不能作眩，眩晕一证，虚者居其八九，而兼火兼痰者，不过十中一二耳"。本案患者长期久坐，伏案工作，平素不喜运动调摄，久之则致颈部筋脉阻滞，气血不畅，又患者素体脾虚，失其畅运，水湿停滞，阻于脉中，气血受阻，上不养清空，下不养肢体，而发颈痛、头晕、目眩、恶心等症状。其舌质暗红，苔白腻，边有齿痕，脉细滑皆为脾胃运化功能失职之象，脾胃气虚则聚湿生痰，痰湿内阻，上扰清窍，清阳不升，浊阴不降，发为眩晕。因此分析本病为"眩晕"，辨证为脾失健运，痰湿中阻。

诊断辨证

中医诊断：眩晕（脾失健运、痰湿中阻型）。

西医诊断：混合型颈椎病。

治则

健脾燥湿，化痰熄风。

治法

内服：半夏白术天麻汤加减。

姜半夏 9g	炒白术 9g	明天麻 12g	生白芍 30g
生黄芪 30g	粉葛根 30g	川桂枝 9g	淮山药 12g
石菖蒲 12g	云茯苓 12g	全当归 9g	大川芎 12g
汉防己 15g	生甘草 5g	炙香附 12g	炙天南星 9g
珍珠母 30g	青风藤 15g	肉豆蔻 6g	

×14 剂，日 1 剂，煎服，分早晚两次温服

外治：

（1）颈椎牵引治疗 ×10 次。

（2）嘱药渣装入毛巾袋中，温热敷患部，每日 1~2 次，每次待药渣凉后即可。

方解：方中半夏，制天南星燥湿化痰，天麻平肝熄风，二药相辅相成，为治疗风痰上扰眩晕之妙品，同为君药；白术健脾燥湿，茯苓淡渗利湿气，山药健脾补肾，以制"生痰之源"，并助君药祛痰浊以平眩晕，为臣药；川芎、黄芪、香附补气生血，理气化瘀，使气顺而痰消；桂枝、葛根经典药对，治疗项背强几几；豆蔻仁芳香苦辛，化湿健脾，以宣中焦；汉防己、青风藤通络止痛；珍珠母宁心安神，加强疗效；生甘草调和诸药。全方共奏健脾燥湿、化痰熄风之功效。二诊中加入滑石和生甘草组成六一散，以祛暑利湿。

 二诊

2 周后复诊，自诉服药后诸恙已减轻，头晕头痛减半，转颈时伴有轻度头晕，患者精神状态较前有明显改善。原方改石菖蒲 30g，加滑石 9g、合欢皮 30g，继续服用 7 剂，同时继续颈椎牵引治疗 ×7 次，并嘱患者注意保暖，生活中需适时运动。并将可进行的功能锻炼细细讲解，基本已无复诊必要。

病案讨论

项痹，中医病证名，正虚劳损，筋脉失养，或风寒湿热等邪气闭阻经络，影响气血运行，以颈部经常疼痛麻木，连及头、肩、上肢，并可伴有眩晕等为主要表现的疾病。根据该病的临床表现特点，与西医颈椎病关系密切。颈椎病是临床常见病、多发病，又称颈椎综合征，是颈椎骨关节炎、增生性颈椎炎、颈神经根综合征、颈椎间盘突出症的总称，是一种以退行性病理改变为基础的疾患。

本病的发生主要与正虚劳损，感受外邪有关，正气虚弱，气血不足，筋脉失养，故不荣则痛；长期伏案，劳损过度，伤及筋脉，项部气血瘀滞，或感受风寒湿等外邪，经络痹阻，气血不通，故不通则痛。

（刘 薇）

项痹（脊髓型颈椎病）

病案

何某，男性，61岁。

初诊

主诉：颈项酸楚，双手麻木10年。

病史：颈项酸楚，双手麻木10年，伴左手乏力，持物容易滑落，步履尚可。诸症反复发作，阴雨天加重。尿频便燥，纳食可，夜寐不宁。苔薄白，舌边有齿痕，脉细。

查体：C2—C7棘突、棘旁压痛（＋），颈椎活动不利，左侧Hoffmann征（＋），臂丛牵拉试验（－）。

辅助检查：颈椎MRI显示C3—C4、C4—C5、C5—C6、C6—C7椎间盘突出，压迫脊髓囊。

四诊合参

患者神清，精神尚可，对答切题，呼吸平缓。患者10年来反复颈项酸楚，双手麻木，阴雨天加重，得暖则缓。左手乏力，持物容易滑落，步履尚可。尿频便燥，纳食可，夜寐不宁。苔薄白，舌边有齿痕，脉细。

病机分析

患者患疾10年，颈项酸楚，双手麻木，虽步履尚可，然左手乏力，持物容易滑落，症属中医之项痹。本病的发生主要与正虚劳损，感受外邪有关，正气虚弱，气血不足，筋脉失养，故不荣则痛；长期伏案，劳损过度，伤及筋脉，项部气血瘀滞，或感受风寒湿等外邪，经络痹阻，气血不通，故不通则痛。患者症见尿频便燥、夜寐不宁，则肝肾亏虚；苔薄白，舌边有齿痕，脉细则气血不和。

诊断辨证

中医诊断：项痹（肝肾亏虚、气血不和型）。

西医诊断：脊髓型颈椎病。

治则

滋养肝肾，调和气血。

治法

内服：拟方如下。

生黄芪18g	全当归9g	红花9g	桃仁12g
制附片9g	枸杞子12g	炒枳壳9g	肉苁蓉18g
白芍15g	大蜈蚣2条	炙全蝎3g	川石斛15g
生地黄12g	熟地黄12g	巴戟天12g	春砂仁3g
炙甘草5g	茯苓12gg	茯神12g	

×7剂，日1剂，煎服，分早晚两次温服

方解：方中以制附片、枸杞子、肉苁蓉、川石斛、生地黄、熟地黄、巴戟天、茯苓、茯神等滋补肾阴肾阳药物为主，是由地黄饮子化裁而来。地黄饮子见于金刘完素《宣明论方》，而本案使用地黄饮子加减，着意于通补肾阴肾阳、既济水火之用。值得一提的是，该法上溯河间之前，如《千金要方》治疗五劳六绝的内补散，所谓芝兰有根，醴泉有源也。

病案讨论

脊髓型颈椎病为各种病变组织（主要是突出的椎间盘）压迫脊髓而产生。该型颈椎病病重、易反复，病情缠绵，变症多端，疗效较差。中医学认为肾主骨生髓，肝藏血主筋，肝肾不足，骨髓失养，导致颈椎病变。脊髓型颈椎病是难治之疾，宜重药缓图，以补肾为主。

（刘　薇）

腰痛（急性腰扭伤）

病案

朱某，女性，35岁。

初诊

主诉：腰痛不适伴活动受限1天。

病史：患者昨日姿势不良拎重物后自觉腰部发出"咔嚓"声后出现腰痛，且疼痛难忍，腰部不能向右旋转，不能做前屈，后仰，侧弯等运动，行动困难，自行外用腰托后症状未缓解。

查体：L2—L5棘突右侧压痛（+），叩击痛（+），直腿抬高试验（-）。

辅助检查：X线检查显示腰椎退行性改变。

四诊合参

患者神清，精神尚可，对答切题，眉头紧锁，痛声时作，声音低微，呼吸平缓。追溯病史，患者自诉突然拎起重物时感觉腰部有"咔嚓"的声音，似骨断裂，腰部活动受限，疼痛难以忍受，遂用腰托固定后，卧床休息后仍未缓解，夜间疼痛尤甚。纳尚可，二便调。舌紫暗，苔薄白，舌底脉络瘀紫，脉涩。

病机分析

患者因扭伤引起经气不调，气血运行不畅、络脉不通而发生腰痛。局部筋络受损，血溢脉外，气机不畅，瘀而血不通，不通则痛，故觉局部疼痛；瘀为阴邪，夜间阳气渐退，阴气渐升，故夜重日轻；血瘀气阻，故局部活动受限。舌苔暗紫，舌底脉络瘀紫，脉涩为气滞血瘀之象。

诊断辨证

中医诊断：腰痛（气滞血瘀型）。

西医诊断：急性腰扭伤。

治则

疏经通络，活血化瘀。

治法

外治：针刺治疗。取右侧后溪穴，嘱患者咳嗽时进针，透合谷，轻微捻转提插，患者有酸、胀麻针感后，嘱患者活动腰部，边捻针边让患者向前弯腰或后伸活动，待疼痛明显减轻后，留针 5~10 分钟。患者腰部活动自如后出针。

方解：后溪位于第 5 指掌关节后尺侧的近侧掌横纹头赤白肉际处，系手太阳经之腧穴，八脉交会穴之一，通督脉。主治头项强痛、腰背痛、手指及肘臂挛痛等痛证。

二诊

隔日复诊，患者诉腰痛明显缓解，活动幅度已恢复至正常，腰部局部取穴，再行针刺治疗后治愈。嘱其加强腰部功能锻炼。

病案讨论

急性腰扭伤多由于持物不当、牵拉、过度扭转、疲劳、剧烈活动等损伤腰肌、脊柱等，造成筋脉、肌肉受损，进而引起经气不调，气血运行不畅，络脉不通而发生腰痛。《金匮翼·腰痛》言："盖腰者一身之要，屈伸俯仰，无不为之，若一有损伤，则血脉凝涩，经络壅滞。"《景岳全书·腰痛》曰："跌仆伤而腰痛者，此伤在筋骨而血脉凝滞也。"

腰部扭伤不外督脉。后溪系手太阳经之腧穴，手太阳与足太阳为同名经，两者相交于目内眦，经气相通，"输主体重节痛"，又因后溪为八脉交会穴之一，通督脉，督脉又行于腰背正中，故腰背部损伤与督脉相关，故《兰江赋》有"后溪专治督脉病"之说，针刺之，可以激发经气，调整气血，使腰部经络疏通，起到柔筋止痛的作用，故可获良效。

治疗时握拳取穴较准确、实用，进针时最好采用"随咳进针法"，一是转移患者注意力，二是咳嗽时阳气振奋进针后针感较强。进针后行针以轻微捻转为主，因该穴针感极强，提插或大幅度捻转刺激过大，患者多不能承受，且易出现明显疼痛的感觉，影响疗效。进针后一定要嘱患者进行相应的运动，运动方式以牵动病灶为目的。《灵枢》言："针刺之要，气至而有效"，针刺得气的同时配合运动可使气感很容易地传到病所。

（郭保凤）

腰痹（腰椎管狭窄症）

病案

刘某，女性，67 岁。

初诊

主诉：腰痛伴间歇性跛行 3 年，加重半年。

病史：患者 3 年前始发腰部疼痛，伴间歇性跛行，在外院行口服中药调理，症状时轻时重，近半年疼痛加重，不能久坐久立，行走 10 分钟左右出现下肢牵制疼痛加重，双足足底发麻，抽筋。刻下症见腰部疼痛，两侧大腿牵制疼痛，足底发麻，劳累后症状加重。

胃纳一般，夜寐欠宁，便溏。苔白腻，质暗淡，脉沉细。

查体：腰椎生理弧度减弱，L3—L5 左侧棘旁压痛（+），直腿抬高试验双侧45°，加强试验双侧（+），左侧梨状肌闭口压痛（+），右侧（±），左侧下肢肌力减弱，右侧肌力正常，双下肢肌张力正常。

辅助检查：腰椎 MRI 检查显示 T12—L1 椎间盘突出，L4—L5、L5—S1 椎间盘突出伴椎管狭窄。

四诊合参

患者神清，精神可，对答切题，呼吸平缓。患者既往反复腰痛，伴间歇性跛行。双下肢牵制、板滞，疼痛不舒，双足麻木，遇劳则据，休息后可稍缓解。神疲乏力，胃纳一般，便溏。苔白腻，质暗淡，脉沉细。

病机分析

患者年老精亏，症见腰痛缠绵日久，反复发作，乏力，劳则加重，卧则减轻。其种种临床征象，示肾中精气暗耗，气虚血滞，瘀阻经络，以致下肢筋骨失其所养，故症见肢体麻。其便溏，苔白腻，质暗淡，脉沉细，则考虑脾虚失运，气血不足。

诊断辨证

中医诊断：腰痹（肝肾不足型）。

西医诊断：腰椎管狭窄症。

治则

痰瘀兼顾，肝脾肾同治。

治法

内服：拟方如下。

制川乌 9g	茯神木 15g	炒苍术 9g	生白芍 30g
生黄芪 15g	川牛膝 12g	汉防己 15g	淮小麦 30g
大枣 15g	炙甘草 5g	玫瑰花 9g	淫羊藿 12
肥知母 9g	五灵脂 12g	车前子（包）30g	左秦艽 12g
莪术 15g	广木香 9g	肉豆蔻 6g	

×7 剂，日 1 剂，煎服，分早晚两次温服

外治：普通针刺治疗日 1 次，每周 3 次。

方解：主以圣愈汤益气养血；佐以莪术、五灵脂等祛瘀；广木香、玫瑰花理气行滞；汉防己宣痹止痛；淫羊藿、川牛膝补益肝肾，强筋健骨；炙甘草调和诸药。该方调和气血，活血通络，痰瘀兼顾，使气血通畅，诸症可愈。

二诊

1 周后复诊，经治后麻木有所好转，时有下肢牵制酸痛，可走半站路，乏力仍有，便软，苔白腻，质暗淡，脉细。拟方如下。

薏苡仁 30g	滑石 30g	炒苍术 9g	豆蔻仁 6g
西砂仁 6g	车前子 30g	云茯苓 12g	川厚朴 9g

| 泽泻 30g | 大川芎 15g | 川牛膝 12g | 玫瑰花 9g |
| 炙甘草 5g | 大枣 15g | 肉豆蔻 6g | |

×7剂，日1剂，煎服，分早晚两次温服

方解：二诊时结合舌脉症状，考虑脾虚失运，气血不足，调整方剂，选用砂仁、豆蔻仁、薏苡仁调和脾胃，六一散利湿健脾，川芎、枳壳理气通络，体现其腰椎病当"益气活血"的学术思想。古云："正气存内，邪不可干；邪之所凑，其气必虚"。只有当病人自身抵抗力逐步增强了，才得以"驱邪外出"，并可防患于未然。

三诊

1周后复诊，患者症状有所好转，可持续行走约一站路，大便日行1次，苔薄白腻，质暗，脉细滑，再续前法。予原方去川厚朴，炙甘草。加炒枳壳15g、灵磁石30g、炙鳖甲9g，共7剂，煎服。

病案讨论

腰椎管狭窄症是指腰椎管内神经根管、侧隐窝或椎间孔因骨性或纤维性增生、移位导致1个或多个平面管腔狭窄，压迫马尾、神经根或血管而产生临床症状的综合征。故临证"以气为主，以血为先，痰瘀兼顾，肝脾肾同治"。

《备急千金要方》卷五十九《腰痛第七》曰："凡腰痛有五：一曰少阴，少阴肾也。十月万物阳气皆衰，是以腰痛。二曰风痹，风寒着腰，是以腰痛。三曰肾虚，役用伤肾，是以腰痛。四曰暨腰，坠堕伤腰，是以腰痛。五曰取寒眠地，为地气所伤，是以腰痛。痛下止，引牵腰脊，皆痛。"腰痛可因感受寒湿、湿热，或跌打外伤，气滞血瘀，或肾亏体虚所致。其病理变化常表现出以肾虚为本，感受外邪，跌打闪挫为标的特点。

（刘 薇）

骨痹（腰椎压缩性骨折术后）

病案

赵某，男性，68岁。

初诊

主诉：腰痛10年余。

病史：患者于10年余前绊倒摔伤，当时即感腰部疼痛，至外院急诊检查，胸椎及腰椎正侧位摄片提示第一腰椎压缩性骨折，椎体压缩1/3~1/2，棘间距离无明显增宽。即收入院行"T12—L2内固定术"，术后长期服用阿仑膦酸钠片。目前腰部仍有疼痛反复，转侧时有牵拉痛，腰腿部乏力，下肢无明显放射痛。口苦，大便干燥。苔黄腻，质暗红，脉弦滑。

查体：腰椎生理弧度改变，下胸椎、上腰椎轻度后突，第十二胸椎、第一腰椎均有叩击痛，下肢感觉和肌力均正常，膝、踝反射正常，病理反射未引出。

辅助检查：无。

四诊合参

患者神清，精神尚可，对答切题，时有痛呼声，呼吸平缓。患者既往因腰椎压缩性骨折病史行"T12—L2内固定术"。术后至今反复腰痛不适，乏力不舒，转侧时有牵拉痛。平素口苦，便干。苔黄腻，质暗红，脉弦滑。

病机分析

患者因外伤后致使扭伤致腰椎压缩性骨折，后行骨折内固定术，其局部筋络受损，血溢脉外，气机不畅，瘀而血不通，不通则痛，故觉局部疼痛反复，辗转反侧之际疼痛明显；外力致筋络受损，血瘀气阻，故腰腿部乏力不舒；苔黄腻，质暗红，脉弦滑为气滞血瘀之象。

诊断辨证

中医诊断：骨痹（气滞血瘀型）。

西医诊断：腰椎压缩性骨折术后。

治则

活血化瘀，滋补肝肾。

治法

内服：拟方如下。

生地黄 30g	玄参 9g	麦冬 12g	杏仁 9g
薏苡仁 30g	豆蔻仁 6g	生桃仁 12g	全当归 12g
秦艽 18g	狗脊 30g	杜仲 15g	制川乌 9g
骨碎补 15g	白芍 30g	淫羊藿 12g	女贞子 12g
肉苁蓉 30g	生甘草 6g	夜交藤 12g	

×7剂，日1剂，煎服，分早晚两次温服

外治：尪痹膏敷药及三黄膏外敷。

方解：生地黄、玄参、麦冬合作为增液汤，滋阴生津，可改善患者口苦、大便干燥等症；杏仁辛开苦降，宣通肺气以利上焦，豆蔻仁可行气化浊，化湿健脾以宣中焦，薏苡仁舒筋除痹，甘淡渗湿利水，以疏下焦，三者配合，宣通化浊，再合活血之剂，共奏化瘀祛痰之功；桃仁活血化瘀，润肠通便；当归活血补血；狗脊可温散风湿之邪而利痹；秦艽可祛风除湿，清热止痹；杜仲配伍骨碎补可以补肝肾、强筋骨；川乌祛风除湿，温经止痛；白芍养血调经，柔肝止痛；淫羊藿、女贞子、肉苁蓉滋补肾阴肾阳；夜交藤养心安神，祛风通络；甘草调和诸药。

患者经中药治疗后，局部疼痛稍减，双下肢乏力，时有腰酸怕冷。口苦，胃纳一般，大便偏干燥，夜寐安。苔黄腻，质暗红，脉弦滑。继续中药内服。外敷尪痹膏。同时指导病人加强腰背肌锻炼，每天上下午各1次，腰枕适当加高，局部热敷。续予上方7剂，用法如前。

方解：腰椎骨折，如属稳定性骨折，应早期积极做腰背肌肉操练，一般在损伤5天以后，局部出血已止，疼痛稍有缓解，患者情绪比较稳定后，即开始做导引锻炼，由轻而重地逐步增加。实践证明：锻炼，利用前纵韧带牵张有利于压缩性骨折的康复，有利于骨折的愈后，有加强腰背肌肉等作用，以促进伤后早日康复，恢复下地行走。较严重的骨折，一般需要 8 周以后，摄片显示骨性愈合，才可以下床行走活动，但还须腰托保护。因为腰椎骨折楔形改变，如果不慎会引起不同程度的腰椎后凸，后期导致腰部疼痛。因此，在治疗全过程中要特别重视。

病案讨论

本案患者为骨折术后愈后期，但因其病程时长有 10 年之久，且就诊时其主诉为腰痛缠绵反复，转侧时有牵拉痛，腰腿部乏力，下肢无明显放射痛，故未将其定性为骨折病，而将其诊断为骨痹病之气滞血瘀证。

本案所论之疾，是因外界暴力、创伤造成组织结构破坏，即为骨折，使气血骤然瘀滞，气机不利，阻遏脉络，脉络不通，气滞血瘀，外力所伤日久不愈，累及肝肾。肝肾亏虚，精血不足，骨失所养，久之发生腰痛缠绵日久，神疲乏力。

骨痹，语出《素问·痹论》，属于五体痹之一。指气血不足，寒湿之邪伤于骨髓的病症。主要症状为骨痛、身重、有麻痹感、四肢沉重难举。凡由六淫之邪侵扰人体筋骨关节，闭阻经脉气血，出现肢体沉重、关节剧痛，甚至发生肢体拘挛屈曲，或强直畸形者谓之骨痹。

（刘　薇）

内科疾病

不寐（失眠症）

病案

刘某，女性，52 岁。

初诊

主诉：心悸失眠数月余。

病史：患者素有睡眠问题，数月前开始不易入睡，入睡过程可能需要 1~2 小时，且入睡后多梦，稍有动静就容易惊醒，情况逐渐严重，近期每日睡眠时间不足 3 小时，平日里患者面色苍白，经常有心烦、心悸，记忆力下降，精神不济，头晕频发，自觉四肢无力，常伴有疲劳感。胃纳欠佳，小便调，大便稀溏。舌淡，苔薄白，脉细微。外院医生建议使用镇静催眠类药物，患者考虑自身情况及药物成瘾的顾虑予以拒绝，随即求助本中心针灸科。

查体：面色苍白，精神欠佳，眼神黯淡，对答切题。甲状腺触诊（−），胸腹部触诊（-），四肢活动正常。

辅助检查：心电图检查显示心肌缺血；头颅计算机断层扫描（computed tomography，以下简称CT）未见明显异常，脑电图检查未见明显异常。

四诊合参

患者神清，精神欠佳，眼神黯淡，对答切题，呼吸清浅。患者素有睡眠问题，年轻时睡眠时间尚可，但睡眠质量欠佳，多梦易醒，50岁开始进入绝经期，睡眠障碍加剧。刻下症见患者面色少华，心烦、心悸，健忘，头晕不适，四肢乏力，常有疲劳感。胃纳欠佳，大便稀溏。

病机分析

患者正值绝经期，精气亏虚，劳倦太过或因思虑过度，伤及心脾，心伤则阴血暗耗，神不守舍；脾伤则气弱，运化不健，食少、纳呆、便溏；同时生化之源不足，营血亏虚，不能上奉于心，心失所养，而致失眠。舌淡苔薄白，脉细微，也是心脾两虚之象。

诊断辨证

中医诊断：不寐（心脾两虚型）。

西医诊断：失眠症。

治则

补益心脾，养血安神。

治法

内服：归脾汤加减主之。

白术 12g	当归 12g	茯神 15g	炙黄芪 15g
龙眼肉 12g	远志 15g	炒酸枣仁 15g	人参须 9g
山药 15g	木香 6g	鸡血藤 15g	炙甘草 3g

×14剂，日1剂，煎服，分早晚两次温服

外治：针灸治疗，每周2次，每次30分钟。基础选穴取大陵、神门、内关、三阴交、安眠、百会、印堂穴。配穴取心俞、厥阴俞、脾俞、足三里穴。

方解：方中以人参须、炙黄芪、白术、山药、炙甘草甘温之品补脾益气以生血，使气旺而血生；当归、龙眼肉、鸡血藤甘温补血养心；茯苓（多用茯神）、炒酸枣仁平养安神，远志交通心肾以定志宁心；木香辛香而散，理气醒脾，与大量益气健脾药配伍，复中焦运化之功，又能防大量益气补血药滋腻碍胃，使补而不滞，滋而不腻；用姜、枣调和脾胃，以资化源。

二诊

2周后复诊，经治后患者睡眠质量有所改善，睡眠时长增加至4小时，但易醒仍未有明显改善，胃纳改善，便软，舌淡苔薄白，脉细软。针灸增加至每周3次，每次30分钟。拟方如下。

白术 12g	当归 15g	茯神 30g	炙黄芪 15g
龙眼肉 12g	远志 20g	炒酸枣仁 20g	人参须 9g

| 山药 15g | 木香 6g | 鸡血藤 15g | 炙甘草 3g |

×14 剂，煎服 每日一剂，分两次服用

方解：二诊时结合患者临床症状及舌脉症状，考虑加大养血安神之功，调整补血药当归及安神药物茯神、炒酸枣仁及远志的用量。

三诊

2 周后再复诊，症状明显好转，患者精神状态明显改善，睡眠质量提高，多梦易醒情况有所好转，睡眠时长也进一步增加至 4.5 小时，舌淡苔薄白，脉细。

续用前法，续予原方 14 剂，煎服。针灸治疗继续。

病案分析

失眠症是以入睡和（或）睡眠维持困难所致的睡眠质量或数量达不到正常生理需求而影响白天社会功能的一种主观体验，是最常见的睡眠障碍性疾病。临床以不易入睡、睡后易醒、醒后不能再寐、时寐时醒、容易被惊醒、对声音或灯光敏感或彻夜不寐为其证候特点，并常伴有日间精神不振、反应迟钝、体倦乏力甚则心烦懊恼，严重影响身心健康及工作、学习和生活。

失眠症，中医学上称"不寐"，藏医称为"宁龙病"，古时称为"不得卧"或"不得眠"。不寐的病名出自《难经·第四十六难》，在《内经》称为"不得卧""目不瞑"，中医古籍中亦有"不眠""少寐"等名称。《素问·逆调论》记载有"阳明者胃脉也，胃者，六腑之海，其气亦下行，阳明逆，不得从其道，故不得卧也""胃不和则卧不安"。《伤寒论》及《金匮要略》认为其病因分为外感和内伤两类，提出"虚劳虚烦不得眠"的论述。《景岳全书·不寐》引徐东皋曰："痰火扰乱，心神不宁，思虑过伤，火炽痰郁而致不眠者多矣。有因肾水不足，真阴不升，而心阳独亢者，亦不得眠。"将不寐病机概括为有邪、无邪两种类型。明朝李中梓提出："不寐之故，大约有五：一曰气虚，一曰阴虚，一曰痰滞，一曰水停，一曰胃不和"。戴元礼《证治要诀》又提出"年高人阳衰不寐"之论。

在社会节奏加快和竞争加剧的今天，失眠症是一种十分普遍的现象。失眠症的患病率很高，欧美等国家患病率在 20%~30%，在我国有 10%~20%。失眠症可造成注意力不集中、记忆力减退、判断力和日常工作能力下降，严重者合并焦虑、强迫和抑郁等症。此外失眠症还是冠状动脉粥样硬化性心脏病和症状性糖尿病的独立危险因素。因此正确诊断与治疗失眠症对人们的身心健康至关重要。

（包 莉）

面瘫（周围性面瘫）

病案

朱某，男性，46 岁。

初诊

主诉：右侧口眼歪斜、眼睑闭合不全 2 周。

病史：患者 2 周前外出时，坐在车窗处吹风后突然出现右侧口眼歪斜，眼睑闭合不全，在外院行激素冲击疗法治疗后，症状稍有改善，但右侧口眼歪斜仍有，眼睑闭合不全仍较明显。右侧耳后、乳突处轻微疼痛，清晨洗漱时发现口角流涎，进食时发现食物存积于右侧齿颊间隙，并有口水从口角淌下，眼睑闭合不全。胃纳可，夜寐安，二便调。舌质淡红，苔薄白，脉浮缓。

查体：右侧耳后及乳突处压痛明显，右侧面部肌肉瘫痪，口眼歪斜，额纹消失、皱额、蹙眉困难，眼睑闭合不全，泪液分泌减少，角膜反射减弱，右侧鼻唇沟变浅，口角下垂，鼓气试验（＋）。

辅助检查：外院肌电图检查显示周围性面瘫。头颅 CT 未见明显异常。

四诊合参

患者神清，精神可，对答切题，呼吸平缓。患者是在吹风后出现右侧面部口眼歪斜，眼睑闭合不全，经外院激素冲击治疗后有所缓解，但仍有症状。胃纳可，夜寐安，二便调。舌质淡红，苔薄白，脉浮缓。

病机分析

患者近期忙于家里装修，在劳累和体力下降的情况下，正气不足，络脉空虚，卫外不固；风寒等外邪入侵于面部经络（主要为阳明、少阳经），头面部受风寒之邪侵袭，寒性收引，凝滞经脉，导致人体气血痹阻，经脉失养，肌肉弛缓不收而致病，故症见口眼歪斜，眼睑闭合不全。胃纳可，夜寐安，二便调。舌质淡红，苔薄白，脉浮缓。以上都是风寒袭络之象。

诊断辨证

中医诊断：面瘫（风寒袭络型）。

西医诊断：周围性面瘫。

治则

祛风散寒，和营通络。

治法

内服：麻黄附子细辛汤加减。

生麻黄 6g	细辛 6g	熟附片 15g	白芍 9g
当归 6g	防风 9g	白术 9g	秦艽 9g
茯苓 9g	甘草 6g		

×10 剂，日 1 剂，煎服，分早晚两次温服

外治：取手、足阳明经穴为主，足太阳经穴为辅，以毫针刺，每周 2 次，每次 20 分钟。也可采用穴位敷贴法治疗。

主穴取阳白、四白、颧髎、颊车、地仓、翳风、牵正、太阳、合谷穴。

分型配穴，风寒外袭配风池、风府穴。

随证配穴，眼睑不能闭合加阳白透鱼腰、攒竹穴；耳后乳突部疼痛加翳风穴；鼻唇沟平坦加用迎香穴。

方解：方中生麻黄辛温，发汗解表，为君药；熟附片辛热，温肾助阳，为臣药；生麻

黄行表以开泄皮毛，逐邪于外；熟附片温里以振奋阳气，鼓邪达外。二药配合，相辅相成，为助阳解表的常用组合。细辛归肺、肾二经，芳香气浓，性善走窜，通彻表里，既能祛风散寒，助麻黄解表，又可鼓动肾中真阳之气，协附子温里，为佐药。三药并用，补散兼施，使外感风寒之邪得以表散，在里之阳气得以维护，则阳虚外感可愈。同时配合秦艽、防风祛风通络；茯苓、白术益气健脾，以化生气血；白芍、当归养血活血，使血足而筋自荣，络通则风易散，寓有"治风先治血，血行风自灭"之意。

10天后复诊，患者口眼歪斜、眼睑闭合不全明显改善，抬头纹出现，鼻唇沟变深，但仍能看出右侧口角下垂，刷牙及饮食时仍有右侧口唇不利之感，偶有流涎。舌淡红，苔薄白，脉浮。原方改秦艽12g、熟附片9g，续予10剂。

三诊

10天后再复诊，经治后患者症状基本消除，言语较快时偶有不利感。建议患者每天自行进行热敷、推拿、按摩，改善后续症状。

病案分析

周围性面瘫即面神经麻痹，是以面部表情肌群运动功能障碍为主要特征的一种常见病。急性起病，主要表现为患侧面部表情肌瘫痪，口眼歪斜，额纹消失，不能皱额、蹙眉，眼裂不能闭合或者闭合不全。

历代祖国医学文献中出现过不同的提法。《内经》中将其提作"口喎""卒口僻"。唐朝之前的文献中出现"口僻（噼）""厥口僻""偏噼"等称呼。宋朝陈无择的《三因极一病证方论》提到了"吊线风"的名称，而宋朝以后"口眼歪斜"这一病名逐渐多见。明朝楼英《医学纲目》指出，面瘫患者仅见口眼歪斜，而无半身不遂。在清朝的《针灸集成》中则直接出现了"面瘫"一词。

对于周围性面瘫的病因病机，祖国医学文献中也出现了不少记载。《灵枢·经脉》曰："胃足阳明之脉……是主血所生病者……口歪眼斜。"《灵枢·筋脉》中记载："卒口僻，急者目不合，热则筋纵，目不开，颊筋有寒，则急引颊移口；有热泽筋弛纵缓不胜收，故僻。"《金匮要略》记载："脉络空虚，贼邪不泄，或左或右，邪气反缓，正气即急，正气引邪，歪僻不遂。"强调了本虚为主、邪气侵犯，故而发病。《诸病源候论》云："风邪入于足阳明手太阳之经，遇寒则筋急引颊，故使口歪僻，言语不正，而目不能平视。"《医方发挥·治风剂》亦谓："阳明内蓄痰浊，太阳外中于风，风痰阻于头面经络则经遂不利……缓为急者牵引故口眼歪斜。"

周围性面瘫在临床上或可自愈，或在激素冲击疗法治疗后改善，只有少部分有后遗症患者需要另行治疗，临床上多采用内服与外治相结合的方法，外治法对于周围性面瘫有着明确的疗效。

（包 莉）

水肿（下肢肿胀）

病案

徐某，女性，41 岁。

初诊

主诉：双下肢水肿 2 月余，水肿加重伴足踝疼痛 1 周。

病史：2 月前患者无明显诱因下出现双下肢水肿，近 1 周水肿加重，水肿面积由足背至小腿，昼轻夜重，皮肤晦暗，同时伴有足踝隐痛不适。

查体：皮肤晦暗。双下肢膝盖以下水肿（Ⅱ度水肿），胫骨前缘凹陷性水肿，踝关节压痛不明显，双下肢肌力正常，病理反射未引出。

辅助检查：双下肢动静脉 B 超、双肾、双侧输尿管 B 超未见明显异常；尿常规未见异常；甲状腺功能、肝功能、肾功能、脑钠肽、D-D 二聚体、纤维蛋白原降解物、血常规及 C 反应蛋白未见异常。

四诊合参

患者神清，精神尚可，对答切题，声音平和，呼吸平缓。患者长期伏案工作，活动较少，2 月前无明显诱因下出现双下肢水肿，近 1 周水肿加重，水肿面积由足背至小腿，昼轻夜重，晨起后水肿稍缓解，同时伴有足踝隐痛不适，皮肤晦暗。同时为保持身材，刻意控制饮食，少吃或不吃。近期出现自觉手足冷。小便少，大便一日 1 次，胃纳差，无食欲。舌紫暗，苔薄白，舌底脉络瘀紫，脉涩。

病机分析

患者因长期伏案致局部筋络不通，气机不畅，瘀而血不通，不通则痛，故觉局部疼痛；瘀为阴邪，夜间阳气渐退，阴气渐升，故夜重日轻；长期控制饮食，食量少导致脾胃运化功能降低，舌苔暗紫，舌底脉络瘀紫，脉涩为气滞血瘀之象。

诊断辨证

中医诊断：水肿（气滞血瘀型）。

西医诊断：双侧下肢水肿。

治则

行气利水、祛瘀止痛，兼以健脾消食。

治法

内服：拟方如下。

槟榔 18g	白茯苓 30g	木瓜 10g	蜜麸炒苍术 6g
紫苏梗 9g	紫苏叶 9g	薏苡仁 30g	防己 10g
桔梗 4.5g	制吴茱萸 6g	黄柏 10g	牛膝 15g
泽兰 15g	白茅根 15g	瞿麦 15g	焦六神曲 10g
焦山楂 10g	焦麦芽 10g	甘草 10g	

×7 剂，日 1 剂，煎服，分早晚两次温服

方解：方据《证治准绳》鸡鸣散加减而成。方中以槟榔辛温降气，质事达下，破滞行水为主药；辅以茯苓、紫苏散寒行气，辟秽祛湿；佐以生薏米、木瓜理脾行湿，舒筋活络；苍术、黄柏、防己益肾祛水；吴茱萸温肝肾，燥湿浊；泽兰活血、利水消肿；白茅根归肺经、膀胱经、清热利尿；瞿麦利尿通淋，破血通经；焦三仙消食导滞，健运脾胃；桔梗宣肺气而利水；牛膝引药下行直达病所为使药。全方共奏降气行水、祛湿消肿、活血化瘀、健脾消食、舒筋活络、散寒温经之功效。

1周后复诊，患者诉双下肢水肿明显缓解，肤色晦暗变浅，已无明显肿胀。有食欲，食纳较前增多。上方继续服用7剂，并嘱其注意适当增加锻炼，基本已无复诊必要。

病案讨论

水肿出自《素问·水热穴论》，又称水气。古代称水、水气，水病、水胀，是以肌肤水肿为主要表现的疾病的统称。患者体内水液潴留，泛滥肌肤，引起眼睑、头面、四肢、腹背甚至全身水肿，严重者还可伴有胸腔积液、腹腔积液等。水肿一证，是全身气化功能障碍的一种表现，主要病变在肺、脾、肾三脏功能失调，膀胱气化不利，发生水肿。治疗当以健脾利水为主。此医案中方取自足胕消肿汤，是焦树德教授的经验方之一，据《证治准绳》鸡鸣散加减而成，治疗风寒湿邪流注于小腿、足踝而致两足及胕踝水肿、胀痛、沉重、麻木，筋脉挛急，行走障碍等。与西医诊断的下肢淋巴或静脉回流障碍等引起的足、踝、小腿下部（即胕）肿胀疼痛有关。

（郭保凤）

外科疾病

蛇串疮（带状疱疹）

病案

杨某，女性，65岁。

初诊

主诉：左侧肋骨下缘疼痛不适数天。

病史：患者平素脾气较急，近期因母亲住院，在院陪护，数天前无明显诱因下出现左侧第6肋骨下缘处疼痛不适，自觉局部皮肤触感异常，且感觉异常感越来越明显，今晨起皮肤有明显刺痛感。局部皮肤完整，无潮红，无疱疹、丘疹，无皮损。口干口苦，胃纳欠佳，夜寐尚可，小便偏黄，大便可。舌红，苔薄黄，脉浮紧。否认外伤史。

查体：左侧第6肋骨下缘无红肿，无明显压痛，胸廓挤压试验（−），局部皮肤无潮红，无丘疹、疱疹，无皮损，触痛（+），余无异常。

辅助检查：血常规检查提示淋巴细胞计数下降，余未见异常。

四诊合参

患者近期有医院陪护经历，在无外伤的情况下出现左侧肋骨下缘处疼痛不适，局部皮肤无潮红，无疱疹、丘疹，无皮损。口干口苦，胃纳欠佳，小便偏黄。舌红，苔薄黄，脉浮紧。

病机分析

患者老年女性，近期有较长时间的医院陪护经历，体力透支明显，正气已虚，同时患者平素脾气较急，肝经郁热，复感外邪而成病。口干口苦，胃纳欠佳，小便偏黄，为肝胆湿热之象。舌红，苔薄黄，脉浮紧，也是肝胆湿热之象。

诊断辨证

中医诊断：蛇串疮（肝胆湿热型）。

西医诊断：带状疱疹（早期）。

治则

清利湿热、解毒止痛。

治法

内服：龙胆泻肝汤加减主之。

龙胆草 10g	栀子 10g	黄芩 10g	大青叶 15g
泽泻 10g	车前子 10g	生地黄 10g	当归 10g
柴胡 10g	黄芪 10g	厚朴 10g	陈皮 10g
生甘草 6g			

×3剂，日1剂，煎服，分早晚两次温服

方解：方中龙胆草大苦大寒，上泻肝胆实火，下清下焦湿热，为君药。黄芩、栀子苦寒泻火，燥湿清热，为臣药。泽泻、车前子清热利湿；生地黄、当归滋阴养血，既补肝胆实火所伤之阴血，又可防方中苦燥渗利之品损伤阴液；柴胡疏畅肝胆，与生地黄、当归相伍，恰适肝"体阴用阳"之性，共为佐药。甘草调和诸药，为使药。加用黄芪、厚朴、陈皮调和脾胃，补益正气。

二诊

3天后复诊，患者左侧肋骨下缘疼痛稍缓解，无明显压痛，皮肤微红，散在数个疱疹，无皮损。口苦缓解，口干仍有，胃纳未见改善，二便调。舌红，苔薄黄，脉浮稍紧。予原方7剂，改生地黄为熟地黄，泽泻增加至15g，柴胡增加至15g；加板蓝根15g、赤芍10g。配合外治法，局部刺络拔罐，以疱疹为中心，沿肋骨方向做带状刺络，以局部皮肤微微渗血为宜，每周1~2次，视患者情况而定。

三诊

再1周后复诊，患者左侧肋骨下缘疼痛明显缓解，皮肤无明显潮红，局部皮损结痂，无疱疹。无口干口苦，胃纳改善，二便调。舌质偏红，苔薄白，脉浮。治以疏肝解郁，健脾利湿，解毒止痛。拟方如下。

柴胡 15g	赤芍 10g	熟地黄 12g	苍术 10g
厚朴 15g	茯苓 15g	板蓝根 15g	柴胡 10g
车前子 10g	泽泻 10g	陈皮 10g	生甘草 10g

×7剂，日1剂，煎服，分早晚两次温服

病案分析

带状疱疹是由病毒感染所引起的一种急性疱疹性皮肤病，可发生于任何部位，多见于腰部、胸胁，常沿一定的神经分布。多发于成年人，发病迅速，经过急剧，病程一般2~4周，部分病人皮疹消退后，局部遗留神经痛，经久不能消失。现代医学认为，本病系水痘–带状疱疹病毒所致。目前认为带状疱疹和水痘系同一病毒引起的不同临床表现，在成人多引起带状疱疹，病毒可长期潜伏于身体神经细胞中，免疫功能低下时，导致病毒的再活动，诱发本病。

与中医学文献记载的"缠腰火丹""蛇串疮""蜘蛛疮"等相类似。中医认为，本病多因情志不遂，饮食失调，以致脾失健运，湿浊内停，郁而化热，湿热搏结，兼感毒邪而发病。如《医宗金鉴·外科心法要诀》缠腰火丹记载："此证俗名蛇串疮，有干湿不同，红黄之异，皆如累累珠形。干者色红赤，形如云片，上起风粟，作痒发热，此属肝心二经风火，治宜龙胆泻肝汤。湿者色黄白，水疱大小不等，作烂流水，较干者多疼，此属脾肺二经湿热，治宜除湿胃苓汤；若腰生之，系肝火妄动，宜用柴胡清肝汤治之。"又如《外科启玄》蜘蛛疮记载："此疮生于皮肤间，如水窠相似，淡红且痛，五七个成攒，亦能荫开。"赵炳南称之为"串腰龙"。

特别需要注意的是本病案患者初诊时局部无皮肤潮红，无疱疹、丘疹，在诊疗之初不能贸然诊断为带状疱疹，需要通过临床体格检查及辅助检查，与肋间神经痛、胸膜炎、肾结石等内科疾病相鉴别；出现疱疹后也需要和单纯性疱疹、脓疱疹等皮肤科疾病相鉴别。明确诊断后，在诊疗过程中为避免后遗症的出现，还可以考虑配合使用一些抗病毒药物或营养神经类药物进行干预。一旦因为诊疗不及或疱疹较严重而遗留局部神经痛之类的后遗症时，除了使用一些营养神经类药物进行治疗外，还可配合中医外治疗法，如针灸、刺络拔罐、滚针等进行治疗。

（包 莉）

乳癖（双侧乳腺小叶增生症）

病案

李某，女，53岁。

初诊

主诉：双乳胀痛3月，加重2天。

病史：近3月来时感双乳胀痛，经前尤甚，月经紊乱，色暗量少，此次经前2天双乳胀痛加重。时感神疲乏力，食欲欠振，夜寐欠安。舌暗红，苔薄白，脉濡。

查体：双乳各象限均有条索状及颗粒样结节数十枚，质中，光滑，与皮肤均无粘连，腋窝淋巴结（－）。

辅助检查：钼靶、乳房B超提示双侧乳腺增生症。

四诊合参

患者神清，精神差，对答切题，眉头紧锁，声音低微，呼吸平缓。患者近3月来无明显诱因下出现双乳胀痛，经前尤甚，同时月经经期紊乱，经量少，颜色暗，自觉因思虑过多所致，此次经前2天双乳胀痛加重。自觉乏力，纳差，夜寐欠安。舌暗红，苔薄白，脉濡。

病机分析

患者平素易忧思郁怒，抑郁不欢，则肝郁不达，气滞血瘀，而致冲任二脉失于调达，乳房失养而生乳疾。"冲脉隶于阳明""冲任为气血之海"。脏腑之血皆归冲脉，脾胃为气血生化之源，脾胃虚损，则生血之源不足，不能温养肝肾，濡养冲任，故而乏力，纳差，乳房胀痛，舌脉皆为佐证。

诊断辨证

中医诊断：乳癖（冲任失调、气滞血瘀型）。

西医诊断：双侧乳腺小叶增生症。

治则

调摄冲任，行气活血。

治法

内服：拟方如下。

鹿角片12g	仙茅12g	淫羊藿30g	巴戟天12g
肉苁蓉12g	制香附9g	延胡索12g	广郁金12g
海藻30g	桃仁12g	丹参30g	三棱15g
莪术30g	山慈菇15g	柴胡9g	

×14剂，日1剂，煎服，分早晚两次温服

方解：方中以仙茅、淫羊藿、鹿角片、肉苁蓉、巴戟天等调摄冲任，其性温而不热，质润而不燥；三棱、莪术、桃仁、丹参破瘀散结；山慈菇、海藻软坚消肿；制香附、广郁金、延胡索，疏肝理气，止痛。

健康宣教：忌食鸡及含有雌激素的食物与保健品，慎食辛辣、油煎等食物；起居有时，鼓励患者注重情志调摄，保持心情愉快。

二诊

自觉服药后乳痛缓解，夜寐转安，口干口苦。舌红，苔薄白，脉濡。原方去仙茅，加夏枯草15g以清肝火、散郁结。共14剂。

随访

上方加减坚持服用1月后，乳房胀痛明显减轻；继服2个月，乳房疼痛消失，乳房肿块变软缩小，大部分消失。

病案讨论

乳腺增生症，属中医学"乳癖"范畴。《圣济总录》最早论述了冲任失调而致乳病的病机，认为"盖妇人以冲任为本，若失于将理，冲任不和，阳明经热，或为风邪所客，则气壅不散，结聚乳间，或硬或肿，疼痛有核"。《冯氏锦囊》有"夫人不知调养，有伤冲任"以致乳疾之说。《外科医案汇编》也指出冲任在生理上与乳病的关系："冲任为气血之海，上行为乳，下行为经。"但乳病治法"仍从气出"。纵观古代文献有冲任失调为乳病的病因论述，但未有乳病从冲任而治之记载。

50年代，顾伯华教授提出调和冲任治疗乳腺增生症，用药是在逍遥散基础上加温阳药，取得较好疗效，现已广泛应用于临床。陆德铭教授发展顾伯华教授经验，精研医籍，结合临床，认为乳癖之为病，当首责冲任失调，调摄冲任为治病求本之法。结合现代医学理论，乳腺增生症与周期性激素分泌失调或乳腺组织对激素的敏感性增高有关，即因黄体期雌激素对乳腺长期刺激而发病。只有纠正这种内分泌紊乱，才能从根本上防止并扭转本病的发生和发展。而采用补益肾气、调摄冲任法治疗乳腺增生症，可调整不平衡的性激素。因此调摄冲任之法，可在临床取得满意疗效。故临证时以调摄冲任为主治疗本病。

本案组方温和为贵，慎用寒凉，在诸药配伍中，最重温阳。针对该患病情特点，选用性温不热，质润不燥之鹿角片、仙茅、淫羊藿、肉苁蓉等补肾助阳而调补冲任治其本。此外气血以通为用，方中三棱、莪术、郁金、桃仁，配用香附、柴胡等气中之血药，使肿痛消于无形。总之全方以补肾助阳，调补冲任为大法，配合疏肝活血，养血和营，化痰软坚等以调摄冲任，应手取效。

（郭保凤）

🌀 乳痈（急性乳腺炎）

病案

余某，女，30岁。

初诊

主诉：双乳房奶结2天，伴体温升高1天。

病史：患者诉2天前双乳房出现结块，乳汁分泌不畅，母乳喂养及吸奶器抽吸后结块未缓解。昨晨起后，无明显诱因下出现体温升高，最高体温39.2℃，物理降温后，体温未下降，双乳结块进行性增大。刻下体温38.4℃。就诊时症见口苦、口干、身热、纳可、夜寐安、大便偏干，小便调。舌苔薄、黄腻，脉弦滑。

查体：哺乳期乳房，双乳头凹陷，双乳皮肤焮红，肤温较高，双乳弥漫性片状结块，质地较硬，边界欠清，双侧腋窝淋巴结（－）。

辅助检查：血常规及C反应蛋白提示白细胞19.2×10^9/L，中性粒细胞百分比84%，C反应蛋白62.1mg/L。

四诊合参

患者神清，精神尚可，对答切题，痛苦面貌，声音洪亮，呼吸急促。患者2天前因自身乳头凹陷，乳汁未完全排空，出现局部结块，未予重视，昨天晨起后因夜间母乳喂养后乳头被咬破，出现体温升高，物理降温后，体温未下降，双乳结块进行性增大。口苦、口干、身热、纳可、夜寐安、大便偏干、小便调。舌苔薄黄腻，脉弦滑。

病机分析

患者因乳头破碎或乳头内陷等先天畸形，影响乳汁排出，可引起乳汁淤滞，宿乳蓄积，化热酿脓，而成乳痈。同时外邪从乳头等皮肤破碎处乘隙而入；或乳儿口气燠热，含乳而睡，热气从乳孔吹入，均可使邪热蕴结于肝胃之经，闭阻乳络，变生乳痈。口苦、口干、身热，为热毒炽盛之象。舌苔薄黄腻，脉弦滑为佐证。

诊断辨证

中医诊断：乳痈（热毒炽盛型）。

西医诊断：急性乳腺炎。

治则

清热解毒，通乳下行。

治法

内服：拟方如下。

柴胡 15g	黄芩 15g	全瓜蒌 15g	牛蒡子 15g
生栀子 15g	蒲公英 30g	炒路路通 15g	生石膏 30g
皂角刺 15g	生甘草 10g	金银花 15g	花粉 15g
青皮 10g	陈皮 10g	连翘 10g	

×3剂，日1剂，煎服，分早晚两次温服

方解：瓜蒌牛蒡汤可清热解毒、消肿散结，为治疗急性乳腺炎的首选方，最早见于清朝吴谦《医宗金鉴》。方中牛蒡子、瓜蒌为君以清热消痈，牛蒡子清热解毒、散结消肿，瓜蒌利气宽胸、散结消痈；金银花可清热解毒，连翘被誉为"疮家圣药"可消痈散结，花粉清热生津、消肿排脓，黄芩清热泻火解毒，山栀子泻火除烦，金银花、连翘、花粉、黄芩、山栀子合用，共奏清热解毒、消痈散结之功，体现了中医治疗本病时以"清"为主的治疗特点；皂角刺可直达病所，溃坚、散结、消痈，以上诸药为臣，以"清""消"为主。柴胡疏肝解郁为引经药，青皮疏肝理气，陈皮理气健脾化痰，柴胡、青皮、陈皮三药为佐，疏肝理气，气行则乳行，体现了中医治疗本病时以"通"为贵的治疗特点。生石膏清退阳明胃经高热；生甘草益气补中、清热解毒、调和药性为使。诸药共奏活血化瘀、清热解毒、消痈散结之功。

健康宣教：妊娠后期常用温水清洗乳头，或用75%乙醇擦洗乳头，并及早纠正乳头内陷。建议其培养良好的哺乳习惯，注意乳头清洁。每次哺乳后排空乳汁，防止淤积。保持心情舒畅。忌食辛辣炙煿之品，不得过食膏粱厚味。

二诊

自诉中药煎服后，当夜体温降至 37℃，结块消失，乳汁泌出通畅。就诊时：口苦、口干不明显，身热消退，纳可，夜寐安，二便调。舌苔薄白腻，脉弦滑。专科检查：哺乳期乳房，双乳皮肤正常肤色，肤温正常，双乳未及明显结块，双侧腋窝淋巴结（－）。辅助检查：血常规＋C反应蛋白提示白细胞 6.0×10^9/L，中性粒细胞百分比 54%，C反应蛋白 1.4mg/L。门诊随访至今，未再发乳腺炎。

病案讨论

本医案中，患者乳络堵塞，再加阳明胃热上蒸，经络阻隔，乳汁内壅，瘀滞成块，郁久化热，毒热炽盛。治以清热解毒为主。通过对生石膏的古今文献综述中发现，生石膏在治疗急性乳腺炎的应用中，只要有热像存在，而产妇体质不是脾胃虚寒之人，皆可应用。

（郭保凤）

 乳痈（急性乳腺炎）

病案

程某，女，22 岁。

初诊

主诉：产后 20 天，双乳出现结块 1 天伴体温升高 12 小时。

病史：患者产后 20 天，诉昨晨起后双乳出现结块，乳汁分泌不畅，母乳喂养及吸奶器抽吸后结块未缓解，晚餐服用催奶汤，自觉昨晚大约 8 点，无明显诱因下出现体温升高，最高体温 37.8℃，物理降温后，体温未下降，双乳结块进行性增大。刻下体温 38℃。就诊时症见口苦、口干、身热、胃纳可，夜寐安，大便偏干，小便调。舌苔薄黄腻，脉弦滑。

查体：哺乳期乳房，皮肤无红肿，肤温稍高，双乳弥漫性片状结块，质地较硬，双侧腋窝淋巴结（－）。

辅助检查：血常规＋C反应蛋白提示白细胞 10×10^9/L，中性粒细胞百分比 68%，C反应蛋白 15.1mg/L。

四诊合参

患者神清，精神尚可，对答切题，急躁易怒，痛苦面貌，声音洪亮，呼吸平缓。1 天前外出时未携带吸奶器，自觉有局部结块，未予重视，夜晚回家后局部结块变硬，吸奶器无法吸出奶水，服用催奶汤后自觉身体出现发热，口苦，口干，喝水后未缓解，纳尚可，大便偏干，小便调。舌苔薄黄腻，脉弦滑。

病机分析

患者因未及时哺乳，导致乳络不痛，引起乳汁瘀滞，宿乳蓄积，化热酿脓，而成乳痈。同时饮食不节，胃中积热，肝胃失和，郁热阻滞乳络，亦可导致乳汁淤积，气血瘀滞，热盛肉腐，终成乳痈。口苦，口干，为肝火犯胃之象。舌苔薄黄腻，脉弦滑为佐证。

诊断辨证

中医诊断：乳痈（肝火犯胃型）。

西医诊断：急性乳腺炎。

治则

（1）外用手法推拿治疗。

（2）健康宣教。

治法

外治：手法推拿。

按摩：适用于乳痈初期。选用上海市适宜技术"赵氏六步奶结疏通法"。技术操作规程如下。

第一步：手法前准备。要领为术者常规洗手，备干湿适中的消毒毛巾 1~2 块，放置普通塑料接乳桶一只。

第二步：疏通出口。要领为右手持毛巾，左手示指、拇指将乳头固定翻开，用毛巾清理表面奶渍、奶栓小白点、脱落表皮等。清洁乳头确保乳汁出路通畅。

第三步：提捏乳头。要领为示指、拇指分别从上下、左右各个方向提捏乳头，一边清洁一边提捏，检查乳孔是否通畅、奶线是否增多。

第四步：推压乳晕。要领为缓解乳晕区压迫，使乳孔流量增多、奶线增粗。

第五步：推捋积乳。要领为示指、中指由乳根向乳头方向逆反射状均匀推捋，力量由轻到重、由外及内。

第六步：检查残余。要领为右手检查左乳，左手检查右乳；示指、中指、环指全面检查双侧乳房，如有残余奶结酌情行二次手法治疗。

健康宣教：建议其培养良好的哺乳习惯，注意乳头清洁。每次哺乳后排空乳汁，防止淤积。保持心情舒畅。忌食辛辣炙煿之品，不过食膏粱厚味。

二诊

第 2 日复诊时，患者自诉手法疏通后，回家后体温降至 36.8℃，结块消失，乳汁分泌通畅。专科检查：哺乳期乳房，双乳肤温正常，双乳未及明显结块，双侧腋窝淋巴结（－）。健康宣教哺乳期相关注意事项，避免再次乳汁淤积。

病案讨论

乳痈之名首见于晋·皇甫谧《针灸甲乙经》。文献中还称本病为"妒乳""吹弥""吹乳""乳毒"等。隋代巢元方《诸病源候论·妒乳候》提出了本病的病因病机及临床表现。以后历代医家对本病的病因病机、治法方药等均有所发挥。至明清对本病的认识更全面，论述更详细，所用治疗方法至今仍为临床借鉴。产后伤血，肝失所养，若忿怒郁闷，肝气不舒，则肝之疏泄失畅，乳汁分泌或排出失调；或饮食不节，胃中积热，或肝气犯胃，肝胃失和，郁热阻滞乳络，均可导致乳汁淤积，气血瘀滞，热盛肉腐，终成乳痈。"不通则痛"，通过手法疏通，乳络通畅，奶水流出，体温下降，炎症自除，奶结治愈。

六步奶结疏通法治疗积乳症，结合了西医解剖学的乳腺导管分布规律以及中医基础理论的经络学说和推拿力学原理，由表及内，直接作用于病变部位，起到扩张乳管、疏通经络、排除乳栓、消除积乳等作用。

文献报道推拿可使白细胞的吞噬能力及血清中补体效价增加，红细胞总数少量增加，毛细血管扩张，增快血液循环和淋巴循环，加速水肿和病变产物的吸收，改善肌肉血液循环。推拿后血清中吗啡样物质含量升高75%，可使组织压动态变化，导致毛细血管血流量有所增大，而血液黏度下降，说明中医手法治疗的"活血化瘀"血流动力学机制。

（郭保凤）

乳痈（急性化脓性乳腺炎）

病案
张某，女，29岁，

初诊
主诉：左乳红肿伴体温升高1周。

病史：患者产后20天，突发恶寒、发热，左侧乳房肿胀，家人使用不正确手法推拿后，肿胀较前加重，同时皮肤红肿、胀痛，伴体温升高，最高39℃，经邻居介绍来我院门诊就诊。

查体：体温38.6℃，面色潮红，乳房体检提示哺乳期乳房，左乳内侧有11cm×9cm肿块，皮色微红，压痛拒按，有波动感，左侧腋窝淋巴结肿大压痛。

辅助检查：血常规提示白细胞计数18600/mm^3，中性粒细胞80%。

四诊合参
患者神清，精神尚可，对答切题，痛苦面貌，声音洪亮，呼吸急促。家人使用不正确手法推拿后乳房出现肿胀，同时皮肤红肿、胀痛，伴体温升高，最高39℃，就诊时仍觉恶寒发热，口干口渴，心烦不安，大便干燥，小便黄赤。舌质红，苔黄腻，脉洪数。

病机分析
患者因外力损伤乳络，局部乳汁分泌不畅，郁久化热，同时郁热阻滞乳络，可导致乳汁淤积，气血瘀滞，热盛肉腐，终成乳痈。同时因乳汁蓄结，与血相搏，蓄积生热，结聚而成乳痈。焮红灼热，口苦、口干、身热，为热毒炽盛之象。舌苔薄黄腻，脉弦滑为佐证。

诊断辨证
中医诊断：乳痈（热毒炽盛型）。

西医诊断：急性化脓性乳腺炎。

治则
清热解毒，托里透脓。

治法
内服：拟方如下。

| 瓜蒌 30g | 牛蒡子 15g | 金银花 15g | 连翘 15g |

花粉 15g	黄芩 15g	山栀子 15g	皂角刺 30g
生黄芪 30g	川芎 15g	蒲公英 15g	桔梗 10g
柴胡 12g	青皮 10g	陈皮 10g	生甘草 10g

×7 剂，日 1 剂，煎服，分早晚两次温服

外治：在局麻下对患侧乳腺行脓肿切开引流术。后隔日换药处理。

方解：方中瓜蒌牛蒡汤可清热解毒、消肿散结，为治疗急性乳腺炎的首选方，最早见于清朝吴谦《医宗金鉴》。透脓散为托毒溃脓之剂，为外科托法中的著名方剂。方中牛蒡子、瓜蒌为君以清热消痈，牛蒡子清热解毒、散结消肿，瓜蒌利气宽胸、散结消痈。金银花可清热解毒，连翘被誉为"疮家圣药"可消痈散结，花粉清热生津、消肿排脓，黄芩清热泻火解毒，山栀子泻火除烦，金银花、连翘、花粉、黄芩、山栀子合用，共奏清热解毒、消痈散结之功，体现了中医治疗本病时以"清"为主的治疗特点，皂角刺可直达病所，溃坚散结消痈。以上诸药为臣，以"清""消"为主。柴胡疏肝解郁为引经药，青皮疏肝理气，陈皮理气健脾化痰，柴胡、青皮、陈皮三药为佐，疏肝理气，气行则乳行，体现了中医治疗本病时以"通"为贵治疗特点。生黄芪益气托毒，鼓动血行，为疮家圣药；当归和血补血，除积血内塞；川芎活血补血，养新血而破积宿血；蒲公英清热解毒；桔梗排脓消肿。生甘草益气补中、清热解毒、调和药性为使。诸药共奏活血化瘀、清热解毒、消痈散结、排脓消肿之功。

复诊

中药内服及隔日换药 2 月余，痊愈。

病案讨论

乳痈是发生在乳房的最常见的急性化脓性疾病。相当于西医的急性化脓性乳腺炎。西医认为本病多因产后乳汁淤积，或乳头破损，细菌沿淋巴管、乳腺导管侵入乳房继发感染而成。其致病菌多为金黄色葡萄球菌，其次为白色葡萄球菌和大肠杆菌。明朝周文采《外科集验方·乳痈论》："夫乳痈者，内攻毒气，外感风邪，灌于血脉之间，发在乳房之内，渐成肿硬，血凝气滞或乳汁宿留，久而不散结成痈疽。"

清朝高锦庭《疡科心得集·辨乳痈乳疽论》曰："凡初起当发表散邪，疏肝清胃，速下乳汁，导其壅塞，则自当消散，若不散成脓，宜用托里；若溃后肌肉不生，脓水清稀，宜补脾胃；若脓出反痛，恶寒发热，宜调营卫。""其药初起如牛蒡子散、橘叶汤、逍遥散之类，溃后则宜益气养营汤。又若半夏、贝母、瓜蒌消胃中壅痰，青皮疏厥阴之滞，公英、木通、山甲解热毒、利关窍，当归、甘草补正和邪，一切清痰疏肝、和血解毒之品，随宜用之可也。"

本病初期治疗得当，则邪散块消，肿痛皆除，可以痊愈。若初期未能消散则进入成脓期，溃后脓出稠厚，多能身热渐退，肿消痛减，逐渐愈合。若脓出不畅，肿痛不减，身热不退，可能袋脓。部分僵块可再次染毒，邪热蕴蒸，也能导致酿脓。故而尽量早期治疗，以防传遍。

（郭保凤）

郭彦恣社区名中医

工作室医案

四肢疾病

肘部伤筋（肱骨外上髁炎）

病案

姚某某，女性，48岁。

初诊

主诉：右肘关节酸痛无力1月余。

病史：患者因拎重物致右肘关节酸痛无力1月余，进行拧衣服、扫地等动作疼痛加重，严重时因疼痛致前臂无力，甚至持物落地。

查体：右侧肱骨外上髁压痛（＋），前臂伸肌群紧张试验（＋），伸肌群抗阻试验（＋）。

辅助检查：X线检查显示右肘关节未见明显异常。

四诊合参

患者神清，精神尚可，对答切题，呼吸平缓。患者1月前有拎重物史，平素伏案工作为主，久居空调间，刻下右肘关节酸痛无力，肘关节屈伸尚可，旋前受限，自诉自行外贴伤筋膏药、热敷、症状未见好转，反复发作，夜间尤甚。胃纳尚可，二便调，月事正常。舌淡，苔薄白，脉微弦。

病机分析

患者因扭伤致拎重物致右肘关节筋络受损，气机不畅，脉络不通，不通则痛，故觉局部疼痛；瘀为阴邪，夜间阳气渐退，阴气渐升，故夜重日轻；外力致筋络受损，血瘀气阻，故局部活动受限；舌淡，苔薄白，脉微弦，为气滞血瘀之象。

诊断辨证

中医诊断：肘部伤筋（气滞血瘀）。

西医诊断：右侧肱骨外上髁炎。

治则

行气活血，祛瘀止痛。

治法

内服：独一味胶囊每次3粒，每日3次（活血止痛）。

外治：

（1）揿针治疗：取中渚、列缺、手三里、阿是穴。

步骤：术者先在相应穴位及肱骨外上髁压痛最明显处做标记，并用75%乙醇棉球消毒皮肤，然后左手拇、示指将针刺部位皮肤绷紧，用右手持镊子夹住揿针针体，垂直于皮肤方向快速进针，直至针体全部进入皮内，粘贴牢固后，令患者活动身体，以无任何不适为宜。2天更换1次。

（2）魏氏肘关节导引：①患者站立或坐位均可，双上臂前屈至90°（呈直角），并保持体位，双拳握紧并有力、迅速地由旋前位转向旋后位。②双臂连贯地由旋后位的位置，立即再屈肘旋前。③屈肘旋前到极限时，随即发力使前臂迅速伸直。

注意要领：在前臂伸直时必须发力使肘部发出弹响，即伸弹时肘部会产生"咔"的声音，其通常可以用来衡量用力是否恰到好处。以上3步动作做完为1节，连做5节以上为1次导引（但"咔"的声音每次只出现1次）。每日导引3次，7天为1个疗程。

方解：魏氏伤科导引中的"屈肘旋伸"法，其作用原理为加强前臂伸肌起点，特别是桡侧腕短伸肌肌肉的锻炼和协调，训练方法由伸到屈再至伸直位，操作要领强调由简单到复杂，循序渐进。

撳针脱胎于皮内针法，由《灵枢·官针》篇中所记载的"十二刺"中的"浮刺"针法发展而来，具有疏通经络、调和气血的作用。

1周后复诊，患者诉右肘关节疼痛明显缓解，稍余乏力。嘱继续服用独一味胶囊，行魏氏肘关节导引术，如症状无明显反弹可不来复诊。

病案讨论

肱骨外上髁炎（俗称"网球肘"），是以肘部外侧筋肉局部微热、压痛，做伸腕握物并前臂旋后活动时肱骨外上髁部疼痛等为主要表现的慢性损伤性疾病。在祖国医学对本病的认识中，将其归为"伤筋""痹证"的范畴，又因肘部疼痛，肘关节运动功能障碍，有"肘痛""肘劳"等称谓。如《素问长刺节论》记载："病在筋，筋挛节痛，不可以行，名曰筋痹。"病因上，中医认为该病主要是由于慢性劳损所致，由于体质素弱、气血亏虚、风寒湿邪侵袭而致瘀阻经筋，致血不荣筋，筋骨失养而发病。

导引，亦作"道引"。属于是中医伤科外治法，又称为练功疗法，内容包括动摇筋骨、活动肢体、擎手引气、自身按摩等多种形式。《素问》中就有"导引按蹻"的记载，其作用为使血脉荣养于筋而得安。魏氏伤科是沪上伤科八大家之一，其学术特点为在实际理伤中注重整体观念，筋骨并重，重视手法和导引。魏氏伤科导引术治疗疾病，在继承前人经验的基础上，历经魏指薪、李国衡等几代人的实践，针对不同部位、不同疾病，总结、归纳了不同形式的一系列导引方法，通过临床检验证明疗效确切。

撳针取穴方面，肘关节是手阳明大肠经、手少阳三焦经、手太阴肺经三条经络通过之处。肱骨外上髁炎在手少阳三焦经和手阳明大肠经。取手少阳三焦经的中渚，能通畅经气，行气活血，脉络畅通，通则不痛；取手太阴肺经之列缺，能疏通手肺经之经气，从而祛除外感的风寒湿邪；手三里多用于治疗"手臂不仁，肘挛不伸""肘臂酸痛，屈伸难"，具有消肿止痛之功效。三穴同取，切合本病病机，可共奏解痉止痛、舒筋通络之功。

（郭彦忞）

肩痹（肩关节周围炎）

病案

王某，女性，56岁。

初诊

主诉：左侧肩关节疼痛伴活动受限3天。

病史：患者3天前吹空调后出现左侧肩关节疼痛，活动受限，以上举、后伸为主，遇寒尤甚，昼轻夜重。胃纳可，二便调。舌淡，苔薄稍腻，脉弦。

查体：左肩关节周围广泛压痛，尤以肱二头肌腱沟处、喙突下、冈上肌附着点为主，被动活动时疼痛明显加重，颈椎无异常。

辅助检查：左肩关节MRI检查显示有少量积液。

四诊合参

患者神清，精神可，对答切题。有受寒史，夜间疼痛加重，热敷后疼痛可改善；左肩关节周围广泛压痛，被动活动时明显，颈椎活动无异常。纳可，二便调。舌淡，苔薄腻，脉弦。

病机分析

患者年近六旬，气血运行无力，筋脉失于濡养，加上受寒后致肩周筋络凝滞，气机不畅，导致经气阻滞，不通则痛，故觉局部疼痛；寒湿为阴邪，夜间阳气渐退，阴气渐升，故夜重日轻；寒性收引，阻滞经络，故活动受限；舌淡，苔薄稍腻，脉弦，为风寒湿痹之象。

诊断辨证

中医诊断：肩痹（风寒湿痹型）。

西医诊断：左侧肩关节周围炎。

治则

祛风除湿，散寒止痛。

治法

内服：薏苡仁汤加减，拟方如下。

薏苡仁20g	当归9g	川芎9g	生姜6g
桂枝9g	羌活9g	独活9g	防风9g
白术9g	制川乌3g	麻黄5g	乳香9g
没药9g			

×7剂，日1剂，煎服，分早晚2次温服

外治：温针灸。取肩髃、肩俞、肩髎、肩贞、臂臑、阿是穴。

方解：薏苡仁汤具有祛风除湿、散寒通络之功。方中白术、薏苡仁除湿利痹，当为君药；独活、羌活、防风、桂枝祛风除湿，制川乌、麻黄、生姜温燥寒湿，共为臣药；当归、川芎活血通络止痛，为佐药。川乌有毒，故选取制川乌，并少于常用剂量以减弱其毒性。乳香、没药配伍使用加强行气止痛之效。

1周后复诊，患者左肩关节疼痛稍缓解，上举疼痛明显。

内服：上方去麻黄、桂枝、川乌，加牛蒡子9g、制南星9g。牛蒡、制南星两者配伍可通行十二经脉、开破痰结、宣达气血、滑利关节，继续服用7剂，用法如前。并嘱其注意保暖、每日坚持肩关节的主动活动，活动以不引起剧痛为限。

外治：左侧手太阴肺经、手阳明大肠经上臂循行部位刮痧，局部微微出痧即可。

1周后复诊，患者左肩关节疼痛缓解，手臂各方向活动范围较前明显改善。

内服：调整薏苡仁为15g，加川续断12g、桑枝15g，以强筋骨，同时加强通利关节之功效，继续服用7剂。并嘱其注意保暖、每日坚持肩关节的主动活动。考虑患者就诊交通不便，三诊不予以针刺治疗。

病案讨论

肩痹是以肩部持续疼痛及活动受限为主的病症。风寒是本病的重要诱因，《类经图翼》载："凡人肩冷臂痛者，每是风寒……此阳气不足气血衰少而然。" 本病多发于50岁左右的成人，其发生与体虚、劳损、风寒侵袭肩部等因素有关，本病病位在肩部筋肉。患者年过五旬，气血运行无力，筋肉失于濡养，加之外感风寒湿邪，肩部经络阻滞不通，不通则痛，故发为本病。

局部取穴肩髃、肩俞、肩髎、肩贞、臂臑加以艾灸，从"温通"入手，治其本，有温通经络、行气活血、祛湿除寒之效，通则不痛。分别选取循行肩臂内侧缘、中线之肺经、大肠经刮痧，从"筋"出发疏通局部筋脉。薏苡仁汤祛风除湿，散寒通络，对于寒湿邪气引起的筋脉屈伸不利具有良好效果。肩周炎患者加强自我锻炼必不可少，主动运动相比于被动运动更能减少医源性损伤，有利于康复。

（尹程琳）

肩痹（肩关节周围炎）

病案

孙某，男性，62岁。

初诊

主诉：左侧肩关节酸痛伴活动受限1年余。

病史：患者半年前无明显诱因出现左侧肩关节疼痛，各方活动不利，夜间疼痛剧烈，曾间断予以膏药、中医定向透药等相关治疗，治疗期间症状时轻时重，反复发作。劳累后疼痛加重，按压可缓解。胃纳可，二便调。舌淡暗，苔薄白，脉细。

查体：左肩关节无明显肿胀，肩关节外侧疼痛，无放射痛，关节活动各方向稍受限，三角肌稍有萎缩。颈椎无异常。

辅助检查：肩关节 X 线检查显示未见明显异常。

四诊合参

患者神清，精神可，对答切题。患者间断治疗，病情时轻时重，反复发作。左侧肩关节外侧疼痛，活动不利，劳累后加重，按压可缓解。舌淡暗，苔薄白，脉细。

病机分析

患者年过六旬，脏腑功能亏虚，气血虚弱，动力不足，筋脉失于濡养，不荣则痛；患者病程长，气血运行不畅，加之营卫虚弱，易感受外邪，阻滞经脉，不通则痛。

诊断辨证

中医诊断：肩痹（气血不足、寒凝阻滞型）。

西医诊断：左侧肩关节周围炎。

治则

益气养血，温阳祛瘀通络。

治法

内服：阳和汤合圣愈汤加减。拟方如下。

熟地黄 20g	生地黄 10g	肉桂 9g	姜黄 3g
生甘草 6g	麻黄 6g	鹿角胶 12g	白芍 15g
川芎 12g	丹参 15g	当归 15g	黄芪 18g

×7 剂，每日 1 剂，煎服，分早晚 2 次温服

外治：奇正消痛贴膏外用。将小袋内润湿剂均匀涂于药芯表面，润湿后直接敷于患处。每贴敷 24 小时。

方解：阳和汤具有温阳补血、散寒通滞之功效，圣愈汤为气血双补之剂。方中重用熟地，滋补阴血，填精益髓；配以生地黄加强补阴之功；配以鹿角胶，补肾助阳，益精养血，两者合用，温阳养血，以治其本。少佐以麻黄宣通经络，与诸温和药配合，可以开腠理，散寒结，引阳气由里达表，通行周身。甘草生用为使，解毒而调诸药。丹参既可补血又可活血，"地芍归芎"四物补血，加黄芪大补元气。综观全方，补气养血与温阳并用，益精气，扶阳气，通经络，温阳补气血治本，通络止痛以治标。

1 周后复诊，患者左肩关节疼痛减轻，活动范围较前稍改善。

原方加牛蒡子 9g、制南星 9g。《本草备要》曰："牛蒡……散结除风……利腰膝凝滞之气"。牛蒡子与制南星配伍可通行十二经脉、宣达气血、滑利关节。上方继续服用 7 剂。外治选用肩关节推拿松解局部粘连，改善循环。并嘱其注意保暖、加强功能锻炼，活动不引起剧痛为主。

1 周后再次复诊，患者左肩关节夜间轻微疼痛，不影响睡眠。肩关节各方向活动范围较前明显改善，余无碍。

病案讨论

中医认为本病病机多为正气虚弱，风寒湿邪侵袭肩部，致使肩部气血凝滞，筋脉失养，屈伸不利发为痹病。《灵枢》云："经脉者，所行气血而营阴阳，濡筋骨，利关节者也。"《素问》则云："五脏之道，皆出于经隧以行血气；血气不和，百病及变化而生，是故守经隧焉。"本病患者年过六旬，肝肾功能虚衰，气血不足，加之病程长，故选用阳和汤合圣愈汤加减益气养血、温阳祛瘀通络。

元朝滑寿在《难经本义》曰："气中有血，血中有气，气与血不可须臾相离，乃阴阳互根，自然之理也。"概括而言就是"气为血之帅，血为气之母"。病程长的伤科疾病多由气血失和，兼感风寒湿痹，阻滞经脉所致，多虚实夹杂，治疗当气血并重。本病属于筋病范畴。"筋者，所以束节络骨，绊肉绷皮，为一身之关纽，利全身之运动者也。"肝主筋，肾主骨，肝藏血，肾藏精，在陈伤病用药时当肝肾同补，从而滋补精血，壮骨荣筋。

（尹程琳）

足趾筋瘤（足趾腱鞘囊肿）

病案

杨某某，女，14岁。

初诊

主诉：左足第二足趾疼痛、肿胀1月，加重1周。

病史：患者因跳绳致左足第二趾疼痛、肿胀1月，症状不重不影响行走、穿鞋。1周前开始，左足第二足趾肿胀加重，行走、穿鞋受影响，且活动时疼痛加重。自行泡脚、贴伤筋膏无明显好转。舌质淡红，苔白，脉微细弦。

查体：左足第二趾骨跖侧压痛（+），可触及一1cm×0.5cm肿块，表面光滑，边界清晰，质地柔软，有波动感。

辅助检查：无。

四诊合参

患者神清，精神可，对答切题，声音响亮，面色如常。左足第二足趾肿胀，自诉跳绳所致。1月前肿痛症状不重，不影响行走、穿鞋。1周前开始，左足第二足趾肿胀加重，影响行走、穿鞋。舌质淡红，苔白，脉微细弦。

病机分析

腱鞘囊肿属于传统中医"筋瘤"范畴，易生在手腕、足踝附近等处。多见于20~50岁左右的妇女。主要病因包括劳损，如重复的动作，导致肌腱周围的滑液囊发炎；局部循环不好，多由于内在体质导致虚寒而血行不利，日久在此形成瘀滞导致；外伤，如曾在局部受伤，导致腱鞘过度拉扯而结缔组织增生，形成囊肿。该患者因跳绳致左足第二足趾疼痛、肿胀，行走、穿鞋时受影响，活动时疼痛加重。舌质淡红，苔白，脉微细弦。当属局部受伤引起的足趾"筋瘤"，证属气滞血瘀。

诊断辨证

中医诊断：足趾筋瘤（气滞血瘀型）。

西医诊断：左侧第二足趾腱鞘囊肿。

治则

活血散结，疏调经筋。

治法

外治：

（1）微波治疗 ×10 次每日 1 次，每次 20 分钟。

（2）囊肿挤压术。用大拇指指腹的部位在囊肿中央轻轻旋转、搓揉，进行按摩，动作宜轻柔，逐渐施力，逐渐加压至将囊肿逐渐揉破。局部垫棉球，用橡皮膏加压包扎防止囊肿复发。

方解：本病为经筋劳伤，气津凝滞，病位在筋，属经筋病。《内经》指出"在筋守筋"，因此，局部微波治疗后行囊肿挤压术，能活血散结，疏调经筋。

病案讨论

足趾筋瘤（足趾腱鞘囊肿）诱发的原因常为劳损或者外伤，一些运动损伤或者是关节附近的肌腱因长期的活动刺激腱鞘而形成腱鞘囊肿。除治疗外，预防也是很重要的。其预防主要针对其诱发因素采取措施。

首先，一定要做好保暖。尤其是暴露在外的肢体，在冬天的时候一定要做好相关的保暖措施，避免着凉形成瘀滞。

其次，要减少劳损。本案中患者为应付考核短期内进行了高强度跳绳训练，在这个过程中容易造成劳损进而导致腱鞘囊肿，所以如果有该类疾病病史的患者在康复之后要尤其注意这一点。通常活动一小时左右，应休息 5~10 分钟，避免因肌腱的长期活动刺激腱鞘而导致腱鞘囊肿的发生。

最后，要做适当的功能锻炼，比如相关的拉伸锻炼。另外也可局部外用消肿止痛、活血化瘀的药膏或者局部热敷，同样能降低腱鞘囊肿形成的概率。

（郭彦态）

痹证（跟痛症）

病案

李某，女性，51 岁。

初诊

主诉：反复左足跟部疼痛半年余，加重 1 周。

病史：患者半年余前晨练后出现左足跟部疼痛不适，休息后稍有改善，未予重视。1 周前久行后左足跟部疼痛加重，晨起后站立或久坐起身站立时足跟疼痛剧烈，行走片刻后疼痛减轻，但行走或站立过久后疼痛又加重，自行予膏药外敷后未见明显好转，无红肿及瘀青。胃纳可，夜寐一般，二便调。舌质暗，苔薄白，脉弦紧。

查体：左足肤色正常，肤温不高，无肿胀及瘀青，左跟骨跖面压痛（＋），左下肢肌力Ⅴ级，病理反射未引出，末梢血液循环及感觉可。

辅助检查：X线显示左跟骨结节跖侧骨质增生。

四诊合参

患者神清，精神尚可，面色红润，声音洪亮，对答如流，左足足跟部疼痛不适，自行予膏药外敷后未见明显好转。胃纳可，夜寐一般，二便调。舌质暗，苔薄白，脉弦紧。

病机分析

跟痛症在祖国医学中属"痹证"范畴。患者老年女性，肝肾亏虚，气血不足，筋骨失养，不荣则痛；又因久行伤筋，导致气机不畅，瘀阻经脉，不通则痛；舌质暗，苔薄白，脉弦紧，皆为佐证。

诊断辨证

中医诊断：痹证（气滞血瘀）。

西医诊断：左足跟痛症。

治则

活血化瘀，行气止痛。

治法

外治：

（1）外用四肢外洗方熏洗。四肢外洗方组成及用法如下。

秦艽 6g	海桐皮 15g	独活 12g	威灵仙 30g
甘松 15g	徐长卿 30g	香樟木 15g	鸡血藤 30g
苏木 9g	红花 12g	桃仁 15g	当归 15g
伸筋草 30g	透骨草 15g		

×14帖，外用

上方，加水2000mL，大火煮沸后，小火慢炖20分钟，倒入盆内，将患肢放在盆上熏蒸。待药液温度降低至患者患肢放入可接受的范围后，放入药液中浸泡，每日1次，每次20分钟。

（2）穴位贴敷：选取昆仑、太溪、阿是穴，将纳米穴位敷贴从防粘纸上剥下，贴于相应穴位，手指按压片刻，使之贴于皮肤。每日1次，每次贴敷24小时，2周为1个疗程。

方解：四肢外洗方以活血通络止痛、祛风湿药物为主，方中用秦艽、海桐皮祛下部之风湿，独活、威灵仙、甘松、徐长卿、香樟木祛风湿止痛，苏木、桃仁、红花、鸡血藤祛瘀活血止痛，伸筋草、透骨草祛风通络。

纳米穴位敷贴片贴敷于人体病变部位和经络相关穴位，通过透皮吸收和刺激穴位调节经络气血运行的机理，作用于人体经络和病变部位，从而扶助正气、振奋元阳，温经通络，行气活血，可以达到补肾通阳壮骨、疏通经络止痛及调根治本治疗骨关节损伤和退行性病变的目的。

2周后复诊，患者诉左足跟部疼痛明显缓解，久行后仍稍有疼痛反复。继续原方案治疗，并嘱其注意休息、保暖，不宜久行久立，穿厚底鞋，适当进行足底筋膜拉伸等功能锻炼。

病案讨论

跟痛症在祖国医学中属"痹证"范畴。《医宗金鉴》曰："此症生于足跟，顽硬疼痛不能步履，始着地更甚，由脚跟着冷或遇风侵袭，气血瘀滞而生成。"《诸病源候论》曰："夫劳伤之人，肾气虚损，而肾主腰脚""脚跟颓者，脚跟忽痛，不得着也，世俗呼为脚跟颓。"故肝肾亏虚是发病根本，肝肾气血不足，筋骨失养，风寒湿邪侵阻经脉，气血运行不畅，不通则痛。

熏洗法是我国传统外治法之一，《仙授理伤续断秘方》中就有"淋拓"和"淋洗"等相关描述。药物浸泡于足跟部，蒸汽的温热效应将药物渗透到肌肉、软组织间，使足跟局部毛细血管扩张，疏导腠理，流通气血，改善局部营养供应，有利于炎性致病因子的排出与吸收，促进局部血液循环和新陈代谢，促进组织修复，减轻局部粘连，对跟痛症具有较好的临床疗效。本医案所用四肢外洗方为施杞教授通过长期临床实践研究，在继承石氏伤科传统理论的基础上制定出的以益气化瘀、祛风通络为治法的石氏伤科熏洗方，被广泛应用于跟痛症的治疗。同时运用贴敷疗法刺激体表穴位，通过经络的传导和调整，可纠正脏腑阴阳的偏衰，改善经络气血的运行，对五脏六腑的生理功能和病理状态产生良好、温和的治疗和调整作用，从而能活气血，通经络，化瘀滞，祛风湿，散寒气，治骨痹。

（乔娇娇）

膝痹（膝关节退行性骨关节炎）

病案

黄某某，女，68岁。

初诊

主诉：右膝关节疼痛肿胀3年，加重1月余。

病史：右膝关节疼痛肿胀3年，1月前因负重久行症状加重，右膝关节屈伸活动欠利，尤以上下楼梯为甚。舌淡暗，苔白腻，脉濡细。

查体：右膝关节内侧肿胀，压痛明显，局部皮肤温度略高，屈伸时右膝关节疼痛加重。

辅助检查：X线检查显示右膝关节髁间隆起变尖，髌骨关节间隙狭窄。

四诊合参

患者神清，精神尚可，对答切题，查体配合，面色㿠白，眉头紧蹙，面容痛苦状，行走时身体晃动明显，行路不利，右膝关节内侧肿胀、压痛明显，屈伸右膝关节疼痛加重。负重久行，脉络受损，气血瘀滞，经脉不通，不通则痛。舌淡暗，苔白腻，脉濡细。此证当属祖国医学"膝痹"之痰湿阻络，气滞血瘀证。

病机分析

患者老年女性，素来体形较胖，同时伴有积劳致伤，致右侧膝关节处气滞血瘀，同时痰湿郁结，致使经脉气血失和，故见关节肿胀明显，压痛广泛。负重久行致，脉络受损，气血瘀滞，经脉不通，不通则痛。

诊断辨证

中医诊断：右膝关节骨痹（痰湿兼血瘀型）。

西医诊断：右膝关节退行性骨关节炎。

治则

舒筋活血，化痰利湿消肿。

治法

（1）推拿治疗，基本手法为㨰法（操作频率 120~140 次 / 分钟）、按揉法、揉法、拿法和擦法。

操作步骤：①患者取仰卧位，施术者立于患者患侧，对其患肢的股前、内、外侧肌群用㨰法进行治疗，再对患侧膝关节周围用按揉法，取穴重点在伏兔、梁丘、犊鼻、膝关、膝眼、血海、阳陵泉、足三里、阴陵泉、三阴交和阿是穴。②完成对患肢的前侧操作后，令患者取俯卧位，对患肢腘窝部肌群施以㨰法，并按揉委中、委阳、阳谷、阴谷、合阳和承山，在手法操作中配合膝关节被动屈伸运动和治疗性对抗运动。③揉、拿髌骨，并对患侧膝关节周围采用擦法，力度以透热为度，治疗时间为 20 分钟 / 次，隔天一次，5 次为 1 疗程。

（2）尪痹伤膏外敷，辅以弹力绷带固定，每次持续 48 小时。

方解：推拿通过对膝周痛点及足三里等相关腧穴施加㨰法、按法及揉法，可以促使毛细血管扩张，改善膝关节病变部位的局部血液循环，促进淋巴循环和水肿的吸收，从而加快膝关节内积液的吸收、改善膝关节功能，达到祛瘀止痛、疏经通络的作用。另一方面，通过对髌骨揉、拿和膝关节被动屈伸，可以促使膝关节粘连的局部软组织松解。膝关节间隙增宽，起到滑利关节的作用。同时，以推拿手法刺激足三里等穴还可以抑制炎症，并起到益气行血的功效。

尪痹伤膏是由紫荆皮、粉丹皮、马钱子、大黄、赤芍、独活、五加皮、生天南星、樟脑、薄荷脑、冬青油组成的中药复方，以紫荆皮、粉丹皮、马钱子为主药，取其活血散瘀、解毒消肿、通经止痛之效，配以大黄、赤芍增强其消炎镇痉、逐瘀通经之功；佐以独活、五加皮、生天南星是取其祛风胜湿、镇痉止痛、强筋健骨之功效。加入樟脑、薄荷脑、冬青油（即水杨酸甲酯）三药，将传统中医外治与现代透皮技术结合。

二诊

10 天后复诊，右膝关节肿胀疼痛较前减轻，仍觉疼痛，不耐久行。舌淡暗，苔白腻，脉濡细，再拟前法继续治疗。

三诊

10 天后再次复诊，右膝关节肿胀较前减轻，久行久立后反复，休息后减轻。舌淡暗，苔白腻，脉濡细，再拟前法继续治疗。嘱患者同时保持适当功能训练，加以巩固，如无异常情况，基本已无复诊必要。

病案讨论

膝关节骨性关节炎属于中医痹证之"骨痹、着痹、膝痹"范畴，《医极杂病》指出："如痹不已，在骨则重而不举，在筋则屈而不伸，在经络不通则痛、则肿、屈伸不利。"膝关节骨关节炎的病机在内为肝肾亏虚、筋骨失养，致肝不柔筋、血不养筋；在外肇因于风寒湿邪入侵，致气滞血瘀、寒湿阻滞；总属本虚标实之证，日久则关节痹阻，发为骨痹。

推拿指医者运用自己的双手作用于病患体表，如受伤的部位、疼痛或不适的所在、特定的腧穴等，具体运用推、拿、按、摩、揉、捏、点、拍等形式多样的手法和不同的力道，以期达到疏通经络、推行气血、扶伤止痛、驱邪扶正、调和阴阳、延长寿命的疗效。

中药外治法一般具有局部反应性刺激和药效双重作用，所用药量远小于内服药量。对老幼虚弱之体，攻补难施之时，或不肯服药之患者，或不能服药之病症，尤其适宜。另外，治疗骨关节疼痛性疾病的某些药物毒副作用较大，内服常易损伤脾胃和肝脏，而应用外治方法，通过患病局部直接吸收而发挥作用，可避免药物对肝肾及脾胃等脏器的毒害作用，故更为安全可靠。具有痛苦少、见效快、疗效高、副作用小、安全可靠、操作简便、容易掌握、费用低廉的特点。

（郭彦态）

风湿痹（类风湿关节炎）

病案

李某某，女，56岁。

初诊

主诉：双手、双肩、双膝冷痛频作1月。

病史：患者患有类风湿关节炎10余年，双手、双膝不同程度变形，晨僵较重。常年服用雷公藤总甙、甲氨蝶呤、泼尼松等药物。近1月来，逢天气变化则诸关节冷痛不止，得热不减，曾予温针治疗，症情稍有好转。平素一旦发病伴有肢体倦怠，腰膝酸软等症。舌淡胖，苔白腻，脉细迟。

查体：双手各手指不同程度变形，以双侧中指、环指为甚，伸屈受限。双肩前侧压痛，活动受限。双膝内侧肿胀，局部压痛，活动可。

辅助检查：无。

四诊合参

患者神清，精神尚可，对答切题，声音响亮，面色㿠白。双手、双膝不同程度变形，自诉晨僵较重。逢天气变化则诸关节冷痛不止，虽得热不减，双手、双肩、双膝均有不同程度压痛及活动受限，双侧中指、环指、双膝内侧肿胀。舌淡胖，苔白腻，脉细迟。

病机分析

患者患有类风湿性关节炎 10 余年，久痹则气血亏虚，迁延不愈，复感风寒湿邪外袭，致气血痹阻不通，筋脉关节失于濡养，故见患者双手、双膝不同程度变形、晨僵，逢天气变化诸关节冷痛不止，得热不减，肢体倦怠，腰脊冷痛等症，综上总属风寒兼气血亏虚之证，舌脉亦为之佐证。

诊断辨证

中医诊断：痹证（风寒兼气血亏虚型）。

西医诊断：类风湿关节炎。

治则

祛风通络，益气养血。

治法

内服：拟方如下。

防己 10g	防风 10g	白芍 10g	赤芍 10g
白术 10g	炙黄芪 15g	独活 10g	木瓜 10g
青皮 6g	陈皮 6g	制僵蚕 10g	白蒺藜 10g
党参 15g	丹参 15g	徐长卿 20g	海风藤 20g
桑枝 20g			

×14 剂，日 1 剂，煎服，分早晚 2 次温服

方解：本方以防己黄芪汤加减，方中以防己、黄芪共为君药，防己祛风行水，黄芪益气固表，兼可利水，两者相合，祛风除湿而不伤正，益气固表而不恋邪，使风湿俱去，表虚得固。臣以党参、防风、白术补气健脾祛湿，既助防己祛湿行水之功，又增黄芪益气固表之力。佐入桂枝发散风寒、温通经脉；加独活、木瓜、徐长卿、海风藤祛除风湿；桑枝祛风湿、通经络；制僵蚕祛风止痛，化痰散结。白蒺藜、青陈皮、丹参行气活血。

病案讨论

痹证与外感风寒湿热之邪和人体正气不足有关。风寒湿等邪气，在人体卫气虚弱时容易侵入人体而致病。汗出当风，坐卧湿地，涉水冒雨等，均可使风寒湿等邪气侵入身体经络，留于关节，导致经脉气血闭阻不通，不通则痛，正如《素问·痹论》所说："风寒湿三气杂至，合而为痹。"根据感受邪气的相对轻重，常分为行痹（风痹）、痛痹（寒痹）、着痹（湿痹）。若素体阳盛或阴虚火旺，复感风寒湿邪，邪从热化或感受热邪，留注关节，则为热痹。总之，风寒湿热之邪侵入身体，痹阻关节肌肉筋络，导致气血闭阻不通，筋脉关节失于濡养产生本病。

痹证治疗过程往往时间漫长，祛风湿药在治疗疾病同时，经常伴有对胃肠道、肝肾等的副作用，易伤正气，因此遣方用药当十分小心，应遵循以下原则。

（1）循序渐进：慢性病的病人，久病、久服药往往损伤脾胃，后天之本已虚，故使用性味比较强烈的药物时当注意"循序渐进"的原则，徐徐投之。一则让患者有一个适应的过程；二则不断观察患者对药物的反应情况，做到勿伤脾胃、勿过量。

（2）祛风湿药：此类药物辛散祛风，苦燥除湿，性温散寒，能祛除关节、经络等处

的风寒湿邪，达到舒筋、通络、通痹止痛的目的。有的祛风湿药还有清热祛风、通络止痛、补肝肾、强筋骨的作用。部分祛风湿药兼有发汗解表、利水消肿、和中化浊、活血解毒、熄风定搐等作用。使用祛风湿药时，除根据病情选择相应的药物外，还需根据不同兼证合理配伍以增强疗效。此患者久病体弱，为气血亏虚者，宜配伍补养气血药，以标本兼顾，扶正祛邪。另，祛风湿药多为辛温燥散之品，容易伤阴耗血，故阴虚血亏者当慎用。

（郭彦态）

躯干疾病

项痹（神经根型颈椎病）

病案
高某，女性，42岁。

初诊
主诉：右侧颈肩板滞、疼痛1月余，加重2天。

病史：患者因长时间伏案工作致右侧颈肩板滞、疼痛1月余，2天前因拎重物致症状加重，颈部活动不利，伴右侧手臂、手指麻木、无力，甚则难以入眠。胃纳尚可，二便调，月事正常。舌淡暗，苔薄白，脉微弦。

查体：颈椎生理曲度变直，颈部肌张力高，活动受限，触之C3—C6棘间有压痛，右侧臂丛神经牵拉试验（+），椎间孔挤压试验（±），叩顶试验（±），上肢肌力可。右上肢皮肤感觉正常。

辅助检查：X线检查显示颈椎退行性改变，C4—C5、C5—C6椎间隙狭窄。

四诊合参
患者神清，精神尚可，对答切题，呼吸平缓，痛苦貌。患者因长时间伏案工作致右侧颈肩板滞、疼痛1月余，2天前因拎重物致症状加重，颈部活动不利，伴右侧手臂、手指麻木、无力，夜间尤甚，难以入眠。刻下右侧颈项、肩背疼痛，右侧手臂、拇指及示指麻木明显。自行口服芬必得胶囊、外贴伤筋膏药、局部热敷，症状未见好转。胃纳尚可，二便调，月事正常。舌淡暗，苔薄白，脉微弦。

病机分析
患者右侧颈肩部板滞、疼痛，C3—C6棘间有压痛，拎重物后症状加重。舌淡暗，苔薄白，脉弦，当属筋出槽骨错缝引起的气滞血瘀。气滞血瘀则不通，不通则痛；经脉瘀塞不通，气血不荣，则见右上肢麻木。综上所述，本证当属祖国医学"项痹"之气滞血瘀证。

诊断辨证
中医诊断：项痹（气滞血瘀型）。

西医诊断：神经根型颈椎病。

治则

行气活血，祛瘀止痛。

治法

内服：独一味胶囊每次3粒，每日3次。

外治：施氏"整颈三步九法"，步骤如下。

（1）理筋平衡法：①揉法，患者取端坐位，术者分别用指揉法作用于颈后部正中线、旁线（相当于各小关节处）边线相（当于各椎体横突外缘）；用鱼际揉或掌揉法作用于背部督脉、膀胱经区域（至第二腰椎水平），反复操作3遍。②擦法，依次擦肩胛骨的冈上缘、脊柱缘、外侧缘及肩关节前、外、后侧部3遍。③拿法，分别拿颈项部、肩井及肩上肌群、手三阳经、手三阴经，反复拿捏3遍，拿、揉鱼际、支正、内关、外关、极泉、合谷穴3~6次。

（2）整骨平衡法：①提法，患者取端坐位，术者左手掌托患者下颌部，右手拇指及示指扶其枕骨（风池处），轻轻向上提颈6秒，然后放松3秒，重复3次。②转法，患者提颈，头部前屈30°，后伸30°，重复3次；左转30°，右转30°，重复3次。③扳法，以左侧为例，术者立于患者左侧后方，左手掌托患者下颌部，右手扶患者头顶部；嘱患者头部先向左侧旋转，当旋转至有固定感时，然后最大限度低头；术者两手协同用力，将患者下颌斜向左后上方作一突发性的、有控制的快速扳动，随即松手；然后进行右侧操作，方法与左侧相反。

（3）通络平衡法：①捏法，术者用示指及拇指指腹捻压、牵拉患者对耳轮的上、中、下三部，每个部位按压3~30秒，以患者耐受为度。②抖法，术者用双手握住患手大小鱼际，轻轻地用力做连续的小幅度上下快速抖动上肢（抖动幅度要小，频率要快，要求患者肌肉充分放松、配合），重复3次。③摩法，术者用右手掌心分别轻摩患者命门、大椎、脑户、百会诸穴，以有热感为度。上述方法隔天1次，每次20分钟，5次为1个疗程。

练功："施氏十二字养生功"："洗、梳、揉、搓、松、按、转、磨、蹲、摩、吐、调"十二势。

方解："整颈三步九法"手法可通过缓解颈部肌肉痉挛、松解神经根局部粘连、消除水肿来达到缓解颈臂疼痛的临床作用。其中，理筋平衡法可通过消除颈部肌肉系统异常应力使颈部本体感觉恢复正常，并改善颈部周围软组织因素所导致的交感神经对椎动脉管壁的刺激，缓解血管痉挛，恢复椎动脉血供，促进局部微循环及组织营养，改善脑部供血不足所致的眩晕、头痛、目干等各种临床症状。整骨平衡法采用"提颈"手法纠正颈椎小关节紊乱，使椎体产生轻微的侧方移位，改变神经根和周围组织位置，使后纵韧带和纤维环紧张度非均匀性改变，轻度调整突出的髓核和周围组织的关系，使受影响神经根的正常传导功能尽量恢复。而"扳颈"手法通过颈椎前屈旋转扳法纠正小关节错位、解除小关节的滑膜嵌顿、松解神经根局部粘连，使神经根的受压状态得以解除、神经根水肿得到消除。

施氏"十二字"养生功属于导引养生功中的动功，其运动涉及全身的肌肉、肌腱、韧带，运动的广度、深度都较大，减少全身肌肉、肌腱、韧带的退行性改变，从而能有效改善脊柱的活动度，进一步改善神经根型颈椎病引起的颈椎功能障碍。

二诊

1 周后复诊，患者诉颈项板滞、疼痛基本消除，右臂、右手麻木症状右侧卧时偶有发作。嘱继续服用独一味胶囊，手法、功法继续 1 个疗程。

三诊

1 周后复诊，患者诉颈项板滞、疼痛基本消除，右臂、右手麻木亦消失。嘱继续进行功法锻炼预防复发，如病情无反复，无需再复诊。

病案讨论

颈椎病病理基础为颈椎的退行性改变，临床表现为一系列的颈部功能障碍，是长期劳损、颈椎骨质增生或颈椎间盘突出、韧带增厚，导致椎体失稳、髓核突出和继发椎管狭窄等一系列颈椎椎间盘本身的退行性改变及继发性的病理改变，造成邻近的神经根、脊髓、椎动脉及颈部交感神经等组织受到刺激或压迫引起的一系列症状和体征。神经根型颈椎病属于祖国医学"痹证""项痹""颈肩痛"范畴，祖国医学认为肝肾不足是其发病基础，"骨错缝""筋出槽"是其发病关键，"风寒湿合而为病"为其主要诱因。

手法治疗可以缓解颈部肌肉痉挛、松解神经根局部粘连、消除水肿，有效改善疼痛和颈椎功能障碍；导引养生功通过较大的运动幅度、深度，可以减少全身的肌肉、肌腱、韧带的退行性改变，较好地保持脊柱的活动度。长期进行施氏"十二字"养生功的锻炼，可缓解颈肩部的疼痛，改善颈椎功能障碍并防止颈肩部疼痛反复发作。

（郭彦态）

 项痹（神经根型颈椎病）

病案

金某某，男性，72 岁。

初诊

主诉：颈肩板滞、疼痛 10 年余，加重 1 周。

病史：患者因外伤致颈肩板滞、疼痛 10 年余，1 周前因受凉致症状加重，颈部活动受限，伴右侧手臂、手指疼痛、窜麻，难以入眠。胃纳尚可，二便调。舌淡暗，苔薄白，脉微弦。

查体：颈椎生理曲度变直，颈部肌张力高，活动受限，C3—C7 棘间触之有压痛，右侧臂丛神经牵拉试验（＋），椎间孔挤压试验（＋），叩顶试验（＋），右上肢肌力Ⅳ级。右上肢皮肤感觉减退。

辅助检查：MRI 示颈椎退行性改变，C2—C3、C3—C4、C4—C5、C5—C6 椎间盘不同程度突出，压迫硬膜囊，C4—C5、C5—C6 椎间盘突出较明显。

四诊合参

患者神清，精神差，对答切题，呼吸平缓，痛苦貌。通过问诊了解到患者因外伤致颈肩板滞、疼痛10余年，1周前因受凉致症状加重，现颈部活动不利，伴右侧手臂、手指疼痛、窜麻，夜间尤甚，难以入眠。刻下患者颈部、肩背疼痛难忍，右臂及右侧拇指、示指、中指麻木明显。自行口服塞来昔布胶囊、外贴伤筋膏药，症状未见好转。胃纳尚可，二便调。舌淡暗，苔薄白，脉微弦。

病机分析

患者素有外伤史，查体见患者颈椎生理曲度变直，颈部肌张力高，活动受限，C3—C7棘间触之有压痛，右侧臂丛神经牵拉试验（+），椎间孔挤压试验（+），叩顶试验（+），上肢肌力Ⅳ级。右侧上肢皮肤感觉减退。且本次因受凉致症状加重，颈部活动不利，伴右侧手臂、手指疼痛、窜麻，难以入眠。舌淡暗、苔薄白，脉微弦。当属筋出槽骨错缝引起的气滞血瘀兼风寒入络证。风寒外袭、气滞血瘀则脉络不通，不通则痛。经脉瘀塞、经脉不通则右上肢窜麻、疼痛。筋脉痹阻，机枢不利，致颈部活动受限，本证当属祖国医学之"项痹"，证属血瘀兼风寒证。

诊断辨证

中医诊断：项痹（血瘀兼风寒型）。

西医诊断：神经根型颈椎病。

治则

行气活血，祛风散寒。

治法

外治：

（1）絮刺拔罐。操作步骤：①选穴，主穴选取颈部夹脊、天宗。配穴选取风池、天柱穴。②操作步骤先以梅花针叩刺C5—C7棘突和病变颈椎相应的夹脊及天宗、风池、天柱穴，诸穴可交替选用，叩刺部位微微出血后，拔罐5~10分钟，每次吸出少量血液。每3日1次。

（2）仰卧拔伸手法。操作步骤：①术者立于患者头端，患者取坐位或俯卧位，术者在患者颈、肩、上背部施以一指禅、滚法、推法、按揉法操作5~10分钟。②患者仰卧位，术者双手交叠自第3至5颈椎下将其颈部稍微托起并向后拔伸（着力点位于棘突之间，与水平方向呈15°至20°角），持续时间不少于1分钟，反复3至5遍。③术者由下而上以示、中、环三指经直线平推颈段督脉、两侧膀胱经，每条经各6遍，共12遍，注意双手协同，交替进行，以指腹着力，透热为度。④术者两手交替自下而上，用指腹着力以中指沿项韧带及其两旁进行弹拨，反复3至5遍。⑤勾揉风池、风府、阿是穴及按揉肩井穴各2分钟，注意力量以中等为好。⑥在颈部拔伸状态下向左右各旋转颈部约45°，反复3至5遍。⑦自颈根部稍稍托起颈椎，以透热为度，边拔伸两手边向头部滑动到发际；每次操作20分钟，隔天1次。

方解：絮刺拔罐为海上名中医杨永璇治疗颈、肩、背、腰腿痛所推崇的中药治疗方法之一，依据"病在血络"理论，用七星针作为多针浅刺的工具，以轻叩重刺加拔火罐吸出汁沫稠液或瘀血凝块为方法，通过放血改善局部微循环，稀释病变部位在刺激下释放的缓激肽、K^+、H^+、5-HT 等致痛物质，从而达到缓解疼痛的目的。

仰卧拔伸手法治疗颈椎病首先通过改善患者颈椎的生理弧度达到调整椎间盘与神经根的位置、恢复颈椎正常的解剖序列的目的；同时运用手法松解颈椎周围的软组织，一方面通过松解肌肉的紧张状态来减小椎间盘之间的压力，减轻肌肉紧张对神经根的刺激，另一方面改善颈肩部局部的血液循环，促进炎症吸收，从而达到止痛的目的；对督脉和两侧膀胱经的颈段及风池、风府、阿是穴、肩井的按摩，对疏通筋脉、脑髓有很好的效果。在拔伸状态下，左右旋转颈椎可以调整钩椎关节，解除滑膜嵌顿，且手法轻柔不易造成医源性损伤。

1 周后复诊，患者诉颈部板滞、疼痛及伴有的右臂、右手麻木基本消除，予云南白药胶囊（活血化瘀）口服，每日 4 次，每次 2 粒，嘱患者注意保暖，如无病情反复无需再诊。

病案讨论

项痹（神经根型颈椎病）治分"轻、重、缓、急"。本案中的患者疼痛剧烈，当以止痛为先，然后求其本。《素问·标本病传》云："故知逆与从，正行无问，知标本者，万举万当，不知标本，是谓妄行。"伤科疾病尤其如此，在治疗不同损伤性疾病时或治疗同一疾病乃至同一疾病的不同阶段、不同时期时，均存在着"轻、重、缓、急"之分。石氏伤科也认为"百病之生皆有虚实"，损伤之病亦不例外。

因此，以精确的辨证确定疾病的"轻、重、缓、急"，严守"急则治其标，缓则治其本，不急不缓标本兼治"的理念施以内服、外治的治疗手段，在临床工作中尤为重要。在损伤性疾病的诊治中不仅要分期治疗，还要根据患者不断变化的症候表现及时调整治疗手段，或治标或治本，或标本兼治，灵活运用，方能药到病除，切不可拘泥于一证一候，死搬经典，以致贻误病情，功亏一篑。

（郭彦态）

项痹（神经根型颈椎病）

病案
胡某，男性，50 岁。

初诊
主诉：左侧颈部酸痛伴左手麻木半月余。

病史：患者半年前无明显诱因后出现左侧颈部酸痛，左手指尖麻木，晨起时最甚，活动后可减轻。曾在外院就诊，口服中西药治疗（具体不详），症状稍好转。舌淡红，苔薄黄，脉弦细。

查体：C5—C7 棘突压痛明显，无明显放射痛，左手环指、小指感觉迟钝，压颈实验（+），左侧臂丛神经牵拉试验（+）。

辅助检查：颈椎 MRI 检查显示颈椎退行性改变，C5—C6 椎间管继发狭窄。

四诊合参

患者神清，精神可，对答切题。患者间断治疗，症状稍有改善。现患者左侧颈部酸痛，左手指尖麻木，晨起时最甚，活动后诸症可减轻。舌淡红，苔薄黄，脉弦细。

病机分析

患者年过五旬，气血虚弱，督脉气血失畅，阻滞气机，故颈部酸痛；而气虚运血无力，血脉不通，瘀血内生，末端失于濡养，故手指麻木，夜间气血运行缓慢，故晨起麻木尤甚。

诊断辨证

中医诊断：项痹（气滞血瘀型）。

西医诊断：神经根型颈椎病。

治则

益气活血，通经活络。

治法

内服：

（1）予葛根合活络效灵丹加减，拟方如下。

葛根 15g	当归 15g	丹参 15g	乳香 6g
没药 6g	三七 5 g	白术 10g	天麻 10g
天花粉 12g	僵蚕 10g	全蝎 4g	透骨草 15g
甘草 6g			

×7 剂，日 1 剂，煎服，分早晚 2 次温服

（2）甲钴胺分散片，口服，每次 1 片，每日 3 次。

外治：

（1）针刺疗法：取颈夹脊、左侧风池、肩外俞、肩井、小海、内关进行电针治疗，每次留针 20 分钟，每日 1 次，7 次为 1 疗程。

（2）物理治疗：颈部牵引，每次 20 分钟，每日 1 次，1 周为 1 疗程。

方解：活络效灵丹出自《医学衷中参西录》，主治气血凝滞证。方中丹参性善通行，能活血化瘀，通经止痛；配伍乳香、没药、当归，可增强祛瘀不伤血之功，提升活血祛瘀止痛之效。葛根解肌止痉，配合三七活血止痛；僵蚕、全蝎配伍加强祛风通络之效；透骨草舒筋活血，散瘀止痛；患者苔薄黄，说明体内有热，天花粉可清热泻火。

二诊

1 周后复诊，患者肩颈部无不适，左手指不再出现麻木。予原方加鸡血藤 15g，上方继续服用 7 剂巩固疗效，用法如前。嘱患者注意保暖、避风寒。

病案讨论

神经根型颈椎病是指颈椎椎间盘组织退行性改变及其继发病理改变累及神经根，并出现相应节段的上肢放射性疼痛、麻木等临床表现的一种疾病。颈椎病属中医学"痹证"范畴。《素问·痹证篇》云："风寒湿三气杂至，合而为痹也。"本病是肝肾不足、气血衰

弱等内因与风、寒、湿邪侵袭人体等外因共同作用所致。正虚易感邪，邪气阻滞颈部经络，经脉气血闭塞不通，筋脉关节失去濡养而发此病。

《素问·痹论篇》载："痹在于骨则重，在于脉则血凝而不流，在于筋则屈不伸，在于肉则不仁。"本病早期病机多为气血阻滞，经络不通，故在治疗上以益气活血为主。葛根解肌止痉，是颈椎病的常用药。活络效灵丹主治气血凝滞证，在运用此方时要严格把握血瘀气滞这个基本病机，气以生血，血以养气，气赖血行，血赖气载，气病可以导致血病，血病可以形成气病。活络效灵丹一方中，当归、丹参养血活血、祛瘀生新、温通血脉；乳香、没药活血止痛、消肿生肌，诸药相合，辛温走窜，故使血流畅通无阻。

（尹程琳）

✿ 项痹（椎动脉型颈椎病）

病案

侯某，女，58岁。

初诊

主诉：颈背疼痛半年，加重1周。

病史：患者半年来颈背疼痛伴头昏，不能久坐，入夜疼痛加重，甚则夜不能寐，微恶风寒。近1周来症状加重。舌淡，苔薄白，脉细沉迟。

查体：C3—C5棘突上压痛，棘突旁压痛，双侧颈后部肌群、斜方肌、大小菱形肌均有压痛，颈部活动受限制。压颈试验（-），臂丛牵拉试验（-），霍夫曼征（-）。

辅助检查：MRI显示C4—C5椎间盘膨出，C5—C6椎间盘突出。

四诊合参

患者神清，精神稍显萎靡，对答切题，面色㿠白，声音稍低微，头昏、不能久坐，入夜疼痛加重，甚则夜不能寐，微恶风寒。颈背部有压痛，活动受限制。舌淡，苔薄白，脉细沉迟。

病机分析

患者精神稍显萎靡，面色㿠白，声音稍低微，头昏、微恶风寒乃为气虚所致，故舌淡，苔薄白，脉细。而气虚推动无力可致血脉不通，瘀阻而成瘀血，不通则痛，故患者痛不能久坐，入夜加重，甚则夜不能寐，颈背部有压痛，活动受限制，脉细而沉迟。

诊断辨证

中医诊断：项痹（气虚血瘀型）。

西医诊断：椎动脉型颈椎病。

治则

活血益气，祛风通络。

治法

内服：拟方如下。

当归 10g	川芎 15g	党参 15g	丹参 15g
羌活 10g	独活 10g	白芷 5g	细辛 5g
葛根 10g	潼蒺藜 10g	白蒺藜 10g	炙黄芪 15g
白术 10g	白芍 10g	炙全蝎 3g	海风藤 15g

×14 剂，日 1 剂，煎服，分早晚 2 次温服

外治：仰卧拔伸手法步骤如下。①术者立于患者头端，患者取坐位或俯卧位，术者在患者颈、肩、上背部施以一指禅、㨰法、推法、按揉法操作 5~10 分钟。②患者仰卧位，术者双手交叠自 C3—C5 下将其颈部稍微托起并向后拔伸（着力点位于棘突之间，与水平方向呈 15~20°），持续时间不少于 1 分钟，反复 3~5 遍。③术者由下而上以示、中、环三指经直线平推颈段督脉、两侧膀胱经，每条经各 6 遍，共 12 遍，注意双手协同，交替进行，以指腹着力，透热为度。④术者两手交替自下而上，用指腹着力以中指沿项韧带及其两旁进行弹拨，反复 3~5 遍。⑤勾揉风池、风府、阿是穴，按揉肩井各 2 分钟，注意力量以中等为好。⑥在拔伸状态下以 45° 左右反复向左右各旋转颈部 3~5 遍。⑦自颈根部稍稍托起颈椎，以透热为度，边拔伸两手边向头部滑动到发际，每次操作 20 分钟，隔天 1 次。

方解：取四物汤之意，方中当归补血养肝、和血调经为主；炙黄芪、党参、丹参益气活血为臣；潼蒺藜，补肝肾、固精血；白芍养血柔肝和宫为佐；川芎活血行气、畅通气血为使。四味合用，补而不滞，滋而不腻，养血活血。白术补气健脾祛湿；葛根解肌升阳，除项背痛；羌活、独活、白芷、细辛、白蒺藜、炙全蝎、海风藤祛风湿、通经络、活血止痛。

二诊

2 周后复诊，患者颈背痛好转，夜寐转好。近日口腔溃疡时作。舌微偏红，苔薄白，脉细沉。拟活血益气，祛风通络，兼以养阴。拟方如下。

炙黄芪 15g	党参 15g	丹参 15g	白术 10g
白芍 10g	当归 10g	川芎 10g	白芷 5g
羌活 10g	独活 10g	细辛 5g	葛根 10g
潼蒺藜 10g	白蒺藜 10g	生地黄 12g	天花粉 12g
炙全蝎 3g	海风藤 15g		

×14 剂，日 1 剂，煎服，分早晚 2 次温服

外治：仰卧拔伸手法。每次操作 20 分钟，隔天 1 次。

三诊

再 2 周后复诊，颈背痛偶作，自觉时有蚁行感，夜寐转好。口腔溃疡已消退。舌淡，苔薄白，脉细沉。续予原方去生地、天花粉，加天麻 10g、青皮 6g、陈皮 6g，以活血益气，祛风通络。共 14 剂，服法如前。

病案讨论

颈椎病属中医"痹证"，其病机与肝、脾、肾密切相关。肝主筋，肝脏功能失常，引起人体全身气血的功能失常，使其主筋的功能障碍，导致颈椎病的发生；脾主运化，为"后天之本"，脾气虚则气血生化乏源，不能濡养筋脉，且血行无力，故发为气虚血瘀，是颈椎病劳损内伤，本虚标实证候的原因。瘀血阻脉，不通则痛；瘀血不除，新血不可生，气虚无援，血运不畅，荣养失职，不荣则痛，故见肢体疼痛麻木等症状。因此，颈椎病的根本病机为"气虚血瘀，本虚标实"。

治疗时可根据轻重缓急，急则治其标，缓则治其本，或标本兼治。然药虽功效类似但亦有细微不同，更有性味、功效大致相同之药，体积相差甚远者。遣方用药当根据证候，本着"以人为本，方便患者"的原则，用心组方，使患者煎药、服药之时减少不便和痛苦。

如徐长卿与海风藤同为祛风除湿药，应用中徐长卿止痛效果较好，而海风藤祛风效果较佳，故可结合实际情况加以选用。但徐长卿单位重量体积较大，煎煮不便，故一般急性疼痛时选用较多，待患者症状消除或减轻则用海风藤较多。

（郭彦态）

项痹 (混合型颈椎病)

病案

卢某某，女，64岁。

初诊

主诉：阵发性眩晕1月。

病史：1个月前无明显诱因出现阵发性眩晕，伴有颈部板滞，打麻将时加重，无视物旋转，呕吐等不适。胃纳可，夜寐安，二便调。舌胖淡，边有齿痕，苔白腻。

查体：神情，精神可，对答应题，无眼震。颈部板滞，C3—C7两侧压痛（+），叩顶实验（−），臂丛牵拉实验（−），血压为150/90mmHg。

辅助检查：颈椎正侧双斜位、张口位X线检查显示颈椎骨质增生，骨赘形成，椎间隙匀称，椎间孔大小、形态基本正常，寰枢关节位置正常，间隙均匀，项韧带钙化，生理曲度存在。

四诊合参

患者神清，精神较差，对答切题，呼吸平缓。1个月前无明显诱因出现阵发性眩晕，伴有颈项部板滞，打麻将时加重，无视物旋转，呕吐等不适。胃纳可，夜寐安，二便调。舌胖淡，边有齿痕，苔白腻。

病机分析

患者颈部板滞，阵发性眩晕，久坐低头症状加重。舌胖淡，边有齿痕，苔白腻。当属筋出槽骨错缝引起的气滞血瘀兼痰湿上蒙。气滞血瘀则脉络不通，不通则痛。痰湿上蒙，经脉阻塞，经脉不通则清窍蒙蔽发为眩晕。筋脉痹阻，机枢不利，致颈部活动受限，本证当属祖国医学"项痹"，证属血瘀兼痰湿证。

诊断辨证

中医诊断：项痹（血瘀兼痰湿型）。

西医诊断：混合型颈椎病。

治则

活血通络，豁痰开窍。

治法

外治：针刺治疗。

取穴：大椎、哑门、阿是穴，于C2、C4、C6棘突下，后正中线旁开2寸共6穴，加风池、完骨、百会、四神聪及通天，针用泻法，行针时以患者自觉酸胀为宜。行针后留针15分钟。

方解：该患者属于颈型颈椎病与椎动脉型颈椎病并见的混合型颈椎病。使用项8针以疏经缓急，缓解板滞疼痛，并选风池、完骨穴缓解椎基底动脉痉挛，百会、四神聪穴升提阳气，开窍醒神。膀胱经通天穴，又称"天白""天伯""天臼"，指膀胱经气血在此受热胀散上行于天，配合风池穴，具有祛风作用，多用于眩晕的治疗。

二诊

隔天复诊，俯卧位行针，取穴同前，平补平泻，留针20分钟，患者无不适感，此后坚持针灸10次，颈部板滞明显减轻，血压减至120~130/80mmHg（未服用降压药）。

病案讨论

颈椎病又称颈椎综合征，是颈椎骨关节炎、增生性颈椎炎、颈神经根综合征、颈椎间盘突出症的总称，是一种以退行性病理改变为基础的疾患。主要由于颈椎长期劳损、骨质增生，或椎间盘脱出、韧带增厚，致使颈椎脊髓、神经根或椎动脉受压，出现一系列功能障碍的临床综合征，表现为椎节失稳、松动，髓核突出或脱出，骨赘形成，韧带肥厚以及继发的椎管狭窄等刺激或压迫到邻近的神经根、脊髓、椎动脉及颈部交感神经等组织，进而引起一系列症状和体征。

颈椎病可分为：颈型颈椎病、神经根型颈椎病、脊髓型颈椎病、椎动脉型颈椎病、交感神经型颈椎病、混合型颈椎病。

颈部为督脉及手足太阳经所过之处，大椎为诸阳之会，因此颈椎病所致眩晕多因肝阳上亢，清窍不利以致眩晕阵发。项八针处方中的大椎、哑门均为督脉穴位，督脉统率一身阳气，为阳脉之海，"督之为言都也，行背部之中行，为阳脉之都纲"。此穴重在鼓舞阳气，推动气血运行，灌流全身，充盈颈项血脉，通络活血，舒筋止痛。

颈椎旁三针与手足太阳经相邻，可疏通太阳经气活血通络改善颈项部的血液循环，气血充足则肌肉有所养，筋骨有所荣，荣则痛减。

（刘楠楠）

胁痛（非特异性肋软骨炎）

病案
郭某，男，45岁。

初诊
主诉：左侧胁肋痛1周。

病史：患者因工作紧张致左侧胁肋痛1周，咳嗽及活动时疼痛加剧。自行服用止痛药、贴伤筋膏无明显好转。舌偏红，苔薄黄，脉弦微数。

查体：左侧肋弓锁骨中线外2cm压痛（+），无明显肿胀，皮色如常。

辅助检查：血常规、X片检查均未见明显异常。

四诊合参
患者神清，精神可，对答切题，声音响亮，面色如常。患者因工作紧张致左侧胁肋痛1周，咳嗽及活动时疼痛加剧。查体左侧肋弓锁骨中线外2cm处压痛（+），局部无明显肿胀，皮色如常。舌偏红，苔薄黄，脉弦微数。

病机分析
肋软骨炎是一种发生在肋软骨处的炎症，是临床常见病，好发于青壮年，其中女性居多。根据病因可分为非特异性肋软骨炎和感染性肋软骨炎，前者多见。肋软骨炎属"胁痛""痹证"范畴，多由肝气郁结所致。《灵枢·经脉篇》云："肝足厥阴之脉……挟胃、属肝、络胆，上贯膈布胁肋。"《素问·缪刺论篇》云："邪客于足少阳之络，令人胁痛不得息。"由此可知，胁肋疼痛多由肝胆经气不利所致。患者因工作紧张致左侧胁肋痛，咳嗽及活动时疼痛加剧，伴口干口苦。舌偏红，苔薄黄，脉弦微数。当属祖国医学"胁痛"范畴，证属肝郁气滞证。

诊断辨证
中医诊断：胁痛（肝郁气滞型）。

西医诊断：左侧非特异性肋软骨炎。

治则
疏肝理气，解郁止痛。

治法
内服：拟方如下。

柴胡15g	黄芩15g	半夏9g	陈皮9g
青皮9g	茯苓9g	郁金9g	天花粉20g，
川芎10g	当归10g	金银花10g	板蓝根10g
甘草6g			

×7剂，日1剂，煎服，分早晚2次温服

外治：

（1）微波治疗，每次20分钟，共5次。

（2）尪痹伤膏局部外敷治疗，每次 48 小时。

方解：柴胡气质轻清，苦味最薄，能疏少阳之郁滞；黄芩苦寒，气味较重，能清胸胁蕴热；柴芩合用，可解半表半里之邪，加青皮、陈皮以助行气解郁，加当归、川芎活血散瘀消肿，加金银花、板蓝根清解热毒，与半夏、甘草合用，有疏利三焦调达上下、宣通内外、和畅气机的作用。

二诊

1 周后复诊，患者疼痛明显好转，唯用力吸气时仍有疼痛。原方继进 5 剂，加尪痹伤膏外敷，微波治疗。

三诊

再 1 周后复诊，患者痛消而愈，嘱不必再服药物，平素避免潮湿、受凉、感染等诱因，尤其应注意预防感冒咳嗽，以免咳嗽加重疼痛。避免进行重体力活动，注意休息。保持心情舒畅，及时排解因疼痛导致的紧张、焦虑等负面情绪。

病案讨论

肋软骨炎的病因和发病机制尚未完全明确。非特异性肋软骨炎的发生可能与肋软骨及韧带劳损、上呼吸道病毒感染、胸廓外伤、剧烈运动、剧烈咳嗽，免疫调节或内分泌异常导致的软骨营养不良等相关。

《素问·缪刺论篇》曰："邪客于足少阳之络，令人胁痛不得息。"由此可知，胁肋疼痛多由肝胆经气不利所致。"少阳为枢"，流通畅达，不郁不结。邪客少阳，使少阳枢机运转不利，治疗当以和解为法，选用小柴胡汤为主方。

（郭彦忞）

胁痛（右胁挫伤）

病案

陈某，男，65 岁

初诊

主诉：右侧胁肋疼痛 2 天。

病史：患者 2 天前因跌打损伤致右侧胁肋疼痛，当时活动转侧均受限，咳嗽吸气时加重。舌淡，苔白，脉微弦。

查体：右侧第 8~9 肋腋中线外 2~3cm 处轻压痛，局部叩击痛（+），胸廓挤压痛（±）。

辅助检查：X 片检查显示右侧肋骨未见明显异常。

四诊合参

患者 2 天前因跌打损伤致右侧胁肋疼痛，损伤当时活动、转侧均有影响，咳嗽、吸气疼痛加重。舌淡，苔白，脉微弦。

病机分析

本证系跌打损伤于胸胁下，致肝血瘀滞不通而疼痛。胸胁部位归属肝，肝藏血，喜畅达，主疏泄。今外伤损及胸胁，以致疼痛难忍，故为肝血滞瘀滞不畅作痛。

诊断辨证

中医诊断：胁痛（气滞血瘀型）。

西医诊断：右胁挫伤。

治则

活血化瘀，理气止痛。

治法

内服：拟用小柴胡汤合复元活血汤，具体用药如下。

柴胡 30g	黄芩 9g	党参 9g	制半夏 9g
瓜蒌根 10g	当归 10g	红花 10g	穿山甲 6g
大黄 10g	桃仁 10g	甘草 9g	生姜 9g
大枣（擘）4 枚			

×14 剂，日 1 剂，煎服，分早晚 2 次温服

外治：石氏伤科三色膏外敷，加宽弹力绷带固定。

方解：小柴胡汤源自汉朝张机（仲景）《伤寒论·辨太阳病脉证治中》。原为治疗少阳病证，邪在半表半里，症见往来寒热、胸胁苦满、默默不欲饮食、心烦喜呕、口苦、咽干、目眩、舌苔薄白、脉弦者。其功效主要是和解少阳，和胃降逆，扶正祛邪。

此处使用，是因为患者胁肋损伤的气滞血瘀一证病邪聚集之处乃是肝经、胆经聚集之处，其邪不在表，也不在里，汗、吐、下三法均不适宜，以采用和解方法为宜。

复元活血汤出自《医学发明·中风同堕坠论》，通过活血祛瘀，疏肝通络，治疗跌打损伤，瘀血留于胁下，疼痛不已。

本方所治证候，系跌打损伤于胸胁下，致肝血瘀滞不通而疼痛。胸胁部位归属肝，肝藏血，喜畅达，主疏泄。今外伤损及胸胁，以致疼痛难忍，故为肝血滞瘀滞不畅作痛。黄帝针经云："有所堕坠，恶血留内。若有所大怒，气上而不行下于胁，则伤肝。肝胆之经，俱行于胁下，经属厥阴、少阳。"治宜活血祛瘀，疏肝通络，故方用当归、桃仁、红花、穿山甲归经入肝，行瘀活血，通络止痛；柴胡疏肝达郁；酒大黄入肝，活血通经，攻逐凝瘀，引瘀下行；天花粉与山甲合用，可消肿散结；甘草能缓急止疼，和中调药；共成活血祛瘀，疏肝通络之剂，使瘀祛新生，痛自舒，血脉和、元自复，故名"复元"。

二珍

2 周后复诊，患者诉疼痛好转，活动基本如常，唯咳嗽时胸肋仍有少许隐隐作痛。查体右侧第 8~9 肋腋中线外 2~3cm 处轻叩击痛。处方同前。

三珍

几无不适，予独一味胶囊口服 14 天，每次 3 粒，每日 3 次。

病案讨论

胁肋为足少阳胆经、足厥阴肝经循行之处，病人胁肋后侧因损伤为病，骨骼虽未折断，但气血已伤，气滞血瘀，故不通则痛。治疗时当兼顾气血，理气活血，化瘀止痛。柴胡汤为伤寒六经辨证少阳之主方。《伤寒论》曰："血弱气尽，腠理开，邪气因入，与正气相搏，结于胁下。"反映了其病机。然伤科疾病内伤以气血为主，外伤以筋骨为多。《内经》云："人有堕坠，恶血留内。"小柴胡汤合复元活血汤，共奏疏理气机及活血化瘀之功效。

（刘楠楠）

腰痛（急性腰扭伤）

病案

孙某，男性，36 岁。

初诊

主诉：腰背部疼痛，屈伸不利半日。

病史：患者半天前腰背部因扭伤疼痛，活动受限。胃纳尚可，二便调。舌紫暗，苔薄白，舌底脉络瘀紫，脉涩。

查体：腰背部两侧竖脊肌处压痛（＋），L3 双侧横突周围尤甚，腰椎屈伸活动明显受限，双下肢直腿抬高试验（－），加强实验（－），双下肢肌力正常，病理反射未引出。

辅助检查：X 线检查显示腰椎未见明显异常。

四诊合参

患者神清，精神尚可，对答切题，眉头紧锁，时有痛呼声，声音低微，呼吸平缓。患者最近贪凉，每天开空调且睡竹凉席，今早起床后弯腰洗漱时不慎扭伤腰部，当即出现腰背部疼痛，屈伸不能，在家自行贴麝香解痛膏，症状未见明显好转。既往无腰痛病史，无外伤史。胃纳尚可，二便调。舌紫暗，苔薄白，舌底脉络瘀紫，脉涩。

病机分析

患者因腰部外感寒邪，以致气血不畅，局部肌肉紧张，弯腰时导致肌肉拉伤，筋络受损，血溢脉外，气机不畅，瘀而血不通，不通则痛，故觉腰痛；外力致筋络受损，血瘀气阻，故腰部活动受限；舌苔暗紫，舌底脉络瘀紫，脉涩，为气滞血瘀之象。

诊断辨证

中医诊断：腰痛（气滞血瘀型）。

西医诊断：急性腰扭伤。

治则

行气活血，祛瘀止痛。

治法

外治：

（1）针刺腰痛点法：①取病人患侧手背腰痛点，以 28 号 2 寸毫针直刺 0.5 寸，进针完毕后两针同时行针，以捻转法强刺激 1~2 分钟，不留针。②行针期间嘱咐患者进行腰部活动，动作频率由慢到快，动作幅度由小到大，活动时间约 1~2 分钟即起针，起针后令患者再活动数分钟。

（2）推拿三步法：①解痉，解除腰部肌肉的痉挛。患者先取俯卧位，术者立于患侧取患者腰痛同侧委中穴施以按揉法 2 分钟，在其偏歪的棘突和痛点的周围（主要包括肾俞、大肠俞）施以按揉法、擦法 15 分钟。随后，患者再取患侧在上的侧卧位，术者继续对患者偏歪的棘突、痛点及其周围采取按揉法操作，并配合弹拨手法约 3 分钟。②调整，调整腰椎的小关节紊乱。患者取患侧在上的侧卧位，患侧下肢呈屈曲髋膝，健侧的下肢伸直，术者立于患者面前，一手放在患者患侧肩部前侧，另一手以肘部顶在患侧髂部，并以手指按在需要调整的腰椎节段棘突进行定位。双手用力转动腰部，幅度由小到大至腰椎活动度最大，使调整节段达到扳动支点，再给予一个短促、有节制的推扳动作，常可以听到一个或一连串 "喀嗒" 的关节弹响声，或无响声但可从手指感觉到需调整的腰椎小关节的错动感。③通络，疏通气血和经络。患者取俯卧位，术者于腰部的痛点及周围或者腰骶部采用擦法，其动作要领为 "直、长、匀"，以透热为度。以上步骤每次 25~30 分钟。

方解：腰痛点属经外奇穴，来源于 20 世纪 60 年代初发展而来的手针疗法，其依据经络理论中十二经脉标本、根结的学说，主张经脉之气同样生发布散于手部，十二经脉之气联系着五脏六腑、组织器官各部位，并在手上有其对应的反应点，腰背部疼痛等病症则反应于手部的腰痛点。针刺腰痛点，可调通十二经脉之气，起到疏通腰部筋络、活血祛瘀、通络止痛的效果。

推拿三步法通过手法刺激患者病变部位，能够很好地达到解除腰部肌肉痉挛、调整腰椎小关节紊乱、疏通气血经络的目的。

病案讨论

急性腰扭伤属于 "腰痛" "腰部伤筋" 范畴，其病因多为闪挫及强力负重，病机为气滞血瘀兼椎骨错缝，进而导致腰部疼痛剧烈、腰肌痉挛、腰不能挺直、俯仰屈伸转侧等活动困难的症状。

针刺结合推拿三步法，首先以针刺腰痛穴较快地减轻了患者的痛苦，使患者能够更好地配合接下来的手法治疗，为推拿手法治疗创造了有利的条件，提高了手法的成功率。

（郭彦态）

痹证（腰椎退行性改变、膝骨关节炎）

病案

田某，女，62 岁。

初诊

主诉：腰背、双膝酸痛 3 年余，加重 1 周。

病史：患者腰背、双膝酸痛 3 年余，加重 1 周，双膝肿胀，不能久行、久立，天气变化时易加重。自诉平素易疲劳、易感冒。

查体：L3—L5 棘突上压痛，L3 双侧横突压痛，腰部活动受限。双膝关节稍肿胀，内侧压痛，伸屈尚可。舌淡，苔白，脉细。

辅助检查：X 线示腰椎各节段不同程度骨质增生，腰椎生理弧度变直。双侧关节骨质增生，内侧间隙变窄。

四诊合参

患者神清，精神尚可，痛苦貌，对答切题。不能久行久立，一种姿势稍久便坐立不安，需要调整姿势，否则自感腰部坠胀，甚至欲跌倒。上下提不便，膝关节酸胀，下蹲不利。自诉平素畏寒怕冷，较常人多着衣裤，凡天气骤变则腰腿酸痛加重。胃纳可，夜寐可，二便调。舌淡，苔白，脉细。

病机分析

肾虚是慢性腰痛、膝关节痛的根本原因，而风、寒、湿、热等邪则是致病的重要因素。《证治准绳》有言为证："有风、有湿、有寒、有热、有挫伤、有淤血、有滞气、有痰积，皆标也；肾虚其本也。"患者腰腿疼痛，平素畏寒怕冷，较常人多着衣裤，凡天气骤变则腰腿酸痛加重。舌淡，苔白，脉细。综上，本病应属"痹证"范畴，辨证应为肾虚兼风寒证。

诊断辨证

中医诊断：痹证（肾虚兼风寒型）。

西医诊断：腰椎退行性改变、膝骨关节炎

治则

补益肝肾，祛风通络。

治法

内服：拟方如下。

熟地黄 30g	鹿角 15g	肉苁蓉 20g	巴戟天 15g
龟甲 15g	枸杞 30g	仙茅 10g	杜仲 10g
菟丝子 15g	山药 30g	骨碎补 15g	怀牛膝 12g
桑寄生 20g	五加皮 15g	制天南星 10g	桂枝 6g
秦艽 10g			

×14 剂，日 1 剂，煎服，分早晚 2 次温服

方解：坚骨定痛汤为刘方柏主任验方，方中以益肾填精的熟地黄、鹿角、枸杞、肉苁蓉、杜仲、巴戟天、龟甲、菟丝子为主药；用骨碎补、桑寄生、怀牛膝、五加皮强筋骨、祛风湿、消肿痛；再佐以仙茅、山药温肾阳、祛寒湿、健脾胃。诸药合用，共奏补益肝肾、祛风通络之功。

2 周后复诊，患者腰背酸痛渐好转，双膝仍较为疼痛，肿胀渐消，自诉近日夜寐不佳，入睡后多梦易醒，家中一遇事多，入寐更难，舌脉同前。拟补益肝肾，祛风通络，再兼宁

心安神。拟方如下。

熟地黄 30g	鹿角 15g	肉苁蓉 20g	巴戟天 15g
龟甲 15g	枸杞 30g	仙茅 10g	杜仲 10g
菟丝子 15g	山药 30g	骨碎补 15g	怀牛膝 12g
桑寄生 20g	五加皮 15g	制天南星 10g	桂枝 6g

×14 剂，日 1 剂，煎服，分早晚 2 次温服

三诊

再 2 周后复诊，患者腰背、双膝酸痛稍作，双膝肿胀渐消，夜寐渐佳，唯觉近日腰背、双膝活动时僵硬较甚，舌脉同前。再拟补益肝肾，祛风通络。拟方如下。

熟地黄 30g	鹿角 15g	肉苁蓉 20g	巴戟天 15g
龟甲 15g	枸杞 30g	仙茅 10g	杜仲 10g
菟丝子 15g	山药 30g	骨碎补 15g	怀牛膝 12g
桑寄生 20g	五加皮 15g	制天南星 10g	桂枝 6g
秦艽 10g	制远志 10g	首乌藤 15g	徐长卿 15g
炙全蝎 3g	蜈蚣 2 条	络石藤 12g	炙甘草 6g

×14 剂，日 1 剂，煎服，分早晚 2 次温服

病案讨论

《内经》云："腰为肾之府，转摇不能，肾将惫矣。"故腰痛之病多与肾有关，特别是慢性腰痛更是无疑多责之于肾。《医极杂病》则指出："如痹不已，在骨则重而不举，在筋则居而不伸，在经络不通则痛、则肿、屈伸不利。"《内经》又云："正气存内、邪不可干""邪之所凑，其气必虚"。有学者通过对膝骨关节炎证型的回顾性分析发现，肝肾亏虚、风寒湿痹是中老年膝骨关节炎的主要证型。痹证分虚实：中年以后，肝肾亏虚，气血虚弱，筋脉失养，不荣则痛，乃成虚证；风寒湿邪侵袭筋肉关节，经脉气血瘀阻不通，不通则痛，则为实证，共同体现了肝肾亏虚、风寒湿痹型膝骨关节炎本虚标实的病理特点。近年来，中医在缓解患者关节症状方面不但方法多、疗效确切，而且中药具有简、验、效、廉的优势，越来越受到临床医生及患者的青睐。

该患者为肝肾不足之证，其本为虚，兼有风寒湿之实证，可认为是虚实夹杂，以虚为主。故处方中既有固本之药，又有祛风通络、消炎止痛之药。考虑到患者关节肿痛，故投以制天南星、徐长卿等利水消肿，又因其脾胃较虚，故苦寒之药投之甚少，以观其效。

（郭彦态）

🌀 腰痛（腰椎退行性改变）

病案

陈某某，女，65 岁。

初诊

主诉：腰痛 2 天。

病史：患者 2 天前着凉后出现腰部疼痛，不能俯仰。自行使用贴膏外敷，症状未见缓解，遂来就诊。舌淡苔薄白，脉缓滑。

查体：神情，精神可，L1—L4 两侧肌肉僵硬，双肾叩击痛（—）。

辅助检查：双肾 B 超未见异常；尿常规未见异常；查腰部 X 线片显示腰椎生理曲度存在，腰椎骨质增生，椎间隙未见狭窄，提示腰椎退行性改变。

四诊合参

患者神情，精神可，2 天前着凉后出现腰部疼痛，不能俯仰。舌淡苔薄白，脉缓滑。

病机分析

患者中年女性外感风寒，寒主收引，故腰背酸痛。风寒入络，筋脉痹阻，不通则痛，故腰腿部疼痛。筋脉痹阻，故机枢不利，致腰部活动受限。结合患者舌脉，本病属"腰痛"，辨证为寒湿证。

诊断辨证

中医诊断：腰痛（寒湿型）。

西医诊断：腰椎退行性改变。

治则

温经通脉。

治法

外治：

（1）穴位注射：取悬俞、命门、腰阳关穴，灭菌注射用水 5mL ＋腺苷钴胺 1.5mg，穴位注射，每穴注射 0.5mL。

（2）体针：取腰夹脊、肾俞、关元俞、腰眼、委中、承山等穴，采用平补平泻法，留针 20 分钟。针后患者当即感觉症状略有减轻。

方解：患者风寒腰痛，故取腰夹脊穴疏经通络。同时，腰为肾之府，患者肾气亏虚，故见腰酸。首诊仅考虑腰部局部，采用腰夹脊加足太阳膀胱经第一侧线，肾俞等穴位，虽对疼痛有所改善，但效果不甚明显。复诊结合筋膜理论考虑，循筋查找阳性反应点，舒筋通络，取得较好疗效。

二诊

患者隔日复诊，仍觉腰痛，自觉项背僵硬，不能转侧，活动受限。查体可见沿脊柱两侧肌肉均紧张，尤其在肩胛内侧，可触及条索样痉挛肌肉。予腺苷钴胺穴位注射，取穴同前。针刺加厥阴俞、心俞、督俞、膈俞、天宗穴，针用旋转泄法，留针 20 分钟。

三诊

自觉腰痛明显缓解，可较自如弯腰、活动。查体可见肩胛内侧肌肉痉挛较前好转，无明显条索样改变。治疗同前，留针 20 分钟。

病案讨论

腰痛治疗，重在辨病与辨证相结合，该患者腰痛遇冷则剧。治疗温阳为主，在局部取穴基础上，结合全身状况，采取温经通脉，近端与远端取穴相结合的治疗方法。针灸治疗调筋不治骨，筋畅骨自调。取穴以督脉为主，配合膀胱经，循按阳性反应点，调筋通络止痛，针用补法。亦可采用"腰八针"。

（刘楠楠）

腰痹（腰椎间盘突出症）

病案

郑某，女性，53 岁。

初诊

主诉：反复腰部疼痛伴右下肢牵掣痛 3 年余，加重 1 月。

病史：患者 3 年余前无明显诱因下出现腰部疼痛不适，伴有右下肢牵掣痛，外院就诊后诊断为"腰椎间盘突出症"，予针灸、理疗等治疗后症状好转，但时有反复。1 月前，患者受凉后腰部疼痛及右下肢牵掣痛加重，自行用膏药外敷后未见明显好转，偶有足底麻木不适，行走无踩棉感，无恶寒发热，无间歇性跛行。胃纳尚可，夜寐一般，二便正常。舌质暗红，苔薄白，脉弦涩。

查体：腰椎生理曲度变直，活动尚可，挺腹实验（-），L4—L5、L5—S1 棘间压痛（+），右侧椎旁叩击痛（-），压痛（+），放射痛（+），右下肢直腿抬高 60°，加强实验（+），右下肢肌力 V 级，肌张力正常，双侧膝反射对称正常，双侧跟腱反射对称正常，踝阵挛（-），双侧巴宾斯基征（-）、奥本海姆征（-）、戈登征（-）、查多克征（-），病理反射未引出，末梢血循及感觉可。VAS 疼痛评分：8 分。

辅助检查：腰椎 MRI 显示腰椎退行性改变，L4—L5、L5—S1 椎间盘突出。

四诊合参

患者神清，精神尚可，形态良好，面色无华，语声轻，气息平，对答切题，腰部疼痛伴右下肢牵掣痛 3 年余，加重 1 月。胃纳尚可，夜寐一般，二便调。舌质暗红，苔薄白，脉弦涩。

病机分析

本病属祖国医学"腰痹"范畴，腰痹病因复杂多样，有风邪、寒邪、湿邪、温热、痰浊、体虚、肾虚、闪挫、跌扑、劳伤等。风寒湿邪是引起腰痛病的一个重要原因。本病患者素体年老，气血亏虚，筋脉失养，复感外邪致气血凝结不通，经络阻塞，不通则痛，缠绵难愈，其舌脉皆为证。

诊断辨证

中医诊断：腰痹（气滞血瘀型）。

西医诊断：腰椎间盘突出症。

治则

活血化瘀，行气止痛。

治法

内服：拟圣愈汤＋身痛逐瘀汤加减，具体用药如下。

炙黄芪 9g	人参 10g	当归 9g	白芍 12g
川芎 12g	熟地黄 9g	桃仁 9g	红花 9g
柴胡 9g	乳香 9g	五灵脂 12g	羌活 9g
秦艽 9g	独活 9g	制香附 12g	川牛膝 12g
广地龙 9g	炙甘草 6g		

×7 剂，日 1 剂，煎服，分早晚 2 次温服

药渣用布袋装好，置于腰部热敷，每日 1 次，每次 20 分钟。

外治：通络祛痛膏外敷。

方解：圣愈汤组成由四物汤加人参、黄芪大补元气，共为君药，既能气血双补，又有补气摄血之功，加入柴胡，更切理伤续断之要。臣以身痛逐瘀汤方中秦艽、羌活祛风除湿，桃仁、红花活血祛瘀，乳香、五灵脂、香附行气血、止痹痛，佐以独活、牛膝引药下行，与地龙共用疏通经络以利关节，甘草为使药以调和诸药。

二诊

1 周后复诊，患者腰部疼痛减轻，右下肢牵掣痛亦减轻，继续按原方服药 2 周，并辅以针灸、理疗等中医治疗。注意休息保暖，避免久坐，弯腰负重，适当锻炼腰背肌肉。

病案讨论

腰椎间盘突出症一病属中医学"腰痛""腰腿痛""痹证"范畴。中医学认为：腰为肾之府。故腰椎间盘突出症一病与肾关系最为密切。老年人，或久病致腰腿痛的病人，因病久不愈，累及肝肾，耗伤气血。风寒湿邪客于肢体关节，气血运行不畅，故见腰腿疼痛，久则肢节活动不利，或麻木不仁，正如《素问·痹论》所言："痹在于骨则重，在于脉则不仁"。肾主骨，肝主筋，邪客筋骨，日久必致损伤肝肾，耗伤气血。清朝吴谦《医宗金鉴》所载圣愈汤，系益气活血、肝脾肾同治的经典代表方，法以益气养血、行气活血。该方以四物汤加入人参、黄芪大补元气，既能气血双补，又有固元摄血之功，而吴氏在前人基础上加入柴胡，其能司升降、通达上中下三部，疏解瘀滞，化瘀散结。我们在临证治疗腰痛病中，每以圣愈汤化裁，随症加减，意在传承石氏伤科"以气为主，以血为先"的学术精髓，并在此基础上，进一步提出"痰瘀兼祛；内伤外损兼顾；扶正祛邪，标本兼顾；脏腑同治，重在肝脾"的学术思想。

（乔娇娇）

腰痹（腰椎间盘突出症）

病案

马某，女，69岁。

初诊

主诉：左侧腰腿痛、麻木1月余。

病史：诉左侧腰腿痛、麻木1月余，不能久行久立。劳累后所致。曾进行甘露醇静脉滴注、口服甲钴胺、电针、牵引等治疗，效果均不佳。舌质淡微暗，苔薄白，脉弦、微细。

查体：L4—L5、L5—S1棘间压痛，左侧棘突旁压痛，双侧腰肌肌张力增高，叩击痛（＋），放射至左下肢，腰椎活动度前屈受限至70°，挺腹试验（＋），直腿抬高试验提示左65°，右90°，左侧跟腱反射减弱。舌质淡微暗，苔薄白，脉弦、微细。

辅助检查：MRI显示L5—S1椎间盘突出。

四诊合参

患者神清，精神一般，对答切题，声音低微，呼吸平缓。左侧腰腿痛、麻木1月余，不能久行久立。舌质淡微暗，苔薄白，脉弦、微细。

病机分析

患者腰痛病史，今日劳累后出现腰痛，筋脉痹阻，不通则痛，故腰腿部疼痛。筋脉痹阻，机枢不利，致腰部活动受限。舌质淡微暗，苔薄白，脉弦、微细。综上，本病辨病为"腰痹"，证属"肝肾不足，气滞血瘀"。

诊断辨证

中医诊断：腰痹（肝肾不足、气滞血瘀型）。

西医诊断：腰椎间盘突出症。

治则

理气活血，补益肝肾。

治法

外治：

（1）针灸治疗：取背部双侧阿是穴（当第3腰椎棘突旁开3寸）、腰八针、承扶（左侧）、环跳（左侧）、风市（左侧）、阳陵泉（左侧）、殷门（左侧）、委中（左侧）、后承山（左侧）、三阴交（左侧）诸穴温针，留针30分钟。

（2）拔罐：上述诸穴位于肌肉丰厚者处拔罐，留罐10分钟。

上述治疗，均隔日1次，每周2~3次。

施术之后，患者当即感觉腰腿温热，酸胀、麻木减轻，行走、弯腰顿觉轻松。

二诊

患者久行后腰腿酸胀又有反复。证治如前，继用温针、拔罐。

患者腰腿酸胀基本消失，行走、站立如常，且1周未曾复发。证治如前，继用温针、拔罐。嘱其：①避风寒、慎起居。②严禁负重、坐低椅子及久行久立。

病案讨论

腰腿痛一般分为三期"急性期""缓解期""康复期"，根据三期不同的病证特点，当采用同病异治的原则，辨证治之。

急性期：患者多表现为经络痹阻、气血瘀滞，法当疏通经络、理气止痛。针灸手法以重刺激为主，尤其环跳，至少发生三次弹跳。药可用白芥子、天南星、泽漆、地龙等通络止痛之药。

缓解期：患者则以疼痛、麻木之证为其标，肝肾渐亏为其本。治当标本兼治，理气止痛兼以补益肝肾。针灸手法以平补平泻为主，药用香附、延胡索、川乌、草乌等，酌加白术、丹参（用量宜大，可至30g）、海风藤、独活、桑寄生、菟丝子等。

康复期：患者多为肝肾亏虚为主兼有气滞血瘀，治当以补益肝肾为先，针用补法，取穴加入足三里、太溪、地机穴，方用二仙汤等，药以仙茅、淫羊藿、杜仲、黄精等补肾填精之品，兼以理气止痛、活血化瘀的药物。

（刘楠楠）

梦遗（遗精）

病案

吴某，男，46岁。

初诊

主诉：腰酸、梦遗1年余。

病史：患者1年来腰酸、梦遗每月2~3次。平素性生活正常。舌边尖红，苔中后黄腻。

查体：神情，精神可，纸笔交流对答应题。腹软，无压痛、反跳痛。双侧第3腰椎横突压痛（+），腰部活动可。

辅助检查：B超显示前列腺肿大，部分钙化点。

四诊合参

患者神清，精神尚可，对答切题，呼吸平缓。患者素有腰肌劳损、前列腺增生病史，腰酸，梦遗，每月2~3次性生活，性生活后症状时有加重。舌边尖红，苔中后黄腻。

病机分析

患者已婚，性生活规律，每月2~3次的频率尚属正常范畴。但同时有夜寐差、梦遗、腰酸等症状，且性生活后症状时有加重。结合舌脉，可诊为肾水不足，心火上扰所致。心经有热，上扰髓海，故见梦多；肾精不固，故见梦遗。同时有前列腺增生、钙化的临床检验证据，需加以调摄。

诊断辨证

中医诊断：梦遗（心经热、肾水亏型）

西医诊断：遗精；腰肌劳损；前列腺增生。

治则

清心火，补肾水。

治法

外治：针刺治疗，隔日 1 次，每次留针 20 分钟。主穴取内关、神门、太溪、三阴交诸穴，针用补法，太冲穴针用泻法。配穴取曲骨、关元、腹结，平补平泻。

方解：《针灸甲乙经》中提到"心澹澹而善惊恐，心悲，内关主之"。《备急千金要方》言："凡心实者，则心中暴痛，虚则心烦，惕然不能动，失智，内关主之。"神门。神，与鬼相对，气也。门，出入的门户也。该穴名意指心经体内经脉的气血物质由此交于心经体表经脉。本穴因有地部孔隙与心经体内经脉相通，气血物质为心经体内经脉的外传之气，其气性同心经气血之本性，为人之神气，故名。二穴相配，养心安神。

1 周后复诊，自述夜间睡眠较好，仍有腰酸、遗精。目胀，头晕。既往颈椎病史，续予前法治疗，并加取风池、完骨行针刺治疗改善脑供血。

病案讨论

遗精是在没有性生活时发生射精，常见于青少年男性，一般是正常生理现象。按照遗精发生时间，分为梦遗和滑精，发生于睡眠做梦过程时叫梦遗，发生在清醒时叫滑精。

遗精一般发生于男性性成熟后，12 岁以前的男性罕见，到 14 岁时发生率约为 25%，16 岁约为 55%，18 岁约为 70%，20 岁则可达到 80%。遗精一般是正常生理现象，进入青春期后，男性内生殖器也逐渐成熟，睾丸不断产生精子，附睾、前列腺和精囊腺等附属性腺分泌物构成精浆，精子和精浆储存到一定程度就需要排出体外。健康的未婚男子，每月遗精 1~2 次属正常现象。若遗精太频繁，每周数次或每夜数次，甚至清醒时也会出现遗精，就要寻找原因。

本案患者已婚，性生活规律，每月 2~3 次尚属正常范畴。但同时有夜寐差、梦遗、腰酸等症状，结合舌脉，可诊为肾水不足，心火上扰所致。心经有热，上扰髓海，故见梦多；肾精不固，故见梦遗。同时有前列腺增生、钙化的临床检验证据，需加以调摄。

内关穴是手厥阴心包经的常用腧穴之一，出自《灵枢·经脉》，位于前臂掌侧，当曲泽与大陵的连线上，腕横纹上 2 寸，掌长肌腱与桡侧腕屈肌腱之间。现代常用于治疗心绞痛、心肌炎、心律不齐、胃炎、癔症等，直刺 0.5~1 寸。具有宁心安神、理气止痛之效。

（刘楠楠）

齐彦军社区名中医

工作室医案

口腔科疾病

口疮（复发性口腔溃疡）

病案

曹某，男性，74岁。

初诊

主诉：反复口腔溃疡30年，加重1周。

病史：患者30年前，因工作原因，接触重金属，致口腔溃疡反复发作，缠绵不愈。多方就医，服用各种药物，均无效。严重时，每年口腔溃疡发作时间近300多天。溃疡最多时，口腔内有5~6个，溃疡持续时间最长30天，一般两周左右痊愈。口腔内有烧灼感。1周来上述症状加重前来就医。患者此次发病以来，口臭，口干，口渴，无口苦，睡眠尚可，便秘，小便黄。舌红，苔少，脉细数。

查体：VAS疼痛评分9分，溃疡直径6mm，渗出直径8mm，充血直径10mm，水肿直径10mm。

辅助检查：无。

四诊合参

患者神志清，精神尚可，面红色暗，形体消瘦，步态轻盈，有口臭。患者30年前，由于做热处理工作，接触重金属，导致口腔溃疡发作，后经久不愈，多方求医，疗效不显著。也曾尝试民间疗法，如吃中药、贴膜、针灸，严寒的冬季到山东的雪山上，只为求得那里埋在大粪坑里7年的大青石，磨成粉，煎水服用；也曾求得5斤以上的大青蛇，吊在乡下烟囱里，风干，打粉服用，只因那是"极阴之物"，但都无济于事。开始服用激素，之后激素的用量不断加大，出现了严重抽搐，最后不得不停服。再之后，溃疡又卷土重来，而且较之前更厉害。如指甲盖大小的溃疡遍布其舌头的前后左右，且极深度，有时同时发作3~5个，每次发作持续3周左右，往往前后交错，舌尖上的还没好，两侧的溃疡就又出来了，愈后留有瘢痕挛缩，导致口舌变形。舌红，苔少，脉细数。

病机分析

患者素体阳盛，加之重金属中毒，火热盛行，火热灼烧脉络，致溃疡发作。外因不除，而口疮发作不已。时间既久，火热毒邪，耗气伤阴，而火热更盛。

诊断辨证

中医诊断：口疮（阴虚火旺型）。

西医诊断：复发性口腔溃疡。

治则

滋阴清热，软坚散结，愈疡止痛。

治法

内服：拟方如下。

金银花 15g	连翘 9g	蒲公英 15g	麦冬 30g
生栀子 12g	炒白芍 9g	生地黄 15g	水牛角 30g
龟甲 15g	黄芪 10g	生石膏 30g	生甘草 3g

×7 剂，日 1 剂，煎服，分早晚两次温服

方解：方中生石膏、水牛角、金银花清热泻火解毒、生津止渴共为君药；麦冬、龟甲滋阴清热、软坚散结为臣药；连翘、蒲公英、生栀子、炒白芍、生地黄、黄芪清热、软坚散结、益气止痛为佐助药；生甘草调和诸药为使药。

1 周后复诊，患者诉溃疡疼痛好转，溃疡向愈，面积缩小，深度变浅，口臭消失，口干口渴症状缓解，口腔灼热感没有了，睡眠好转，大便也通畅了，暂时无新的溃疡出现。嘱其继续坚持服药。

病案讨论

复发性口腔溃疡（recurrent oral ulcer, ROU），又称复发性口腔溃疡（recurrent aphthae）、复发性阿弗他溃疡（recurrent aphthous ulcer, RAU）），"阿弗他"在希腊语中是灼痛的意思。"口疮，疾病"出自《素问·气交变大论篇》，又名"口破"。

ROU 局部有红、肿、凹、痛特点。轻型及疱疹型 ROU 可持续 7~14 天，重型 ROU 可持续 2 周以上甚至数月。流行病学调查显示，ROU 患病率高达 20%，居口腔黏膜病首位，经常复发，且任何年龄、任何人种都可发生。

近年来西医一直致力于 ROU 的病因及其发病机制的研究，众多研究表明 ROU 的病因可能与免疫、内分泌、感染、消化系统疾病、微量元素缺乏、氧自由基损害等因素相关。曹某因工作原因，接触重金属，致身体免疫功能低下，导致疾病发生。《杂病源流犀烛·卷二十三》中说："总之，人之口中破，皆由于火，而火必有虚实之分。"

笔者认为：初发多为实证，而时间既久，必定由实转虚，继而因虚致实。何以言之？初发之实火，久之耗气伤阴，阴既伤，则阴虚，阴虚则火旺，而此火非初发之实火，乃相火，龙雷之火。此想法与周桂英等不谋而合，周氏认为 ROU 的基本病机为虚、火、毒三项。本病发病的内在因素为虚，而虚系肾虚、阴虚；火系心火、虚火、龙雷之火，乃是 ROU 发病的重要条件之一；火势上炎与毒邪相合，呈热毒搏结之状可导致病情加重并反复发作。而口疮日久，迁延不愈者多是因阴虚与湿热相兼为病，致其病势呈缠绵之态。

长期的临床实践告诉我，治疗 ROU，不只是治疗患者就诊时口腔中现有的溃疡，而是治疗口腔溃疡的"复发性"。而患者长久以来形成的体质，就是口腔溃疡发作的源泉，体质不改变，便无法从根本上彻底治愈 ROU。

要想彻底治愈复发性口腔溃疡，就要改变患者体质。而改变患者体质，并非一朝一夕之事，故需患者长期服药。曹某坚持不懈服药 8 月，后以沙参麦冬茶代饮，最终得以治愈。随访 5 年，至今没有复发。

（齐彦军）

口疮（复发性口腔溃疡）

病案

患者程某，女性，39岁。

初诊

主诉：反复发作口腔溃疡10年，加重1月。

病史：患者10年前，在不明原因情况下，口腔黏膜出现明显溃烂面，呈圆形，大的如黄豆大小，小的如绿豆大。溃烂面凹陷，灼热疼痛，说话或进食痛甚。未经治疗，7天左右自行痊愈，此后不定期反复发作，发作频率越来越高，在这期间自行购药或至医院配药，如锡类散、维生素 B_2、牛黄解毒片等，经治疗后，口腔溃疡多愈合，但反复发作。近1月以来，因工作繁忙，导致口腔溃疡发作，此起彼伏，一般3周左右溃疡才能愈合，口腔中同时有4个溃疡，疼痛难忍。有口臭、口干渴、口苦、失眠、便干、小便黄。舌红，苔黄燥，脉数。

查体：患者下唇部口腔溃疡，脓疱型，溃疡直径7mm，充血直径9mm，水肿及渗出直径12mm，左颊部2个，舌尖1个口腔溃疡。

辅助检查：无。

四诊合参

患者女性，39岁。反复发作口腔溃疡10年，加重1月。口腔黏膜出现明显溃烂面，呈圆形，大的如黄豆大小，小的如绿豆大，溃烂面凹陷，灼热疼痛，说话或进食痛甚，未经治疗，7天左右自行痊愈，此后不定期反复发作，发作频率越来越快，一般3周左右溃疡才能愈合，口腔中同时有4个溃疡，疼痛难忍。有口臭、口干渴、口苦、失眠、便干、小便黄。患者下唇部口腔溃疡，脓疱型，直径大小7mm，充血直径9mm，水肿及渗出直径12mm，左颊部2个，舌尖1个口腔溃疡。舌红，苔黄燥，脉数。综合患者症状体征以及舌苔、脉象可明确复发性口腔溃疡（脓疱型）诊断。

病机分析

本病为过食辛辣食品及嗜酒或长期营养不良、饮食结构单纯、食欲不振、生活不规律和慢性感染所致。

诊断辨证

中医诊断：口疮（心脾积热型）。

西医诊断：复发性口腔溃疡（脓疱型）。

治则

清热利湿，软坚散结，愈疡止痛。

治法

内服：拟用凉膈散合导赤散加减，具体用药如下。

生地黄 6g	木通 6g	鸡内金 12g	大黄 6g
生甘草 9g	生山栀 12g	薄荷 6g	黄芩 12g

连翘 9g　　　　　　淡竹叶 9g

×7 剂，日 1 剂，煎服，分早晚两次温服

方解：本证多由心经热盛移于小肠所致，治疗以清心养阴，利水通淋为主。心火循经上炎，故见心胸烦热、面赤、口舌生疮；火热之邪灼伤津液，故见口渴、意欲饮冷；心热下移小肠，故见小便赤涩刺痛；舌红、脉数，均为内热之象。方中生地黄甘寒，凉血滋阴降火；木通苦寒，入心与小肠经，上清心经之火，下导小肠之热，两药相配，滋阴制火，利水通淋，共为君药。竹叶甘淡，清心除烦，淡渗利窍，导心火下行，为臣药。生甘草清热解毒，尚可直达茎中而止痛，并能调和诸药，还可防木通、生地黄之寒凉伤胃，为方中佐使。

1 周后复诊，患者口腔内溃疡完全消失，嘱患者继续中药治疗。用药如下。

鸡内金 12g　　　黄芩 12g　　　　生甘草 9g　　　　生山栀 12g
薄荷 6g　　　　　连翘 9g　　　　　淡竹叶 9g

×7 剂，日 1 剂，煎服，分早晚两次温服

嘱谨记以下饮食及生活注意事项：①避免食用刺激性强的食物，如茴香、蒜苗、韭菜、洋葱等。②忌食羊肉、烧烤、火锅及油炸等食品。③忌食热性食物，如桂圆、大枣、鹿角等。④减少生硬或有尖刺的食物，以免刺破口腔黏膜。⑤不要吃太热、太烫的食物。⑥忌食海鲜等发物。⑦注意生活起居，劳逸结合，避免过度劳累。

经治疗 2 月，加患者严格遵守饮食禁忌，口腔溃疡再未复发。

病案讨论

本证患者是复发性口腔溃疡（脓疱型）。中医辨证：口疮（心脾积热型），这一证型临床中相对比较常见，但在治疗中，并不是一帆风顺的，要医患配合，患者需牢记饮食及生活注意事项，并严格遵守，才能取得良好疗效。

（齐彦军）

口疮（复发性口腔溃疡）

病案

陈某某，女性，69 岁。

初诊

主诉：反复口腔黏膜破溃 5 年，加重半月。

病史：患者 5 年前，在无明显诱因情况下，出现口腔黏膜破溃，溃疡色淡，红肿不著，渗出少而色淡，边缘略高起，近半月来加重。现患者 2 月发作一次，每次溃疡持续时间在

21 天左右，面色㿠白，形寒肢冷，下利清谷，少腹疼痛，小便清长。舌质淡，舌苔白滑腻，脉沉。

查体：VAS 疼痛评分 8 分，口腔中最多有两处溃疡，溃疡直径大小在 5mm 以上，渗出直径 7mm，充血直径 7mm，水肿直径 7mm。

辅助检查：无。

四诊合参

患者女性，69 岁。反复口腔黏膜破溃 5 年，加重半月。口腔黏膜破溃，溃疡色淡，红肿不著，渗出少而色淡，边缘略高起。口腔溃疡 2 月发作一次，每次溃疡持续时间在 21 天左右，面色㿠白，形寒肢冷，下利清谷，少腹疼痛，小便清长。VAS 疼痛评分 8 分，口腔中最多有两处溃疡，溃疡直径大小在 5mm 以上，渗出直径 7mm，充血直径 7mm，水肿直径 7mm。舌质淡，舌苔白滑腻，脉沉。

病机分析

宋朝《圣济总录·口齿统论》："口疮者，由心脾有热，气冲上焦，熏发口舌，故作疮也，又有胃气弱，谷气少，虚阳上发而为口疮者，不可执一而论，当求所受之本也。"

在口疮的证型中，以阴虚火旺证和心脾积热证最多。在临床论治本病时，应综合分析多方面的因素。心火、脾热、脾肾阳虚、肾阴虚、气虚、血虚、脾气虚都可以导致本病的发生，在临床上常常可见虚实夹杂为病，临床治疗时不可偏执一端。

诊断辨证

中医诊断：口疮（脾肾阳虚型）。

西医诊断：复发性口腔溃疡。

治则

温阳健脾，补肾愈疡。

治法

内服：拟予补中益气汤和理中汤加减。具体用药如下。

白术 15g	党参 15g	生黄芪 10g	肉桂 6g
牛膝 15g	干姜 10g	附子 5g	柴胡 10g
升麻 9g	桂枝 10g		

×7 剂，日 1 剂，煎服，分早晚两次温服

方解：方中附子具有回阳救逆、补火助阳、散寒止痛作用；肉桂有补火助阳、引火归元，散寒止痛，温通经脉之作用；干姜具有温中散寒、回阳通脉、温肺化饮作用，三药共为君药。党参、白术、生黄芪是补气健脾共为臣药。桂枝温肾阳，升麻、柴胡升阳共为佐药。

1 周后复诊，患者口腔黏膜溃疡好转，疼痛缓解，面色好转，下肢变暖，不再下利清谷，少腹疼痛，小便基本正常。舌质淡，舌苔白滑腻，脉沉。续予原方 7 剂。

三诊

患者经不间断治疗 3 月，口腔溃疡不再发作，其他症状亦消失。经治疗取得了很好的疗效。

病案讨论

古代文献中，本证型出现的频率较高，古代很多医家认为其属于中焦虚寒证，也就是说认为偏于脾阳虚的人要多一些，这一点与现代的认识有相同的地方。

在治疗上，古代医家偏于温中，而现代医家多将温中与补中气相结合，再稍加清热药，这样才能取得更好的疗效。

（齐彦军）

口破（口腔扁平苔藓）

病案

谢某，男性，80 岁。

初诊

主诉：口舌持续性黏膜病变 1 年。

病史：患者 1 年前由于家庭关系长期不和，情志不畅，郁而化火，日积月累患者出现舌头右侧边缘黏膜破溃，自觉疼痛，进食辛辣刺激性食物及咸的食物时尤为明显。烦躁、易怒，自觉灼热，无口气，时流口涎，影响咀嚼吞咽及搅拌功能。遂来我处就诊，刻下，患者右侧舌中部边缘，有一处黏膜病变，大小 7mm×5mm，疼痛，边界清楚，无渗出，无充血，无水肿。睡眠尚可，大便秘结，小便黄。舌红，苔薄，脉弦细数。

查体：VAS 疼痛评分 7 分，溃疡面积 9mm×5mm，渗出面积 10mm×6mm，充血面积 10mm×6mm，水肿面积 10mm×7mm。

辅助检查：无。

四诊合参

患者神志清，精神尚可，慢性病容，有口臭，因素体阳盛，喜食热、烫食物，且由于家庭原因，情志不畅，郁而化火，日积月累，阳热之毒积聚，致口腔疾病频发，开始为黏膜溃疡，继而发为扁平苔藓，经久不愈。舌红，苔薄，脉弦细数。综合望闻问切四诊内容，患者症状体征符合扁平苔藓诊断。

病机分析

患者老年男性，由于家庭关系长期不和，郁而化火，日积月累，阳热之毒积聚，情绪紧张，烦躁，易怒，致口腔疾病频发，开始发为黏膜溃疡，继而发为扁平苔藓，经久不愈。

诊断辨证

中医诊断：口破（肝郁化火型）。

西医诊断：口腔扁平苔藓。

治则

疏肝解郁清热，软坚散结愈疡。

治法

内服：拟方如下。

柴胡 9g	广郁金 12g	生白芍 12g	生甘草 6g
夏枯草 15g	鳖甲 15g	黄芩 12g	生黄芪 15g
延胡索 10g			

×7 剂，日 1 剂，煎服，分早晚两次温服

方解：柴胡、广郁金疏肝解郁；黄芩清热燥湿、泻火解毒，为君药。夏枯草、鳖甲清热、软坚散结为臣药。生白芍清肝泻火、平肝止痛，生黄芪益气扶正共为佐药。生甘草有调和诸药之作用，延胡索化瘀止痛，共奏疏肝解郁清热、软坚散结愈疡之效。

二诊

1 周后复诊，患者服药 1 周后，疮溃疡面未有太大变化，但疼痛缓解，烦躁易怒症状基本消失。胃纳可，大小便正常。舌红，苔黄，脉弦细数。继续上方加减治疗。

柴胡 9g	广郁金 12g	生白芍 12g	生甘草 6g
夏枯草 15g	鳖甲 15g	黄芩 12g	生黄芪 15g
延胡索 10g	黄连 3g。		

×7 剂，日 1 剂，煎服，分早晚两次温服

随访

患者经 6 个月不间断治疗，口腔扁平苔藓完全康复。随访 2 年，未再发作。

病案讨论

口腔扁平苔藓严重危害患者的生命健康。从中医学角度分析，本病常责之于脾、肝两经，根据发病特征可分为肝郁化火型、肝肾阴虚型、肝郁脾虚型，诊断不及时导致错过治疗时机，可加重病情。

口腔扁平苔藓是一种皮肤黏膜疾病。因为发生在皮肤上的损害表现为有腊光样光泽的丘疹，丛集为三角形或多边形，乍一看，很像地上长出的"苔藓"，所以叫"扁平苔藓"（扁平苔藓：一种不明原因引起的累及皮肤、毛囊、甲、黏膜的慢性炎症性疾病，多发于中年人）。但是口腔黏膜的表现并不像皮肤那样如"苔藓"，但因为是同属一病，故称为口腔扁平苔藓。

中医认为口腔扁平苔藓与"口破""口糜"相像，也有认为与"口蕈""口藓"类似。其发病与内伤七情、外感风热燥邪有关。例如思虑过度，损伤脾胃，脾失健运，水湿内停，蕴而化热，热则生燥，燥盛则干，可导致黏膜粗糙，出现白色条纹，渗出糜烂，外感风热，入里化火，上蒸于口，亦可加重病情。因脾为后天之本，主一身肌肉，开窍于口，肝主疏泄，怒则伤肝，肝阳上亢，耗伤阴血，更增内燥，故本病常责之于脾、肝两经，临床常见辨证分型有以下几种。

（1）肝郁化火型：主证为口腔颊、龈或舌唇可见白色角化斑纹，周围有广泛、显著

充血、红斑、疼痛不适，进食时疼痛敏感。全身症状有急躁易怒，头疼头晕，口苦咽干、胸胁胀满，月经不调，尿黄便干。舌红有瘀点，苔黄，脉弦数。治宜疏肝清热、活血化瘀。

（2）肝肾阴虚型：主证为口腔两颊或舌、牙龈可见深浅不同的白色角化斑纹，略高于黏膜面，不能擦拭掉，其斑纹可呈索条状、网状、树枝状或丘疹状，局部有粗涩感，麻辣感，也可无明自觉症状，偶然发现。全身可伴头晕耳鸣，失眠多梦，腰膝酸软，手足心热，脉系细数，舌红少苔。治宜滋补肝肾、育阴清热、养血润燥。

（3）肝郁脾虚型：主证为口腔颊、龈和舌唇可见白色角化斑纹，其周围黏膜有充血、红斑、水肿，间有形状不规则的表浅糜烂面，并有黄色渗出物覆盖，局部疼痛明显，遇厚味或不慎触之，疼痛加剧。全身伴有口苦咽干，有时口淡无味，头晕目眩，胸闷胁疼，脘腹胀满，纳差，便溏或便干。舌质偏红，舌苔黄薄腻，脉弦数。治宜疏肝健脾、利湿清热。

从中医学角度分析，口腔扁平苔藓的发病与外邪、饮食、七情所伤有很大的关系。不良情绪可诱发并加重本病。因此，保持情志豁达，学会舒缓精神压力，饮食有节，起居有常，使人体脏腑功能协调，气血调和，才会有益于口腔扁平苔藓患者恢复。

（齐彦军）

唇风（脱屑型唇炎）

病案
杨某，男性，46岁。

初诊
主诉：反复口唇干燥、脱屑半年。

病史：患者半年前，在无明显诱因情况下，出现口唇干燥、脱屑、发胀、发痒、灼热疼痛，严重时，口唇干裂、出血、紫暗，伴口干、口渴，遂来我处就诊。刻下，患者胃纳尚可，大便秘结，小便黄、短少。舌红，苔少，脉细数。

查体：唇部干燥、脱屑、干裂、出血、渗出结痂，以下唇为重。

辅助检查：无。

四诊合参
患者半年前，在无明显诱因情况下，出现口唇干燥、脱屑、发胀、发痒、灼热疼痛，严重时，口唇干裂、出血、紫暗，伴口干、口渴。患者胃纳尚可，大便秘结，小便黄、短少。查体可见唇部干燥，脱屑，干裂，出血，渗出结痂，以下唇为重。舌红，苔少，脉细数。

病机分析
患者工作是环保工人，室外温度的长期持续性刺激，加之环境气候干燥、日晒风吹，且患者嗜好烟酒、烫食，有舔唇、咬唇的不良习惯，有时情绪变化较大，易郁闷、烦躁、愤怒、多虑，致肺肾阴虚，三焦津液输布失调，不能上承，致口唇干燥。

诊断辨证
中医诊断：唇风（血虚化燥型）。

西医诊断：唇炎（脱屑型）。

治则

养阴清热，补血润燥，泻火生津。

治法

内服：拟方如下。

生石膏 30g	麦冬 15g	太子参 15g	芦根 30g
天花粉 15g	知母 12g	鳖甲 15g	鸡内金 12g
桂枝 10g	肉桂 3g。		

×7 剂，日 1 剂，煎服，分早晚两次温服

方解：鳖甲微咸，性微寒，归肝肾经，有滋阴潜阳、退热除蒸、软坚散结的功效；麦冬甘、微苦、微寒，归心、肺、胃经，功能养阴生津，润肺止咳；太子参平而偏凉，甘补微苦能泄，入脾、肺经，补中略兼清泄，功似人参，而药力甚弱，能补气生津，多用于气津两伤之轻症，或兼热者更宜；鳖甲、麦冬、太子参三药共为君药。生石膏清热生津，芦根、天花粉清热泻火生津止渴，三味合用，共为臣药。肉桂、桂枝补肾之阳，以蒸腾汽化为佐药。鸡内金软坚消食、运脾健胃为使药。全方共奏养阴清热、补血润燥、泻火生津之效。

1 周后复诊，患者经中药治疗、控制饮食并改善生活习惯，口唇干燥症状大为好转，口唇青紫状况亦改善，口干、口渴症状缓解，未出现口唇干裂出血，肿胀状况。舌红，苔少，脉弦细数。继续上方加减治疗。

生石膏 30g	麦冬 15g	太子参 15g	芦根 30g
天花粉 15g	知母 12g	鳖甲 15g	鸡内金 12g
桂枝 10g	吴茱萸 6g。		

×7 剂，日 1 剂，煎服，分早晚两次温服

该患者服药两月，口唇干燥症状全消。

病案讨论

唇炎是发生在唇部的一大类疾病的总称，唇炎本身分类较多，且某些全身性疾病如系统红斑狼疮、糖尿病引起的唇炎，以及其他口腔黏膜病如口角炎、干燥综合征等也可能会在唇部表现出类似的症状，需鉴别后才能对症治疗。

中医将唇炎归于"唇风"范畴，治疗强调祛风清热、补血润燥、淡渗利湿、泻火生津的原则。不同类型唇炎的病因、发病机制及临床表现均不相同，中医将该病分为脾胃湿热型、风火上乘型和血虚化燥型，根据分型进行治疗取得了不错的疗效。

预后：唇炎大多可以恢复，预后良好，但也可能反复出现、时轻时重，这与唇炎的病因有关。症状较轻者可自愈，症状反复者可在医生指导下进行治疗。尽量避免可能诱发唇炎的刺激因素，养成护唇的好习惯可以减少唇炎的发生。

唇炎患者日常生活管理特别需要注意的事项如下。

（1）停止使用可疑的食物、药物、口红、唇膏等。

（2）改变咬唇、舔唇等不良习惯。

（3）养成爱喝水的好习惯，避免嘴唇干燥。

（4）避免日晒、风吹、寒冷刺激，气候干燥时可以进行局部湿敷，保持唇部湿润。

（5）病从口入，平时要保持良好的口腔卫生。

（6）戒除烟酒，忌食辛辣刺激性食物，多吃新鲜水果，补充维生素。

（7）注意休息，学会释放压力、放松心情，保持良好情绪状态。

总之，唇炎只有经过规范、合理的治疗，并养成良好的生活习惯及饮食禁忌，才能取得良好的疗效。

（齐彦军）

四肢疾病

寒痹（关节炎）

病案

吴某，女性，32 岁，

初诊

主诉：突发左手臂冷痛麻木，伴触觉丧失 1 天。

病史：患者 1 天前因春耕时淋雨，回家后自觉左臂冷痛，麻木不适，畏寒，无汗，无发热，无恶心呕吐，热敷及洗热水澡，上述症状不能缓解。遂来我处就诊。刻下，患者左手臂麻木。胃纳可，大小便正常。舌淡，苔白，脉浮紧。

查体：左手臂上抬、平举、前伸、背屈正常，左手臂自肩以下，针刺觉减弱或消失。

辅助检查：无。

四诊合参

患者神志清，精神紧张，无特殊体味。左手臂疼痛、麻木、深浅感觉丧失，除左臂外，无其他不适。查体见左手臂上抬、平举、前伸、背屈正常，左手臂自肩以下，针刺觉减弱或消失。舌淡，苔白滑，脉浮紧。

病机分析

患者家住辽宁省葫芦岛市喇嘛洞镇，时值春季，冰雪初融，加之劳作汗出，虽说春雨贵如油，可一场冰雨，足致寒邪入侵经络，经络遇寒，痹阻不通，发为寒痹。

诊断辨证

中医诊断：寒痹（风寒侵袭型）。

西医诊断：左肩关节炎。

治则

温阳散寒，行气止痛。

治法

外治：针刺治疗，每日1次，5次为1个疗程。取肩髃、肩髎、肩贞、曲池、合谷、外关、四缝、后溪、三间穴，以泻法为主，灸肾俞、然谷穴。

方解：关于肩髃、肩髎，《灵枢·经脉》中记载："大肠手阳明之脉，是动则病齿痛，颈肿。是主津液所生病者，目黄，口干，鼽衄，喉痹，肩前臑痛，大指及次指痛不用，气有余则当脉所过者热肿，虚则寒栗不复。为此诸病，盛则泻之，虚则补之，热则疾之，寒则留之，陷下则灸之，不盛不虚，以经取之"。遵内经"寒则留之"及"寒者热之"之法，予以留针半小时，阳经穴位温针灸，肩髃、臂臑、三间、合谷、曲池穴，均属手阳明大肠经；肩贞、后溪穴属手太阳小肠经，温针灸，留针30分钟；外关属手少阳三焦经，温针灸，留针30分钟；四缝是经外奇穴。属局部取穴。另灸然谷、肾俞穴，温肾阳、蒸腾汽化以祛邪。

患者疼痛缓解，麻木感好转，手臂的深浅感觉，每日以5~8cm的速度，向手指方向恢复。继续以原治疗方案治疗。针灸两周（5次为1个疗程，针灸5次，休息两天）。10次后，患者只剩拇指、示指指尖稍有麻木感，深浅感觉几乎完全恢复。遂停止治疗，1月后随访，恢复如初，无半点不适。

病案讨论

痹证是由于风、寒、湿、热等外邪侵袭人体，闭阻经络气血运行不畅所导致的，以肌肉、筋骨、关节发生酸痛、麻木、重着、屈伸不利，甚或关节肿大、灼热等为主要临床表现的病证。

痹证的发生主要是由于正气不足，感受风、寒、热之邪所致。内因是"证"发生的基础，素体虚弱，正气不足，腠理不密，卫外不固，是引起痹证的内在因素。因其易受外邪侵袭，且在感受风、寒、湿、热之邪后，易使肌肉、关节、经络痹阻而形成证。正如《灵枢·五变篇》中记载："肉不坚，腠理疏，则善病风……腠理而肉不坚者，善病痹。"《济生方·痹》也说道："皆因体虚，腠理空疏，受风寒湿气而成痹也。"正气不足，无力驱邪外出，病邪稽留而病势缠绵。本证为风寒湿邪侵袭人体，由于居处潮湿、涉水冒雨、气候剧变、冷热交错等原因，以致风寒湿邪乘虚侵袭人体，注于经络，留于关节使气血阻而为证。由于感邪偏盛的不同，临床表现也就有所差别。正如《素问·痹论》说的："风寒湿三气杂至，合而为痹也。其风气胜者为行痹，寒气胜者为痛痹，湿气胜者为着痹也。"

（齐彦军）

内科疾病

痿证（眼睑下垂）

病案

杨某某，男性，80岁。

初诊

主诉：左眼睑下垂1周。

病史：1周前（2022年11月6日），患者在无明显诱因情况下，出现左眼睑下垂，不能正常启闭，无发热恶寒，无恶心呕吐，无头晕头痛，当日于当地医院就诊，完善相关检查，检查中发现肝素结合蛋白升高。检查MRI及增强头颅CT，所见均与4年前（即2018年9月27日）的检查相仿，并无新增病变。无特殊处理。为求进一步治疗，患者来我处要求中医治疗。患者此次发病以来，精神萎靡，胃纳差，便秘，小便正常。

查体：该患者左眼睑下垂，右眼睑正常，故检测以左眼为主。左眼眼裂高度为0mm，右眼眼裂高度为6.91mm；提上睑功能测定显示各方向均为0，判定为完全下垂；依酚氯铵（tensilon）试验（＋）。

注：具体检查方法如下。

（1）测量睑裂高度（我国人睑裂高度为7.41~8.92mm，因年龄不同，睑裂高度与眼球关系有很大差异）。

（2）提上睑肌功能测定。需患者睁眼向前平视及向上、向下注视，分别测量睑裂高度，并观察睑裂与眼球关系。记录上睑上举持续时间，以判定上睑提肌功能。为避免睑裂开大时受额及皱眉肌的影响，在检查时应先用两拇指紧压患者眉弓，再让患者向各方向注视，记录睑裂高度。上睑完全不能上举者为完全下垂，能轻度上举者为不完全下垂。术前应将患者向各方向注视的情况进行留影以作参考。

（3）依酚氯铵试验：若怀疑有重症肌无力，应做依酚氯铵试验。若日终下垂加重且患者为老年人，则可能有老年性下垂，同时伴有肌无力。

辅助检查：心肌标志物、肝功能、肾功能、凝血功能、血常规、血气分析、血糖、血沉、心电图均正常；肝素结合蛋白（20.72ng/mL）升高。CT平扫＋增强显示左额大片软化灶，左侧基底节区、放射冠及半卵圆中心多发腔梗；老年性脑改变。头颅CTA显示颅底动脉硬化，左侧颈内动脉远端及左侧大脑前动脉A1段纤细，左侧大脑动脉闭塞；右侧大脑中动脉粗细不均匀，右侧胚胎型大脑后动脉。MRI+DWI显示左额叶软化灶；左侧基底节区、侧脑室旁及双侧半卵圆中心多发腔梗；老年性脑改变；所见较2018年9月27日（4年前）相仿。

四诊合参

患者老年男性，神清，精神一般，对答切题。现患者左眼睑下垂1周，不能正常启闭。

无发热恶寒、恶心呕吐及头晕头痛等症。舌淡，苔白滑，脉沉弱无力。综合以上症状、体征、舌脉表现，诊断为：痿证（脾肾阳虚）。

病机分析

本证患者年高体弱，脾胃亏虚，精微不输。胃为后天之本，素体脾胃虚弱，或久病成虚，中气虚，则受纳、运化、输布的功能失常，气血津液生化之源不足，无以濡养五脏，运行血气，以致筋骨失养，关节不利，肌肉瘦削，而产生肢体痿弱不用。如果原有痿证，经久不愈，导致脾胃虚弱则痿证可能更加严重。如《医宗必读痿》所云："阳明者胃也，主纳水谷，化精微以资养表里，故为五脏六腑之海，而下润宗筋……主束骨而利机关。"阳明虚则血气少，不能润养宗筋，故弛纵，宗筋纵则带脉不能收引，故足痿不用就是指这种情况。

诊断辨证

中医诊断：痿证（脾胃阴亏、精微不运型）。

西医诊断：眼睑下垂（左眼）。

治则

补脾益气，健运升清。

治法

外治：针刺治疗，针用平补平泻法，每周3次，每次20分钟。取攒竹、鱼腰、丝竹空、承泣、四白、风池、风府、足三里、阴陵泉、三阴交穴。

方解：足三里为胃经合穴，具有燥化脾湿、生发胃气作用。阴陵泉为脾经合穴，具有排渗脾湿的作用。三阴交为十总穴之一，具有健脾益血、调补肝肾、安神作用。足三里、阴陵泉、三阴交诸穴共为君穴。攒竹、鱼腰、丝竹空、承泣、四白穴为局部取穴镇静安神，疏风通络，温阳升提，用于治疗眼睑下垂，共为臣穴。风池壮阳益气，风府清热散风、通关开窍共为佐穴。

患者每周3次针灸，经4周治疗，患者检查方法如下。

（1）测量睑裂高度，左眼裂5.2mm。

（2）提上睑肌功能测定：患者睁眼向前平视及向上、向下注视，测量睑裂高度分别5.5mm、5.2mm、5.0mm，观察到睑裂随眼球运动而运动。上睑上举持续时间10秒。在检查时用两拇指紧压患者眉弓，再使患者向各方向注视，记录睑裂高度。

（3）依酚氯铵试验（+）。

病案讨论

眼睑下垂（blepharoptosis）通常指上眼睑下垂，表现为上眼睑部分或完全不能抬起，致上眼睑下缘遮盖角膜上缘过多，从而使病眼的眼裂显得较正常眼裂小。患者常耸眉、皱额、仰头形成一种特殊仰视姿态。如自幼发生此症，长期遮住瞳孔，容易造成失用性废用性弱视。眼睑下垂是许多疾病的早期症状，应尽早明确诊断，针对病因治疗。先天性眼睑下垂应手术矫正。

本症患者，经多方诊治无效，寻求中医药治疗，在针灸的治疗下，患者能在2周行6

次针灸的情况下，左眼睑下垂情况得到改善，实为难得。

（齐彦军）

癥瘕（肝左叶恶性肿瘤）

病案

周某某，男性，73岁。

初诊

主诉：反复上腹部不适，伴厌油腻1年。

病史：患者于1年前（2019年6月）无明显诱因开始出现上腹部不适，伴反酸、腹胀，食欲减退，厌油腻，进食后出现中下腹部不适，间断胀痛感，有黄疸，无伴腰背部疼痛。无畏寒发热，恶心呕吐，无腹泻，无头昏头痛，下肢轻度水肿。右上腹不适及厌油腻症状时断时续，遂于浦东医院就诊，查上腹部CT显示肝左叶见结节样异常信号，大小为30mm×23mm，CT诊断为肝左叶占位，考虑恶性肿瘤可能。因患者为南汇农村居民，且年事已高，拒绝手术。今来我处，寻求中医治疗。刻下，患者神疲，偶有腹泻，小便黄。舌苔厚腻，脉沉涩细。

查体：神志清，血压为150/80mmHg，心肺查体未见异常，双下肢轻度水肿。

辅助检查：浦东医院就诊（2019年6月4日），上腹部CT显示肝左叶见结节样异常信号，大小为30mm×23mm，CT诊断为肝左叶占位，考虑恶性肿瘤可能。外院MR诊断报告（2019年9月10日）显示肝左叶占位（肝左叶见结节样异常信号，大小约28mm×21mm）。

四诊合参

患者老年男性，精神差，面色黧黑，消瘦，痛苦面容，语声低微，呼吸平缓，上腹部不适，伴厌油腻病史，自诉平日情志不遂。舌苔厚腻，脉沉涩细。

病机分析

肝主情志，情志不遂，气滞肝郁日久，化热化火，火郁成毒；肝郁乘脾，运化失常，痰湿内生，湿热结毒，形成肝积，肝之疏泄失常，使胆的排泄功能亦失常，此种病因所致肝癌多伴胆汁外溢而出现黄疸。

诊断辨证

中医诊断：癥瘕（血络瘀阻型）。

西医诊断：肝左叶恶性肿瘤。

治则

健脾祛湿，软坚散结。

治法

内服：拟方如下。

八月札 10g	蒲公英 15g	藤梨根 10g	白花蛇舌草 15g
石见穿 30g	薏苡仁 30g	蜈蚣 2 条	岩柏 30g
广藿香 15g	生黄芪 30g	蜜麸炒枳壳 12g	广木香 10g
麸炒白术 15g	蜜麸炒苍术 30g	关黄柏 10g	茵陈 15g
莪术 15g	醋鳖甲 15g	蜜麸炒僵蚕 10g	柴胡 12g
九香虫 6g			

×14 剂，日 1 剂，煎服，分早晚两次温服

方解：柴胡、九香虫为君药，疏肝理气解郁通络。八月札、蒲公英、藤梨根、白花蛇舌草、石见穿、薏苡仁、蜈蚣、岩柏、蜜麸炒僵蚕、莪术为臣药，具有活血化瘀、消积散结的作用。生黄芪益气扶正、蜜麸炒枳壳、广木香、麸炒白术为佐药，健脾理气。广藿香、蜜麸炒苍术、关黄柏健脾祛湿；茵陈、醋鳖甲为血肉有情之品，具有软坚散结、养阴之作用。

二诊

2 周后复诊，患者上腹部不适好转，厌油腻症状亦好转，仍有纳差、反酸、腹胀，进食后中下腹部无不适，有黄疸，下肢轻度水肿。患者仍神疲，乏力。偶有腹泻，小便黄。舌苔厚腻，脉沉涩细。MRI 诊断报告显示：肝左叶占位（肝左叶见结节样异常信号，大小约 28mm×21mm）。继续上述治疗并加减方如下。

八月札 10g	蒲公英 15g	藤梨根 10g	白花蛇舌草 15g
石见穿 30g	薏苡仁 30g	蜈蚣 2 条	岩柏 30g
广藿香 15g	生黄芪 30g	蜜麸炒枳壳 12g	广木香 10g
麸炒白术 15g	蜜麸炒苍术 30g	关黄柏 10g	茵陈 15g
莪术 15g	醋鳖甲 15g	蜜麸炒僵蚕 10g	柴胡 12g
九香虫 6g	生黄芪 30g		

×14 剂，日 1 剂，煎服，分早晚两次温服

随访

中药保守治疗，坚持配合不间断治疗 6 个月，每 3 月进行一次 MRI 复查，肝左叶占位半年后减小，患者无不适症状，每半年进行一次中药治疗。随访至今 3 年半，患者无不适症状。

病案讨论

肝癌是以脏腑气血亏虚为本，气、血、湿、热、瘀、毒互结为标，蕴藉于肝，渐成癥积，肝失疏泄为基本病机，以肿硬疼痛、消瘦、食欲不振、乏力、或有黄疸、昏迷等为主要表现的一种性恶性疾病。

肝癌严重危害着人类健康，是我国常见的恶性肿瘤之一，根据流行病学资料，我国肝癌的发病率和死亡率占全部恶性肿瘤的第四位，仅次于肺癌、结直肠癌、胃癌。肝癌可发生于任何年龄，但以 31~50 岁最多，男女之比约为 8：1。早期切除的远期疗效较好，但

大多数肝癌患者在确诊时已属晚期，手术机会多已错失，所能采用的现代综合治疗方法限制在放化疗和免疫治疗上，而放化疗对本病治疗的毒副反应大，适应证则少，疗效也差。目前采用中医药治疗是本病的主要治疗手段之一。所以积极做好中医药对本病的预防和治疗工作在当今有重要意义。肝癌一病。早在《内经》就有类似记载；历代有肥气、痞气、积气之称如《难经·五十六·论五脏积病》载："肝之积名曰肥气，在左胁下，如覆杯，有头足""脾之积，名痞气，在胃脘，覆大如盘，久不愈：令人四肢不收，发黄疸，饮食不为肌肤"。《诸病源候论·积聚病诸候》中记载："脾之积，名曰痞气，在胃脘覆大如盘，久不愈，令人四肢不收，发为黄疸，饮食不为肌肤。……诊得脾积脉，浮大而长，饥则减，饱则见，膜起与谷争，累累如桃李，起见于外，腹满呕泄，肠鸣，四肢重，足胫肿，厥不能卧，是主肌肉损，……色黄也。"宋朝《圣济总录》云："积气在腹中，久不差，牢固推之不移者，……按之其状如杯盘牢结，久不已，令人身瘦而腹大，至死不消。"所描述的症状与肝癌近似，对肝癌不易早期诊断、临床进展迅速、晚期的恶病质、预后较差等情况都做了较为细致的描述。在治疗上强调既要掌握辨证用药原则，又需辨病选药，灵活掌握。

肝癌的西医学具体分型分为块状型、结节型、弥漫型和小癌型，以块状型多见；组织学分型分为肝细胞型、胆管细胞型和混合型，绝大多数为肝细胞型。

积极防治病毒性肝炎，对降低肝癌发病率有重要意义。加强肝癌的普查工作也是早期发现肝癌的重要方法。调摄的目的在于提高生存率，延长生存期，改善生存质量。其重点在于注意患者全身状态的变化，如体重、皮肤改变和精神状态变化等。饮食应富于营养易消化的食物，忌食生冷油腻及热硬性食物，忌用损害肝肾功能及对胃肠道有刺激性的食物和药物。加强心理调摄，心情开朗，树立战胜疾病的信心，积极配合治疗。病情危重者，加强护理，密切观察生命体征。

（齐彦军）

臭息（口臭）

病案
赵某，男性，46岁。

初诊
主诉：反复口中出气臭秽1年。

病史：1年前，患者在无明显诱因情况下，出现口臭症状，伴有口渴饮冷，口舌生疮，糜烂，当时未引起重视，但持续口臭，引起家人反感，严重影响生活和工作，遂来我处就诊。患者发病以来，胃纳好，大便干结，小便短黄。舌红，苔黄，脉数。

查体：血压为135/85mmHg，口中臭秽。

辅助检查：无。

四诊合参

患者男性，46 岁，反复口中出气臭秽 1 年。患者口臭，伴有口渴饮冷，口舌生疮、糜烂。胃纳好，大便干结，小便短黄。口中臭秽。舌红，苔黄，脉数。

病机分析

发生原因脾开窍于口，其华在唇，口臭多从脾胃出发。胃火旺盛，或食积于胃，郁而化火，导致胃阴受损，津液不足，虚火上蒸，胃中浊气随之呼出而引起口臭。

诊断辨证

中医诊断：臭息（胃火旺盛型）。

西医诊断：口臭（口腔异味）。

治则

清胃泻热。

治法

内服：拟用清胃散加减。具体用药如下。

黄连 3g	升麻 9g	生地黄 15g	牡丹皮 10g
石膏 30g	当归 15g	藿香 10g	紫苏梗 10g
生甘草 3g			

×7 剂，日 1 剂，煎服，分早晚两次温服

方解：本证多由胃有积热、热循足阳明经脉上攻所致，治疗以清胃凉血为主。足阳明胃经循鼻入上齿，手阳明大肠经面颊入下齿，牙痛牵引头痛，面颊发热，唇舌颊腮肿痛，牙龈腐烂等，皆是火热攻窜为害。胃为多气多血之腑，胃热每致血分亦热，故易患牙龈出血等症。方用苦寒之黄连为君，直泻胃府之火。升麻清热解毒，升而能散，故为臣药，可宣达郁遏之伏火，有"火郁发之"之意，与黄连配伍，则泻火而无凉遏之弊，升麻得黄连，则散火而无升焰之虞。胃热则阴血亦必受损，故以生地黄凉血滋阴；牡丹皮凉血清热，皆为臣药。当归养血和血，为佐药。升麻兼以引经为使。诸药合用，共奏清胃凉血之效。

1 周后复诊，患者口臭症状缓解，口渴饮冷，口舌生疮、糜烂症状亦好转。胃纳好，大便通畅，小便短黄。舌红，苔黄，脉数。予原方加麦冬 15g、知母 10g、芦根 15g，清热养阴，生津益胃。具体用药如下。

黄连 3g	升麻 9g	生地黄 15g	牡丹皮 10g
石膏 30g	当归 15g	藿香 10g	紫苏梗 10g
生甘草 3g	麦冬 15g	知母 10g	芦根 15g

×7 剂，日 1 剂，煎服，分早晚两次温服

三诊

经 1 个月治疗患者口臭症状消失，其他诸症悉消。

病案讨论

口臭指呼吸时口中出气臭秽，可为他人嗅出，自己能觉或觉察不出者，口臭是味觉的一种症状，口臭在中医学典籍中又名"腥臭""臭息""口中胶臭""口气秽恶"等。隋朝巢元方的《诸病源候论·卷之三十·口臭候》云："口臭，五脏六腑不调，气上胸膈，然脏腑气躁腐不同，蕴积胸膈之间，而生于热，冲发于口，故令臭也。"宋朝赵佶的《圣济总录·卷一百一十八·口齿门》曰："口者脾之候，心脾感热，蕴积于胃。变为腐槽之气，府聚不散，随气上出熏发于口，故令臭也。"元朝危亦林的《世医得效方·卷第十七·口齿兼咽喉科》中曰："劳郁则口臭，凝滞则生疮。"

发生原因：脾开窍于口，其华在唇，口臭多从脾胃出发。胃火旺盛，或食积于胃，郁而化火，导致胃阴受损、津液不足、虚火上蒸，胃中浊气随之呼出而引起口臭。

调养原则：口臭发病主要责之脾胃，但与心、肝、肺、肾也有密切的关系。口臭的调养原则，首先是辨虚实，实则清化湿热、虚者清虚热、补益虚损，可分为胃火旺盛，胃肠食积，肝胃郁热，肾虚火旺。

日常调摄起居：注意劳逸结合，注意口腔卫生，养成饭后漱口的习惯，使病菌不易生长。每日早晚刷牙、漱口，用牙刷或洁净的毛巾轻柔地刷除舌苔等。注意定期接受口腔检查，注意如何预防口臭。

饮食：口香糖，或者使用口气清新剂。平时多饮淡盐水、开水。避免烟、酒、辛辣、过冷过烫、刺激的食物，保持饮食规律，营养平衡，多食用含酸和维生素的蔬菜和水果。避免进食味道浓烈的食品。每日多喝水，以保持口腔湿润。上述方法都可以避免口臭。情志上应保持开朗豁达、积极向上的心态，避免执拗极端，注重自身情绪调节疏导，保持气机调达。

（齐彦军）

呃逆（难治性呃逆）

病案

郑某某，男性，62岁。

初诊

主诉：反复喉间呃呃连声2天。

病史：患者2天前，在无明显诱因情况下，出现呃逆，呃声低弱无力，气不得续，频频发出，频率在每分钟35次左右，不能自制，进食、睡眠均受影响，伴反酸，胃胀，无恶心呕吐，泛吐清水，脘腹不适，喜温喜按，面色㿠白，手足不温，食少乏力，大便溏薄。舌质淡，苔薄白，脉象沉细弱。

查体：血压为110/60mmHg，神志清，精神差，心肺查体未见异常，腹部平坦，触诊无压痛反跳痛。

辅助检查：无。

四诊合参

患者老年男性，反复喉间呃呃连声2天。呃声低弱无力，气不得续，频频发出，频率在每分钟35次左右，不能自制，进食、睡眠均受影响，伴反酸，胃胀，泛吐清水，脘腹不适，喜温喜按，面色㿠白，手足不温，食少乏力，大便溏薄。精神差，舌质淡，苔薄白，脉象沉细弱。综合以上体征，诊断为呃逆。

病机分析

呃逆的病因有饮食不当，情志不遂，脾胃虚弱等。本案患者年高体弱，脾胃虚弱，脾运失常，脾气上逆而引起呃呃连声，发为呃逆。

诊断辨证

中医诊断：呃逆（脾虚气逆型）。

西医诊断：难治性呃逆。

治则

温补脾胃，和中降逆。

治法

内服：拟方如下。

人参 5g	生白术 15g	生甘草 6g	六神曲 30g
山楂炭 30g	广木香 9g	吴茱萸 6g	丁香 3g
附子 6g	肉桂 3g	陈皮 6g	麦芽 10g。

×7剂，日1剂，煎服，分早晚两次温服

方解：以理中丸加吴茱萸、丁香温胃透膈以平呃逆为君药。人参、生白术、生甘草甘温益气健脾，为臣药。附子、肉桂用于形寒肢冷，腰膝酸软，舌质胖嫩，脉象沉迟者，以温肾助阳，为佐药。如兼有食滞，可稍佐枳实、六神曲、山楂炭之类以理气消食化滞。若中气大亏，呃声低弱难续，食少便溏，体倦乏力，脉虚者，宜用补中益气汤。

外治：针灸治疗。取脾俞、胃俞、膈俞、中脘、太渊、足三里穴，针用平补平泻法，太渊穴用泻法。

方解：膈俞穴活血化瘀、降逆止血、升降阴阳；中脘穴具有和胃健脾、降逆利水之功。膈俞、中脘共为君穴。脾俞、胃俞穴健脾和胃为臣穴。足三里生发胃气、燥化脾湿，为佐穴。太渊为肺经腧穴，具有清泄胃热作用，为佐穴。

患者在当日治疗中，针灸还没起针的过程中，呃逆就停止了，呃呃连声情况未再出现。

病案讨论

呃逆是指胃气上逆动膈，以气逆上冲，喉间呃呃连声，声短而频，令人不能自止为主要临床表现的病证。呃逆古称"哕"，又称"哕逆"。

《内经》首先提出本病病位在胃，并与肺有关；病机为气逆，与寒气有关。如《素问·宣明五气篇》谓："胃为气逆为哕"。《灵枢·口问》曰："谷人于胃，胃气上注于肺。今有故寒气与新谷气，俱还人于胃，新故相乱，真邪相攻，气并相逆，复出于胃，故为哕"。并提出了预后及简易疗法，如《素问·宝命全形论篇》谓："病深者，其声哕"。

《灵枢·杂病》谓："哕，以草刺鼻，嚏，嚏而已；无息，而疾迎引之，立已；大惊之，亦可已"。《金匮要略·呕吐哕下利病脉证治》将其分为属寒，属虚热，属实三证论治，为后世按寒热虚实辨证论治奠定了基础。

西医学中的单纯性膈肌痉挛即属呃逆。而胃肠神经症、胃炎、胃扩张、胃癌、肝硬化晚期、脑血管病、尿毒症，以及胃、食道手术后等其他疾病所引起的膈肌痉挛，均可参考中医辨证论治。

呃逆一证，临床中针灸治疗效果非常好。本例患者，中医辨证为脾虚气逆型呃逆，中医治疗效果非常不错。但是一般还是建议患者痊愈后，预约胃肠镜检查，以判断是否有器质性病变。

（齐彦军）

便秘（慢性便秘）

病案
马某，男性，67岁。

初诊

主诉： 大便8天未行，伴尿闭12小时。

病史： 患者于8天前（即2015年9月20日），去云南旅游8日，大便未行，伴尿闭12小时，回上海后，径直来我处就诊，要求导尿。诊之，患者腹痛，腹胀，头晕，心悸，口唇色淡，嗳气酸腐，口干，无恶心，呕吐，无发热，不敢进食。舌红，有裂纹，苔少，脉细数。

查体： 神智清，精神焦躁，慌张貌。血压为165/95mmHg，下腹部隆起，腹壁静脉无曲张，触诊墨菲征（–），腹硬，如板状。下腹部有肿块高起，触诊呈索条状，质硬，双下肢无水肿。

辅助检查： 无。

四诊合参

患者神志清，精神焦躁，慌张貌，面色少华，口气酸腐。患者于2015年9月20日，去云南旅游8日，大便未行，伴尿闭12小时，下腹部隆起，腹壁静脉无曲张，触诊墨菲征（–），腹硬，如板状。下腹部有肿块高起，触诊呈索条状，质硬。舌红，有裂纹，苔少，脉细数。

病机分析

患者老年男性，于2015年9月20日去云南旅游，生活起居规律被打破，引起情志变化，加之平素便秘，热邪搏结胃肠，导致便秘，旅行未结束，情志纠结于此，致燥屎内结，故腹部可触及索条状物，质硬。因日久大便未行，燥屎压迫尿道，致患者尿闭12小时。舌红，有裂纹，苔少，脉细数，亦是肾阴虚积热所致。

诊断辨证

中医诊断：便秘（阴虚型）。

西医诊断：慢性便秘。

治则

滋阴泻火通络，润肠通便。

治法

外治：自拟针灸处方。取然谷、三阴交、足三里、中脘、水分、气海、关元、中极、曲骨、天枢、归来穴，针用泻法。

方解：然谷穴为肾经荥穴，为君穴。《灵枢·九针十二原》曰："所溜为荥"。意为脉气至此渐大，犹如泉之已成小流，故名。《灵枢·顺气一日分为四时》曰："病变于色者，取之荥""肾司二便"，二便之排泄皆由相关脏腑之气协调运作。肾主水，开窍于二阴，司开阖。胃气通降，利大便排泄。盖便意来时，胃气既降，肾气当开，肾气开则二便皆下。尿意来时，肾气虽开，而胃气降未及也，故大便不下。故取然谷为君穴。天枢、归来穴均属足阳明胃经腧穴，足三里穴属足太阴脾经，三穴共为臣穴。中脘、水分、气海、关元穴、中极、曲骨穴为任脉经穴，且为局部取穴，起到局部治疗作用，共为佐穴。三阴交为肝脾肾三条阴经交汇之处，作用是将足三阴经精气重组后再进行分流。

患者针后 5 分钟，要求起针，上厕所，二便瞬时通畅。嘱其平卧一刻，进食饼干，水果，无不适后，自行离开。随访 1 周，症状平稳，无类似症状出现。

病案讨论

这份病例比较特殊，算是针灸治疗急症的典范，虽不能完全探讨出针灸治疗便秘、尿闭的机理，但《内经》却以"肾司二便"四字概括，经典至极。治疗中，以肾经穴位为主，针用补法助肾阳，以提高"司开合"功能，任脉及局部取穴，用泻法，以泄热祛浊，取得了意想不到的效果。

（齐彦军）

🌀 尿闭症（尿路不通）

病案

朱某，男性，25 岁。

初诊

主诉：小便闭塞不通 10 小时。

病史：患者 2004 年 5 月 12 日，衣着单薄相亲，后 10 小时余无小便，无汗，恶风寒，无发热，无恶心呕吐。下体肿胀，疼痛，前来就诊。刻下，患者小腹憋胀疼痛，未进食水米，大便正常。舌淡红，苔薄白，脉浮紧。

查体：神志清，精神紧张。腹部平坦，小腹膨隆，触诊有压痛，无反跳痛，墨菲征（－），阴囊肿胀。

辅助检查：无。

四诊合参

患者精神差，痛苦面容，语声低微，呼吸较急促。因衣着单薄相亲，后10小时余无小便，无汗，恶风寒，下体肿胀疼痛。舌淡红，苔薄白，脉浮紧。

病机分析

本案患者未婚，就诊地点为辽宁省葫芦岛市，东北地区5月份，春寒料峭，忽冷忽热，外出时衣着单薄，感风寒而毛孔闭塞，故无汗，恶风寒。赵绍琴教授曾云："提壶揭盖水自流"。换言之，一个水壶有两个孔，一个出水孔，一个出气孔，把出气孔堵住，水是倒不出来的。故风寒闭塞毛窍，则尿闭，即膀胱失职，肺气失宣发肃降之功能，水道不通，不能下输于膀胱，不能升清降浊，使膀胱严重失职，致尿路不通。

诊断辨证

中医诊断：尿闭症（肺失宣肃型）。

西医诊断：尿路不通。

治则

清轻解表，宣肺利尿。

治法

内服：拟方如下。

生麻黄 9g	桂枝 9g	生甘草 3g	藿梗 10g
防风 12g	荆芥穗 12g	生姜 3 片	大枣 5 枚

×1 剂，煎服，分早晚两次温服

方解：生麻黄发汗解表，桂枝发汗解肌共为君药。防风祛风解表、胜湿止痛解痉；荆芥穗具有解表散风作用，藿梗芳香辛散而不峻烈，微温化湿而不燥热，善于散寒解暑、理气化湿、止呕和中、醒脾开胃，常用于夏伤暑湿、寒热头痛、胸膈满闷、腹痛吐泻、气滞湿阻、中焦失和、脘痞呕吐及胃呆不饥等症，与防风、荆芥共为臣药。生姜、大枣益心脾，为佐药。生甘草调和诸药，为使药。

患者服药当天两小时后，电话随访，汗出表解，小便通畅，诸证悉消。

病案讨论

《黄帝内经》云："因其轻而扬之"。叶天士则言："在卫汗之可也"。吴鞠通言："凡逐邪者，随其所在，就近而逐之""治上焦如羽，非轻不举"。这一治疗原则，是吴瑭（字鞠通）在《温病条辨》中提出的，指治疗上焦病证要以轻清升浮的药物为主。因为非轻浮上升之品就不能达到在上的病位，用药剂量也要轻，煎煮时间也要少，不要过用苦寒沉降之品。蒲辅周说："初起总以达邪外出为要"，还有赵绍琴教授的"提壶揭盖水自流"均佐证了这个观点。诸多医家一致认为：外寒束表，腠理毛窍闭塞，肺失宣肃，发为尿闭。治当以宣肺解表，则"水自流"。患者口服汤药一剂，汗出，表解，小便畅，可谓神效。

（齐彦军）

外科疾病

蛇串疮（带状疱疹）

病案

马某，男性，73 岁。

初诊

主诉：右肋下灼热、疼痛，伴串珠状疱疹 3 天。

病史：患者 3 天前（即 2006 年 7 月 15 日），因搬家过度劳累后，自觉右肋处灼热、疼痛，测量体温为 37.3℃，自服牛黄解毒片，疼痛未缓解，疼痛反而加剧。疼痛处出现串珠样疱疹，呈片状发作，皮疹间皮肤正常，麻、痛、痒，夜无法安眠。经人介绍，来我处就诊。刻下，患者右肋处疼痛，呈电击样疼痛，皮疹呈串珠状。口苦，咽干，烦躁易怒，发热，恶寒，失眠。胃纳尚可，大便秘结，小便黄。舌质红，舌苔黄，脉滑数。

查体：患者右肋处见成簇疱疹皮损，呈带状分布，疱疹之间皮肤正常，所有疱疹不越过前后正中线，发病部位少数淋巴结肿大，有压痛及触痛。

辅助检查：无。

四诊合参

患者神志清，精神差。患者 2006 年 7 月 15 日，因搬家过度劳累后，自觉右胁肋处灼热、疼痛，伴低热。右胁肋处成簇疱疹皮损，整个病变呈带状分布倾向，疱疹之间皮肤正常，所有疱疹不越过前后正中线。发病部位少数淋巴结肿大，有压痛及触痛。舌质红，舌苔黄，脉滑数。综合患者症状、体征及舌苔脉象，可以明确带状疱疹诊断。

病机分析

急性带状疱疹的病因是外感毒邪（病毒），邪气稽留体内，与气血搏结，阻于经络，滞于脏腑，使气机运行受阻，经络阻塞不通，而发生疼痛。《素问·上古天真论》中所谓："虚邪贼风，避之有时""恬淡虚无，真气从之，精神内守，病安从来"。患者因搬家，致身体虚弱，身体抵抗力、免疫力下降，而邪毒乘虚而入，发为蛇串疮（缠腰火丹）。

诊断辨证

中医诊断：蛇串疮（又称缠腰火丹，为湿热蕴结型）。

西医诊断：带状疱疹。

治则

清肝泻火，行气止痛，补虚扶正。

治法

内服：拟用龙胆泻肝汤加减，具体用药如下。

| 龙胆草 6g | 黄芩 9g | 栀子 12g | 车前子 9g |

通草 12g	当归 10g	生地黄 15g	柴胡 9g
板蓝根 15g	乳香 9g	没药 9g	金银花 10g
连翘 9g	大青叶 10g	延胡索 15g	大黄 3g
甘草 6g			

×7 剂，日 1 剂，煎服，分早晚两次温服

外治：滚针（于带状疱疹处施术）拔罐放血疗法，每周 2 次。

操作时机、方法及注意事项如下。

（1）时机选择：一般用于患者带状疱疹初起时，此时疱疹还未发出，或疱疹较少（能收在一个火罐内），或疱疹结痂脱落而神经痛严重的患者。

（2）方法：用安尔碘在患处皮肤消毒，用乙醇脱碘，再用消毒的干棉球或无菌纱布将患处皮肤擦拭干净。取出一次性滚针，在患者患处皮肤来回滚动，动作要轻巧，要快，至患处皮肤潮红为止。再拔火罐抽吸，祛除毒血。再用安尔碘消毒，干棉球脱碘。

（3）注意事项：外治治疗后，患者当日不能洗澡，忌食一切辛辣刺激性食物，如火锅、辣椒、洋葱、海产品等。

方解：方中龙胆草上清肝胆实火，下泻肝胆湿热，泻火除湿，两擅其功，切中病机，为君药。黄芩、栀子性寒味苦，清热泻火除湿，以加强君药清热除湿之功用，为臣药。车前子、通草清热利水，导湿热下行，使湿热之邪从小便而解；肝体阴，肝有热则易伤阴血，而苦寒清热与利水祛湿又容易损伤阴血，故配当归养血活血，生地黄养阴清热，使祛邪而不伤正；肝用阳、喜条达而恶抑郁，而苦寒之药又容易郁遏肝木，故配柴胡以舒畅肝胆，以上五味皆为佐药。甘草清热缓急，调和诸药，为使药。板蓝根、大青叶、金银花、连翘清热解毒；乳香、没药、延胡索行气活血止痛；大黄通腑泄热。诸药合用，其奏疏肝利胆、清热除湿之功。

1 周后复诊，患者疱疹结痂，疼痛缓解，口中味道减小，大便通畅，但皮肤麻木、蚁行感仍旧存在。口苦、咽干症状消失，不再烦躁易怒，无发热、恶寒，睡眠情况亦好转。仍予原方加减。

龙胆草 6g	黄芩 9g	栀子 12g	车前子 9g
通草 12g	泽泻 12g	当归 10g	生地黄 15g
柴胡 9g	板蓝根 15g	大青叶 10g	乳香 9g
没药 9g	金银花 10g	连翘 9g	延胡索 15g
大黄 3g			

×7 剂，日 1 剂，煎服，分早晚两次温服

三诊

患者服用中药 3 周，经滚针拔罐放血疗法 5 次，患者完全康复，没有留下后遗症。

病案讨论

带状疱疹在中医又称缠腰火丹、蛇串疮，皮损一般呈单侧分布，发生于1~2个相邻的皮区，疱疹群之间的皮肤正常，整个病变呈带状分布倾向，不越过躯体中线。少数皮损可发生于主要皮区或相邻皮区以外。罕见数个皮区不对称受累，即身体的两侧均出疹。皮疹最初表现为不对称的、单侧的红斑或斑丘疹，通常于12~24小时内出现成簇的小水疱，疱液清，内含高浓度水痘－带状疱疹病毒。2~4天后，水疱融合。在第3天，水疱可变浑浊。免疫正常者，皮损持续至结痂消失的时间通常为2~3周。局部淋巴结常肿大，有压痛。偶见免疫缺陷者呈慢性病程，皮肤改变可持续数月，可反复出现小水疱。

中医辨证将带状疱疹分为气滞血瘀、气虚血瘀、痰浊瘀滞、湿热蕴结等几个证型。具体的治疗如下。

（1）针对气滞血瘀型的患者一般以行气活血化瘀为主要治疗原则，以常用的中药方剂比如大柴胡汤、桂枝茯苓丸、芍药甘草汤加减进行治疗。

（2）痰浊瘀滞型带状疱疹在治疗上主要以健脾利湿化痰、活血通络为主，常用方剂有瓜蒌红花甘草汤、桔梗甘草汤加减等。

（3）气虚血瘀型带状疱疹以补气血、活血止痛为主要治疗原则，常选用黄芪桂枝五物汤、芍药甘草汤加减来进行治疗。

（4）湿热蕴结型带状疱疹的治疗原则以清肝利胆、清热利湿为主，可以选择龙胆泻肝汤加减来进行治疗。

笔者在临床治疗带状疱疹过程中，常采上述取内外兼治之法，祛邪、扶正、拔毒放血治疗。谨供同道参考。

（齐彦军）

杨燕青社区名中医工作室医案

消化系统疾病

胃痞（慢性萎缩性胃炎）

病案

邵某，女性，62 岁。

初诊

主诉：胃脘部胀满不适 1 月余。

病史：患者 1 月前无明显诱因下出现胃脘部胀满不适，隐痛，泛酸，嘈杂，食欲不振，口苦口黏。无头昏、面色苍白，无恶心、呕吐、腹泻、黑便、血便，无畏寒、发热等。胃纳尚可，夜寐可，舌质红，苔黄腻，脉弦滑。

查体：体胖，腹脂质堆积性膨隆，腹壁静脉无怒张，无皮疹，无瘢痕，无肠型及蠕动波，无局限性隆起。全腹柔软，上腹部无压痛、反跳痛及肌肉紧张，无震水音。

辅助检查：外院查胃镜显示慢性萎缩性胃炎，中度。

四诊合参

患者神清，精神尚可，对答切题。自述胃脘部胀满不适 1 月余，隐痛，泛酸，嘈杂，食欲不振，口苦口黏，大便不爽。胃纳尚可，夜寐可。舌质红，苔黄腻，脉弦滑。

病机分析

患者体丰，为痰湿之体，饮食失节，久则脾胃湿热内生，脾气受损，脾胃运化失调，气机郁滞，故见胃脘胀满不适，隐隐作痛，食欲不振。湿热内蕴，热邪上冲，故见口苦口黏，湿热下迫，则见大便不爽。舌质红，苔黄腻，脉弦滑为湿热内蕴之象。

诊断辨证

中医诊断：胃痞（脾胃湿热型）。

西医诊断：慢性萎缩性胃炎。

治则

清利湿热，和胃降逆。

治法

内服：拟方如下。

柴胡 6g	黄芩 12g	制半夏 15g	旋覆花 15g
炒白术 15g	陈皮 6g	干姜 6g	乌药 6g
白扁豆 12g	延胡索 10g	香附 10g	川芎 12g
藿香 30g	大腹毛 15g	山楂炭 12g	六神曲炭 18g

×7 剂，日 1 剂，煎服，分早晚两次温服

方解：方中制半夏、旋覆花降逆止呕，消痞和中；藿香化湿和胃，大腹毛入脾胃经，

行气导滞，为宽中利气之捷药，与藿香合用，共治湿阻气滞之脘腹胀满；炒白术、白扁豆、陈皮益气健脾；香附、延胡索、川芎活血散瘀，行气止痛；乌药温肾散寒，顺气止痛；干姜温中散寒；山楂炭、六神曲炭健脾和胃，消食化积。诸药合用，行气、降逆、祛湿、健脾、止痛、和胃功效齐备。

二诊

1 周后复诊，患者服上方，胃脘隐痛好转。食欲不振较前明显好转。现症见胃脘时有泛酸、嘈杂，舌脉同前。继续予加强清热利湿，调整处方如下。

柴胡 6g	黄芩 12g	制半夏 15g	旋覆花 15g
炒白术 15g	香附 10g	藿香 30g	陈皮 6g
大腹毛 15g	白扁豆 12g	苦参 10g	地黄 15g
山楂炭 12g	六神曲炭 18g		

×7 剂，日 1 剂，煎服，分早晚两次温服

三诊

服药 1 周后，患者胃脘隐痛明显改善，食欲不振较前明显好转。现症见胃脘时有泛酸、嘈杂，舌脉同前。调整处方如下。

柴胡 6g	黄芩 12g	制半夏 15g	旋覆花 15g
炒白术 15g	香附 10g	藿香 30g	白扁豆 12g
陈皮 6g	大腹毛 15g	山楂炭 12g	六神曲炭 18g

×7 剂，日 1 剂，煎服，分早晚两次温服

随访

患者坚持服药 2 月余，胃脘胀满已平，泛酸、嘈杂症状大减，唯饮食不慎时仍稍有胀痛，胃纳已馨，嘱其调畅情志，饮食适度。

病案讨论

胃痞以自觉心下痞满、胸膈胀满、触之无形、按之柔软、压之无痛为主症。其发病多因，一是感受外邪，邪气郁于胃脘，阻塞中焦气机，升降失调；二是饮食不节，脾胃运化失常，气机被阻，而生痞满；三是情志失调，肝气郁滞，失于疏泄，横逆犯胃，脾胃升降失常，或者忧思过度，气机不畅，发为痞满。本案主要病机为中焦气机不利，脾胃升降失职。《证治汇补·痞满》："大抵心下痞闷，必是脾胃受亏，浊气挟痰，不能运化为患……有痰治痰，有火治火，郁则兼化。"治疗当以清利湿热，和胃降逆为主，本案组方融小柴胡汤、半夏泻心汤之意，辛开苦降，寒热并用，得奏良效。

（武鹏涛　杨燕青）

胃痞（反流性食管炎）

病案

孙某，男，44岁。

初诊

主诉：上腹部满闷伴食欲减退半年。

病史：患者近半年来出现食欲减退，不思饮食，体重下降，上腹部满闷不舒，饮食后加重，温敷揉按可缓解，时感疲倦乏力，少气懒言。外院胃镜检查提示反流性食管炎（报告未见）。自服中成药治疗，疗效不佳，今来我院就诊。夜寐尚可，二便尚调。舌淡，苔白腻，脉细弱。

查体：神清，精神尚可。两肺呼吸音清，未闻及干湿啰音，心脏未闻及病理性杂音，律齐。上腹部胀满，触之柔软，无压痛及反跳痛。双下肢不肿，四肢肌力、肌张力正常，病理反射未引出。

辅助检查：无。

四诊合参

患者神清，精神尚可，面色萎白，近半年来出现食欲减退，不思饮食，上腹部满闷不舒，饮食后温敷揉按可缓解，时感疲倦乏力，少气懒言。夜寐尚可，二便尚调。舌淡，苔白腻，脉细弱。

病机分析

本病病位在胃，与肝、脾关系密切。《灵枢·营卫生会篇》谓："人受气于谷，谷入于胃，以传于肺，五脏六腑皆以受气。"故云脾胃为后天之本，气血生化之源，患者素体脾胃气虚，中焦升降无力，运化无权，脏腑失和，气机不畅，发为本病。脾胃气虚运化无力，津液饮食不消，滞于中焦，故见上腹部胀满；气血生化不足，不能上荣于面部，故见面色萎白；正气不足，肌肉失养，故见疲倦乏力，少气懒言等气虚之证。舌淡，苔薄白，脉细弱，为脾胃虚弱之佐证。

诊断辨证

中医诊断：胃痞（脾胃虚弱型）。

西医诊断：反流性食管炎。

治则

益气健脾，和胃调中。

治法

内服：拟方如下。

党参 15g	炒白术 15g	白茯苓 15g	炒薏苡仁 15g
木香 6g	砂仁 6g	大枣 6g	山药 30g
黄精 10g	炙甘草 6g		

×7剂，日1剂，煎服，分早晚两次温服

方解：方中党参性甘平，归脾、肺经，功能补中益气，生津养血，可大补脾胃之气，故为君药。白术补气健脾，助脾运化，以资气血生化之源，与党参相须为用，益气补脾之力更强，补一身之气；茯苓喜运恶滞，薏苡仁益气健脾，两药合用，可增强健脾助运、下气除满之效；木香、砂仁健脾和胃，畅达气机，以宽胀闷；大枣甘温益气，可补脾虚；患者久病气虚，脾胃运化失权，山药、黄精健脾补虚；炙甘草益气和中，可增强诸药益气补中之功，又可调和诸药。诸药合用，可健补脾胃之气，以司运化之职，共成益气健脾之功。

二诊

患者1周后复诊，诉上述症状较前好转，舌脉同前，原方继服。

病案讨论

胃痞的主要病因为感受外邪、饮食所伤、情志失调、素体脾虚。六淫之邪侵袭人体，可结于中焦，阻碍脾胃气机。饮食入胃，脾胃受之，饮食不节、饮食偏嗜可影响脾胃运化功能，而见"心下痞硬，干噫食臭"。脾与胃在生理和病理上相互影响，若脾胃虚弱，纳运失司，气滞不行，气血衰少，则痞满纳呆。素体脾虚与胃痞有密切联系。《景岳全书·痞满》有云："脾虚不运而痞塞不开。"《证治汇补·痞满》曰："大抵心下痞闷，必是脾胃受亏。"《类经·疾病类》指出："涩因脾弱，故病脾积及心腹时满。"均说明脾虚可生痞。脾与胃相表里，一升一降，阴阳相济，共司消化，为气血津液之源泉，而健脾益胃为治胃痞之基础。

对于素体虚弱或后期损伤脾胃者，临床表现多见胃脘满闷，喜温，纳差，疲乏，舌淡红，边齿痕，舌体胖大，苔薄白或腻等症状，治以理气健脾消痞，常以香砂六君子汤化裁。气虚者可因推动无力而见气滞，故气滞甚者用砂仁以加强行气之功，此方既可益气健脾，兼以行气，能达到除胀消痞的效果；若因土虚木乘而见肠鸣腹泻者，以痛泻要方止泻；脾胃虚弱而无力推动便秘者，加白术益气及仁类中药润肠。胃痞的治疗，须"谨守病机，各司其属"，探其病所在而治之，以求其气机通畅。胃痞多本虚标实，应通补兼施，补而不碍气机，调气而不伤正，慎用开破之品。

《素问·上古天真论篇》记载："法于阴阳，和于术数，饮食有节，起居有常，不妄作劳""虚邪贼风，避之有时，恬淡虚无，真气从之，精神内守，病安从来"，脾胃重在后天养护，患者饮食应忌辛辣刺激、过甜油腻、过烫过凉的食物，不可暴饮暴食或过饥不食，应清淡均衡饮食，按时就餐；勿熬夜，保持情绪舒畅，懂得调节情志；予焦虑患者安慰，给低落患者鼓励，做到言语配合药物，达到共同治愈疾病的作用。

（芮 蓉 杨燕青）

 胃痞（慢性浅表性糜烂性胃炎）

病案

毛某，男，71岁。

初诊

主诉：中上腹胀满不适 3 周，加重 1 周。

病史：患者于 2 月前进行肝脏移植手术，3 周前出现中上腹胀满不适，外院诊断为"消化不良"，服用多潘立酮后效果不佳。1 周前晚餐后胃胀加重。纳呆，大便干燥，小便黄。舌红，少津开裂，脉弦细无力。

查体：神清，精神尚可。全腹软，按之不痛，无反跳痛。麦氏点无压痛及反跳痛，墨菲征（－），肠鸣音不明显，无亢进。下肢肌力正常，病理反射未引出。

辅助检查：外院胃镜示慢性浅表性糜烂性胃炎。

四诊合参

胃脘胀痛，胁部隐痛，嗳气呃逆，口干口苦。纳呆，大便干燥，小便黄。舌红，少津开裂，脉弦细无力。

病机分析

本案患者由于年老体衰，又经历肝脏移植手术。肝阴不足，则见胁部隐痛；胃阴不足，则见口干口苦；胃气上逆，则嗳气呃逆；肠燥津亏，则见小便黄，大便干燥。舌红，少津开裂，脉弦细无力，均为气阴两伤之象。

诊断辨证

中医诊断：胃痞（气阴两虚型）。

西医诊断：慢性浅表性糜烂性胃炎。

治则

滋阴益气，降逆和胃。

治法

内服：拟方如下。

南沙参 15g	石斛 15g	山药 30g	白扁豆 12g
太子参 15g	凤凰衣 6g	刀豆 10g	旋覆花 15g
煅赭石 15g	莪术 10g		

×7 剂，日 1 剂，煎服，分早晚两次温服

方解：方中南沙参、石斛，养阴益气，生津润燥为君药。山药、白扁豆，健脾养胃为臣药。佐以旋覆花、煅赭石、刀豆降逆止呃；莪术行气祛瘀；凤凰衣养阴生肌为佐使药。诸药合用，益气生津，养阴润燥，补虚消痞。

二诊

服药后胃胀明显减轻，大便畅通，未出现肝区不适，口苦仍有，尿黄，舌红，脉弦。加茵陈 10g、连翘 6g，清中焦郁热，7 剂。

随访

患者服药两周，症状全消，守原方之法调理 3 月余，随访未见复发。

病案讨论

痞满是由表邪内陷、饮食不节、痰湿阻滞、情志失调、脾胃虚弱等导致脾胃功能的紊乱、升降失调、胃气壅塞而成的以胸脘痞塞满闷不舒、按之柔软、压之不痛、视之无胀大之形为主要临床特征的一种脾胃病症。《伤寒论》对本病症的理法方药论述颇详，如"但满而不痛者，此为痞""心下痞，按之濡"，提出"痞"的基本概念。《丹溪心法·痞》将痞满与胀满做了区分："胀满内胀而外亦有形，痞则内觉痞闷，而外无胀急之形。"《景岳全书·痞满》对本病的辨证颇为明晰；"痞者，痞塞不开之谓；满者，胀满不行之谓。盖满则近胀，而痞则不必胀也。故痞满凡有邪有滞者，实痞也；无物无滞而痞者，虚痞也。"本案属虚痞，肝胃气阴两伤，气不得行，津不得敷布，故以益气养阴、健脾和胃之品补其虚，降消之品调其气，二诊即得显效，守方续进。

（沈　宇　杨燕青）

胃痛（慢性浅表性糜烂性胃炎）

病案

杨某，女，67岁。

初诊

主诉：中上脘胀痛2月，加重1周。

病史：患者2月前因情绪不佳，出现中上脘胀痛，外院就诊呼气试验示"幽门螺杆菌（＋）"，服用奥美拉唑、甲硝唑、克拉霉素、枸橼酸铋钾联用1月后，复查转阴，但胀痛症状未曾缓解。1周前患者郁怒后中上脘胀痛加剧，伴呃逆频频。大便黏腻，小便短黄，纳差食少，夜寐尚可。舌红，苔黄，脉弦数有力。

查体：神清，精神亢奋，全腹软，中上腹轻压痛，无反跳痛，肝脾肋下未及，麦氏点无压痛及反跳痛，墨菲征（－），肠鸣音4次/分钟，无亢进。双下肢肌力正常，病理反射未引出。

辅助检查：外院胃镜显示慢性浅表性糜烂性胃炎。

四诊合参

胃脘胀痛，呃逆不止，嗳气吞酸，烦躁易怒。大便黏腻，小便短黄，纳差食少，夜寐尚可。舌红，苔黄，脉弦数有力。

病机分析

肝主疏泄，脾主运化，肝气宜条达，脾气宜升健。患者因情志失调，以致肝气犯胃，阻碍气机，气滞不通，而见腹胀腹痛。中焦积热，饮食不化，则见嗳腐吞酸，纳差食少，食滞挟热下迫大肠，则见大便黏腻，小便短黄，舌红，苔黄腻，均为中下焦湿热之象。

诊断辨证

中医诊断：胃痛（肝火犯胃、湿热中阻型）。

西医诊断：慢性浅表性糜烂性胃炎。

治则

行气导滞，降逆止呃，清热化湿。

治法

内服：拟方如下。

柴胡 6g	半夏 12g	黄芩 12g	旋覆花 15g
煅赭石 15g	苏败酱 15g	浙贝母 15g	紫苏梗 12g
马齿苋 15g	制厚朴 10g		

×7 剂，日 1 剂，煎服，分早晚两次温服

方解：方中柴胡疏肝理气，半夏降逆和胃，黄芩兼清里热，三药合用辛开苦降，共为君药。臣以旋覆花、煅赭石、浙贝母，调节气机，消痞散结。苏败酱、马齿苋清热祛湿，祛瘀止痛为佐药。制厚朴行气宽中为使药。诸药合用，使肝气得舒，胃气得降，里热得清，痞气得除。

二诊

服药 3 日即胀痛大减，大便通畅。现症稍有胃隐痛，偶有反酸、口干，略感乏力。舌红，苔薄，脉细数。予原方加太子参 9g、南沙参 9g 以滋阴益气，共 7 贴。

随访

患者服药两周，症状全消，随访半年无复发。

病案讨论

胃痛是由胃气阻滞，胃络瘀阻，胃失所养，不通则痛导致的以上腹部胃脘部发生的疼痛为主症的一种脾胃肠病。《素问·天元正纪大论篇》谓："木郁发之，……民病胃脘当心痛，上支两胁，膈咽不痛，饮食不下。"《素问·至真要大论篇》谓："厥阴司天，风淫所胜，民病胃脘当心而痛。"又见《素问·宝命全形论篇》谓"土得木而达"都说明了脾胃的受纳运化、中焦气机的升降，依靠肝的疏泄，一旦功能出现紊乱，就会造成木旺克土，木虚土乘的变化。忧思恼怒，情志不遂，肝失疏泄，肝郁气滞，横逆犯胃，最终导致胃气失和，胃气阻滞，引发胃痛。

本病案患者因情志不遂，忧思恼怒，导致肝失疏泄，肝郁气滞，肝胃失和引发了胃痛。又因《杂病源流犀烛·胃病源流》云："胃痛，邪干胃脘病也。……唯肝气相乘尤甚，以木性暴，且正克也。"肝郁日久，化火生热，邪热犯胃，故首诊以小柴胡汤合旋覆代赭汤调肝和胃，以行气导滞、清热化湿之品快速除其湿热食滞，得奏良效。二诊里热得清，以其热盛伤胃阴，疏肝理气与滋阴清热合用，标本兼治。

（沈　宇　杨燕青）

胃肠蕈（胃肠息肉）

病案

孔某，女性，58岁。

初诊

主诉：胃肠息肉摘除术后1月余。

病史：患者半年前反复出现腹胀、便秘，口苦口干，经外院胃肠镜检查示横结肠、直肠多发息肉，最大3mm，予内镜下摘除；胃多发息肉20余枚，另行住院予以摘除，病理提示增生性息肉。既往有高脂血症、糖尿病、高血压史。夜寐易醒，多梦。舌红，多细小裂纹及瘀点，苔前少边后薄腻，脉细弦。

查体：患者神清，精神可，呼吸平稳。心率74次/分，律齐。腹部膨隆，按之质软，无压痛，双下肢无水肿，四肢肌力、肌张力正常。

辅助检查：无。

四诊合参

患者胃肠息肉摘除术后1月余，腹胀便秘，口苦口干，性烦急，时作眩晕。夜寐易醒，多梦。舌红，多细小裂纹及瘀点，苔前少边后薄腻，脉细弦。

病机分析

患者平素情志不畅，肝火上炎，上扰清阳，则见眩晕、口苦；肝气不舒，横逆犯胃，则见腹胀；火盛伤阴，则见口干、便秘；热扰神明，则夜寐易醒，多梦。舌红，多细小裂纹及瘀点，属热盛伤阴，久则瘀热互结；苔前少边后薄腻，属气阴两虚在上，下有湿热之象。

诊断辨证

中医诊断：胃肠蕈（气阴两伤型）。

西医诊断：胃肠息肉（多发性、增生性）。

治则

益气养阴，清热解毒，祛瘀散结。

治法

内服：拟方如下。

南沙参15g	太子参15g	藤梨根15g	僵蚕10g
蜂房6g	野葡萄藤15g	凤凰衣6g	木蝴蝶6g
老翘壳6g	败酱草15g	生决明30g	甘草6g

×7剂，日1剂，煎服，分早晚两次温服

方解：首诊中南沙参、太子参为君药，太子参性平，味甘、微苦，归脾、肺经，功擅益气健脾、生津润肺，兼有宁心安神的作用；南沙参始载于《神农本草经》："味苦微寒，主血积惊气，除寒热，补中益气，久服利人。"《本草纲目》论曰："沙参甘淡而寒，其体轻虚，专补肺气，因而益脾与肾，故金能受火克者宜之。"另临床也认为沙参具有安魂定魄之功。臣以僵蚕、蜂房化痰攻毒散结，二者为肠息肉经验药对；野葡萄藤、藤梨根清热解毒，消肿散结。佐以凤凰衣、木蝴蝶养阴清肺利咽；败酱草、老翘壳清热解毒、消痈散结；生决明、虎杖泻热通便。甘草调和诸药。

二诊

1 周后复诊，口干口苦缓解，大便通畅，一日一行，心情较前明显舒畅。上方加木芙蓉叶 10g、蜀羊泉 10g，继续服用 7 剂。

三诊

服上方，口干口苦已平，腹胀便秘已减，去败酱草、老翘壳，加百合 15g、生地黄 15g，继续服用 7 剂。

随访

三诊之后，腹胀便秘、口苦口干诸消化道症状已平，转为治本之法，复其气阴两伤，辅以安神定魄，如此以往半年余，其本渐复。

病案讨论

代谢综合征是肠息肉发生的重要因素，本案患者即往高血压、糖尿病、高脂血症、腹型肥胖四征俱全，与胃肠多发息肉之间存在着重要关联。平素嗜食肥甘厚味或饮酒过度，易损伤脾胃，脾胃亏虚，水谷津液失于运化，运化失常，酿生湿浊，湿浊不除，阻滞气机，肝失疏泄条达而为气滞；湿浊郁而化热，而为湿热；若素体阳虚，或湿伤阳气，损及脾肾，则为寒湿；湿浊日久不除，黏滞而为痰湿，诸种病邪，停留血脉，血失运畅，则为瘀血，最终湿浊、痰浊、瘀血等病理产物淤积于肠壁而为息肉。故而肠息肉之治法既要求本，又要祛邪，二者常需兼顾，且非一时之功。多发性息肉复发率常较高，临床治疗尤应重视解毒消浊、散结化瘀，根据毒、浊、结、瘀的病机不同，配合相应治疗之法。本案患者首诊所用为经验方，常用于肠息肉及大肠癌术后属气阴两伤证，二诊加木芙蓉叶、蜀羊泉增强解毒散结之功，三诊酌加百合地黄汤养阴安神，标本同治。

（吴天芯　杨燕青）

肠蕈（结直肠息肉）

病案
蔡某，男性，66 岁。

初诊

主诉：肠息肉摘除术后，大便黏滞不爽 1 月余。

病史：患者慢性腹泻 1 年余，1 月前行肠镜检查时发现直肠、升结肠有多发性息肉，最大者直径 7mm，予内镜下圈套器摘除，术后病理示直肠、升结肠管状腺瘤，伴上皮内低级别瘤变。患者平时喜肉食，少运动，糖尿病史。胃纳不佳，腹满时胀，乏力，夜寐尚可。

舌胖色淡，苔薄腻脉细滑。

查体：神清，精神可，心率 78 次 / 分，律齐，双肺呼吸音清，未及干湿啰音。腹部肥胖松软，无压痛、反跳痛，双下肢无水肿，四肢肌力、肌张力正常。

辅助检查：肠镜检查提示直肠、升结肠多发性息肉。

四诊合参

患者神清，精神尚可，腹型肥胖。肠息肉摘除术后，大便黏滞不爽，粘于马桶屡冲不下，每日 1~3 次，面多油垢，口黏口苦。胃纳近日不佳，腹满时胀，乏力，夜寐尚可。舌胖色淡，苔薄腻，脉细滑。

病机分析

患者素来饮食不节，嗜食肥厚，湿热内生，蕴结肠道，滞而不去，久则痰浊膏脂化为有形之息肉；湿热蕴结，津液回摄失调，而见大便黏滞不爽；湿邪困脾，运化失司，故见腹胀纳差，乏力；湿热上冲，则见口黏口苦；舌胖色淡，苔薄腻，脉细滑均为脾虚湿热之象。

诊断辨证

中医诊断：肠蕈（脾虚湿热型）。

西医诊断：结直肠息肉。

治则

益气健脾，清热化湿，祛瘀散结。

治法

内服：拟方如下。

黄芪 30g	炒白术 10g	蒲公英 15g	败酱草 30
预知子 10g	薏苡仁 30g	僵蚕 10g	蜂房 6g
茵陈 15g	藿香 10g	凌霄花 6g	鬼箭羽 30g
黄连 10g	白花蛇舌草 15g	蚕茧壳 6g	

×7 剂，日 1 剂，煎服，分早晚两次温服

方解：本案患者证属脾虚气弱，湿热内蕴之象，当下治法拟以益气健脾、清热化湿为要。方中黄芪为君，益肺脾气，略带升提，以止其泻。臣以炒白术、薏苡仁健脾除湿，藿香、茵陈芳香化湿，预知子疏肝理气，僵蚕、蜂房化痰散结，以防无形之痰浊聚为有形之息肉。佐以白花蛇舌草、败酱草清热解毒、消痈止痢，凌霄花、鬼箭羽祛风止痛，活血散结，黄连清热燥湿，泻火解毒，蚕茧壳清热养阴，四药相合兼有防治糖尿病之效。诸药合用，共奏益气健脾、清热化湿、祛瘀散结止痢之功。

二诊

1 周后复诊，大便黏滞改善，每日 1~2 次，腹胀减轻，心情较前明显舒畅。现症大便偏溏，胃纳渐开，舌脉同前。上方加黄柏 10g、西砂仁 6g，继续服用 7 剂。

三诊

服上方，大便已成型，日行 1 次。近日咳痰色黄、黏腻，舌质红，苔黄腻，脉弦滑。

加胆南星 15g。继续服用 7 剂。

随访

随证治疗 1 月余,湿热得化,舌质淡红,苔薄白,脉细略滑,其后以健脾助运、消覃散结为防复发之要。

病案讨论

肠息肉在中医上被称为"肠覃""积聚""伏梁""癥瘕""肠僻"等。早在先秦时期即有所阐述,如《灵枢·五变》篇:"人之善病肠中积聚。"《内经》中首次提及"息肉",《灵枢·水胀》中云:"寒气客于肠外,与卫气相搏,气不得荣,因有所系,癖而内着,恶气乃起,息肉乃生。"本病病位在肠,与脾胃、肝肾密切相关,主要病机为本虚标实,以脾虚为本,痰湿、湿热、瘀血为标,标实阻滞肠道而成。本案肠息肉的发病与饮食不节制、过食肥厚有关。湿热蕴结,致使脾失健运,日久湿热蕴毒下迫大肠,伤及肠腑脉络,积聚而成。首诊标本兼治,以益气健脾、清热化湿之法,二诊诸症改善,随加黄柏、砂仁,取封髓丹之意,滋阴降火,固精封髓。《医宗金鉴·医方论》:"若缩砂仁者,以其味辛性温,善能入肾,肾之所恶在燥,而润之者惟辛,缩砂仁通三焦达津液,能内五脏六腑之精而归于肾。"三诊受外邪所引有痰热之象,加胆南星清热化痰。肠息肉临床治疗以预防复发为首要,故而在中药调理体质偏盛之余,应重视运动、饮食、心理等生活调摄。

(吴天芯 杨燕青)

腹痛(肠易激综合征)

病案

张某,男性,63 岁。

初诊

主诉:脐周隐痛半月,加重 1 周。

病史:患者近 1 年来反复出现腹痛腹泻,平均每月 3~4 次,外院肠镜检查无异常。半月前无明显诱因下出现脐周隐痛,腹部胀闷,时作时止,未服药治疗。1 周前患者与家人争吵后,自觉腹痛症状加重,伴有胸闷,今来我院就诊。小便可,大便稀溏,夜寐欠安,纳少。舌质红,中有裂纹,苔薄白,脉弦。

查体:神清,精神可,对答切题。心肺听诊、叩诊正常,脐周轻压痛,无反跳痛,双下肢未见水肿,双下肢肌力正常,病理反射未引出。

辅助检查:无。

四诊合参

患者神清,精神可,对答切题。患者症见脐周隐痛,痛引少腹,伴腹部胀闷,矢气则舒,时作时止,兼胸胁胀满,咽部不适,小腿内侧拘挛。小便可,大便稀溏,夜寐欠安,纳少。舌质红,中有裂纹,苔薄白,脉弦。

病机分析

患者平素饮食不节，损伤脾胃，脏腑之气通降不利，气机阻滞不通，不通则痛，故见脐周隐痛，腹部胀闷；且患者平素情绪易激动，精神易紧张，情志不畅则肝失疏泄，肝气郁结，气机阻滞，故见胸胁胀满，夜寐欠安；患者肝脾不调，脾失健运，故大便稀溏；舌质红，苔薄白，中有裂纹，脉弦，皆为肝郁气滞之佐证。

诊断辨证

中医诊断：腹痛（肝郁气滞型）。

西医诊断：肠易激综合征。

治则

疏肝解郁，理气止痛。

治法

内服：拟方如下。

柴胡 10g	炒川楝子 10g	乌药 6g	小茴香 6g
炒白芍 30g	陈皮 10g	炒白术 30g	防风 10g
半夏 10g	炒瓜蒌皮 15g	桔梗 6g	莲子 15g
茯神 30g	灵芝 10g	木瓜 10g	路路通 15g
炙甘草 10g			

×7 剂，日 1 剂，煎服，分早晚两次温服

方解：方中以柴胡为君药，苦辛入肝胆经，功擅调达肝气而疏郁结。川楝子、乌药、小茴香理气止痛，疏肝经气滞，为臣药。白芍养血柔肝，缓急止痛，陈皮入肝行气，白术健脾燥湿、防风升散，助祛湿健脾之效，为佐药。白术补脾燥湿培土，配伍白芍可于土中泻木，防风具有升散之性，配伍白术以鼓舞脾之清阳，合白芍、陈皮以助理气疏郁，补脾柔肝，寓疏于补，扶土抑木。半夏、瓜蒌皮、桔梗理气宽胸，化痰利咽；莲子、茯神、灵芝宁心安神；木瓜、路路通舒筋活络；炙甘草补益脾气，调和诸药，使肝郁得疏，气滞得畅。

患者 1 周后复诊，诉服药后上述症状有所改善，偶见胸胁满闷，舌红，苔薄白，脉弦。继续予以理气止痛，调整处方如下。

柴胡 10g	炒川楝子 10g	乌药 6g	小茴香 6g
陈皮 10g	防风 10g	炒瓜蒌皮 15g	半夏 10g
莲子 15g	茯神 30g	灵芝 10g	木瓜 10g
路路通 15g	檀香 6g	木香 6g	桂枝 30g
延胡索 15g	地龙 15g	炙甘草 10g	

×7 剂，日 1 剂，煎服，分早晚两次温服

患者复诊，自诉症状明显缓解，偶感口渴，舌红，苔薄白，脉弦。调整处方如下。

柴胡 10g	炒川楝子 10g	乌药 6g	小茴香 6g
陈皮 10g	防风 10g	半夏 10g	炒瓜蒌皮 15g
莲子 15g	茯神 30g	灵芝 10g	木瓜 10g
檀香 6g	木香 6g	桂枝 30g	延胡索 15g
地龙 15g	制五味子 6g	炙甘草 10g	

×7 剂，日 1 剂，煎服，分早晚两次温服

四诊

患者复诊，自诉腹痛症状基本消失，睡眠仍然欠佳，调整处方如下。

柴胡 10g	乌药 6g	陈皮 10g	防风 10g
半夏 10g	炒瓜蒌皮 15g	莲子 15g	茯神 30g
灵芝 10g	木香 6g	桂枝 30g	地龙 15g
龙骨 30g	牡蛎 30g	黄芩 10g	天花粉 15g
炙甘草 10g			

×7 剂，日 1 剂，煎服，分早晚两次温服

病案讨论

秦景明《症因脉治·腹痛论》指出："痛在胃之下，脐之四旁，毛际之上，名曰腹痛。"腹痛的病因多为感受外邪、饮食所伤、情志失调、素体虚弱及劳倦内伤等，导致气机阻滞、脉络痹阻或经脉失养而发生腹痛。其病位在脾、胃、肝、胆、肾等多个脏腑，基本病机为"不通则痛"或"不荣则痛"。

腹痛治疗以"通"字立法，《医学真传》云："夫通则不痛，理也，但通之之法，各有不同。"应根据临床辨证，随病机兼夹变化，灵活运用。本案中患者腹痛时作时止，伴情志不畅，胸胁不舒，为肝郁气滞证，治当疏肝理气，常用柴胡等理气药。理气药多香燥，具有耗气伤津之弊，方中柴胡调达肝气，配伍白芍不仅养血柔肝，养肝之体，利肝之用，同时以制理气药的香燥之性。

腹痛患者平素应注意起居有常，饮食有节，调畅情志。若患者出现腹痛甚、拒按、冷汗淋漓、四肢不温、呕吐不止、暴泻不止，应警惕出现脱证，应立刻急诊就医，避免贻误病情。

（芮 蓉 杨燕青）

泄泻（慢性结肠炎）

病案

王某，女性，48 岁。

初诊

主诉：腹胀腹泻 2 月余，加重 5 天。

病史：患者2月前无明显诱因下出现腹胀、腹泻，曾于外院就诊，明确诊断为"慢性结肠炎"，后仍间歇性发作。5天前户外吹风后腹泻加重，伴红疹隐隐。患者既往有糖尿病史15年。夜寐欠佳，纳食欠佳。舌质红，苔黄腻，脉滑数。

查体：神清，精神尚可。腹部及四肢见细小红色丘疹密布，全腹软，无压痛及反跳痛，肝脾肋下未及，叩诊鼓音，移动性浊音（–）。双下肢未见水肿，双下肢肌力正常，病理反射未引出。

辅助检查：外院肠镜提示慢性结肠炎。

四诊合参

患者神清，精神尚可，对答切题。患者腹胀腹泻，大便日行3~4次，泻下急迫，肛门重坠，泻下臭秽，小便短黄，腹部及四肢红疹隐隐，夜寐欠佳，纳食欠佳。舌质红，苔黄腻，脉滑数。

病机分析

患者因外感风邪，郁于肌表，而见红疹，素体湿热，湿热侵犯肠道，阻碍气机，气滞不通，则腹痛腹胀；湿热侵袭肠道，气机紊乱，清浊不别，水液下趋，则泻下急迫；肠道湿热不散，秽浊蕴结不消，则腹泻质黄稠、秽臭；热邪伤津，泻下耗液，则见小便短黄；舌质红，苔黄腻，脉滑数，为湿热内蕴之象。

诊断辨证

中医诊断：泄泻（肠道湿热、外感风邪型）。

西医诊断：慢性结肠炎。

治则

清热利湿，疏风透疹，健脾益气。

治法

内服：拟方如下。

黄芪 30g	炒白术 15g	白扁豆 10g	藿香 10g
土茯苓 15g	黄柏 15g	荆芥 15g	炒蒺藜 15g
蝉蜕 10g	牡丹皮 15g	地骨皮 30g	鬼箭羽 15g
蚕茧壳 10g	茯神 15g		

×7剂，日1剂，煎服，分早晚两次温服

方解：方中黄芪健脾补中，升阳举陷；土茯苓解毒、除湿；地骨皮清热、凉血；黄柏、牡丹皮清热燥湿，厚肠止泻；鬼箭羽、蚕茧壳、炒蒺藜活血解毒；蝉蜕、荆芥解表疏风；茯神宁心利水；炒白术健脾益气，燥湿利水；白扁豆健脾化湿；藿香化湿醒脾。诸药合用以解毒除湿，疏风透疹，健脾益气。

1周后复诊，患者服上方，风疹、腹泻症状较前明显好转，舌脉如前，效不更方，续进7剂。

随访

患者服药两周，症状全消，随访无复发。

病案讨论

泄泻主要由感受外邪、饮食所伤、情志失调、脾胃虚弱、命门火衰等导致脾虚湿盛，脾失健运，大小肠传化失常，升降失调，清浊不分，而成泄泻。病位在脾胃肠。

该患者病属泄泻肠道湿热证，兼感风邪，治疗当以清热利湿、疏风透疹、益气健脾为主。故方药中选用土茯苓、地骨皮、黄柏、牡丹皮、蚕茧壳解毒除湿，清热凉血，鬼箭羽、蝉蜕、炒蒺藜、荆芥疏风透疹。然《医学集成》有云："泄泻之证，无不本于脾胃。脾胃强，则水谷腐熟，而化气化血。"湿热所引起的泄泻，也多在脾虚的基础上产生。脾虚失运，可造成湿盛，而湿盛又可影响脾的运化，故脾虚与湿盛是互相影响、互为因果的。故用炒白术、白扁豆、藿香健脾利湿。脾虚与湿热互结为因，治疗当利湿兼顾健脾。

（武鹏涛　杨燕青）

湿阻（胃肠功能紊乱）

病案

张某，女，79岁。

初诊

主诉：大便黏腻伴咽干口黏半月余。

病史：患者半月来自觉咽喉干、口黏，四肢困重，无水肿，心烦，纳呆，大便黏腻不爽，尿少色黄，服用清咽利喉颗粒、气滞胃痛颗粒后不得缓解，遂来中医就诊。舌红，边有齿痕，苔厚腻，脉濡数。

查体：神清，精神可，面色无华，口唇干燥，双眼睑无水肿。无颈静脉怒张。两肺呼吸音清，未闻及干湿啰音。心律齐。腹软无殊。双下肢无水肿，病理反射未引出。

辅助检查：无。

四诊合参

患者面色无华，口唇甘淡黏腻，神疲体乏，肢体困重，未见水肿，大便黏腻不爽。患者发病半月余，诉食肥甘厚腻后易便溏。舌红，边有齿痕，苔厚腻，脉濡数。

病机分析

患者半月前发病，正值暑湿节气，外感暑湿，湿性黏腻重浊，阻滞中焦，致脾不能升清，胃不能降浊，脾胃运化失司，故纳呆，口黏，大便黏滞不爽；脾为生痰之源，脾虚则痰湿内生，故咳痰，痰少质黏；脾主肌肉，水津失于转输，困于肌肤则四肢困重；暑湿伤津，尿少，湿从热化，尿色黄；舌红边有齿痕，苔厚腻，脉濡数，皆为湿热中阻佐证。

诊断辨证

中医诊断：湿阻病（湿热中阻型）。

西医诊断：胃肠功能紊乱。

治则

清热利湿，健脾化痰。

治法

内服：拟方如下。

黄连 10g	栀子 10g	半夏 12g	厚朴 10g
石菖蒲 15g	芦根 10g	豆豉 10g	荷叶 15g
薏苡仁 30g	滑石 15g	陈皮 10g	白茯苓 15g
大腹皮 15g	白芷 10g	苍术 10g	

×7 剂，日 1 剂，煎服，分早晚两次温服

方解：方中黄连、栀子为君，苦寒清热燥湿；半夏、厚朴苦温燥湿；石菖蒲芳香化湿，豆豉宣郁透热，芦根清热生津，三者合用芳香燥湿、清热生津；配以滑石、鲜荷叶利水渗湿；加陈皮、薏苡仁健脾除湿；大腹皮、白茯苓淡渗利湿；白芷、苍术芳香解表燥湿。诸药合用，清热利湿，健脾化痰。

二诊

1 周后复诊，患者大便黏腻较前好转，咽干、心烦、尿少色黄改善，胃纳可。现症见咽喉干，口黏，偶有咳痰，痰少质黏，四肢困重，夜寐尚安。舌红，边有齿痕，苔腻，脉细濡。上方加枇杷叶以清热化痰，续予 7 剂。并嘱其注意饮食清淡，适当运动。

三诊

患者 1 周后再复诊，诉咽干口黏、四肢困重明显好转，小便如常。现症见偶有便溏，口淡，无咳嗽咳痰，夜寐尚安。舌淡红，边有齿痕，苔薄腻，脉濡。效不更方。

病案讨论

湿阻病多指湿邪阻滞中焦，运化功能减弱，以脘腹满闷，肢体困重，纳食呆滞等为主要临床特征。湿阻病位在脾。脾为湿土，喜燥恶湿，湿必归脾而害脾。湿阻病因有外湿与内湿之分。《临证指南医案·湿》言："其伤人也，或从上，或从下，或遍体皆受，此论外感之湿邪，著于肌躯者也"，外湿为外感，从肌肤体表而入，内湿为内生湿邪，与脾胃失司，运化失常有关。无论外感、内伤，二者在发病过程中相互影响，外感湿邪，则多犯脾胃，脾失健运，湿从脾生，而脾失健运又易感外湿。湿邪致病起病较缓，且为阴邪，湿邪重浊，故致病迁延日久，病程缠绵，在疾病发展过程中，湿邪易趋向寒化，或热化，疾病治疗当区分寒热，即寒湿与湿热之分。治疗原则以祛湿、健脾为主，临床常施以芳香化湿、辛苦燥湿、淡渗利湿、祛风胜湿之法。该患者湿热中阻，治以清热利湿，健脾化痰，当注意不可过于苦温燥湿，加重郁热，同时细心调理避免伤阴。

（陶 莹 杨燕青）

热秘（功能性便秘）

病案

曹某某，男，73岁。

初诊

主诉：大便秘结1月余。

病史：患者大便秘结1月余，3~4日一行，需依赖开塞露。小腹胀满，身热汗出，胸背部皮肤刺痛感，口苦、口黏，咽干。纳差，小便欠畅，夜寐梦扰。舌暗，苔白厚，舌底静脉瘀曲，脉左细、右弦滑。

查体：神清，精神尚可，面色红赤。两肺呼吸音清，未闻及干湿啰音。心律齐，未及杂音。下腹胀满拒按。双下肢无水肿，四肢肌力、肌张力正常，病理反射未引出。

辅助检查：无。

四诊合参

患者神清，精神可，面色红赤。患者平素畏热，大便干结，1月前开始加重，依赖开塞露，小腹胀满，潮热汗出，自觉口苦，咽干，夜卧梦扰，小便欠畅。舌暗，苔白厚，舌底静脉瘀曲，脉左细、右弦滑。

病机分析

本病的病位在大肠，总属大肠传导失司，与脾、胃、肺、肾有密切关系。患者素体阳热有余，邪入阳明，耗伤大肠津液，通降失常，则大便干结，小腹胀满；阳明热盛，逼迫津液外出，则身热汗出，畏热，咽干；患者少阳经气不利，胆热郁结于中焦，上扰而见口苦；肝胆疏泄失常，中焦湿浊瘀阻，故口黏，纳差；气机升降失司，久则气滞血瘀，故胸胁刺痛。患者证属"少阳阳明合病兼中焦湿浊"。舌暗，苔白厚，舌底静脉瘀曲，脉左细、右弦滑，皆为佐证。

诊断辨证

中医诊断：热秘（少阳阳明合病兼中焦湿浊型）。

西医诊断：功能性便秘。

治则

峻下热结，和解少阳，升清降浊。

治法

内服：拟方如下。

大黄 6g	芒硝 6g	枳实 15g	制厚朴 30g
僵蚕 15g	片姜黄 6g	蝉蜕 6g	黄芩 12g
柴胡 10g	制半夏 10g	胆南星 20g	竹茹 6g
煅赭石 15g	生麦芽 15g		

×7剂，日1剂，煎服，分早晚两次温服

方解：首诊中生大黄苦寒，泻热通便，荡涤胃肠积热，芒硝咸寒，软坚润燥，枳实、厚朴行气散结除满，四药同用，行气消滞，峻下热结，急下存阴。僵蚕清化而升阳，蝉蜕清虚而散火，姜黄辛苦，破血行气，与大黄合用，四药升降相因，上清下浊，内外通和，宣畅气机。柴胡入肝胆经，疏泄气机，透泄少阳半表之邪；黄芩苦寒，清泄少阳半里之热，两者配伍共奏和解少阳之功。半夏燥湿化痰。胆南星、竹茹清热化痰，清火除烦；煅赭石入肝经，清热去火；佐以生麦芽健脾开胃，行气消积。诸药合用，共奏峻下热结、和解少阳、升清降浊之功。

1周后复诊，患者下腹胀满好转，大便2~3日一行，无需开塞露。现症见潮热汗出，胸背部皮肤刺痛感，口苦、口黏，咽干。纳差，小便欠畅，夜寐梦扰，舌脉同前。上方续用。并嘱其多饮温水，多食新鲜蔬菜、蜂蜜，并养成定时排便的习惯。

病案讨论

便秘在中医上根据病因、症状等不同有不同的名称，"大便难""脾约""阴结"等。《济生方》言"五脏伤和，三焦气涩，运掉不得，于是乎壅结于肠胃之间，遂成五秘之患。夫五秘者，风秘、气秘、湿秘、寒秘、热秘是也。"现代多将便秘按发病特点分为实秘和虚秘。实秘为热秘、气秘、寒秘；虚秘为气虚秘、血虚秘、阴虚秘、阳虚秘。

临床上该患者发病证型较为复杂，可以换一种思路治疗。仲景对便秘的治疗中，体现了寒、热、虚、实不同的发病机制，如承气汤的苦寒泻下，麻子仁丸的养阴润下，厚朴三物汤的理气通下，以及蜜煎导法。该患者病因病机分析可见证属少阳阳明合病，但身热、口干、大便秘结且腹部胀满拒按，里热象胜于口苦，可见合病偏重于阳明经，故治疗可选大承气汤为主方加减，以峻下热结，又急下存阴，并加柴胡、黄芩配伍和解少阳。患者热郁、湿郁明显，中焦湿浊阻滞，故加用升降散以取其"升之、散之、扬之"之意，治以升清降浊，内外通和，疏风清热，调节气机。上方服用后患者症状改善，嘱续服。

（陶　莹　杨燕青）

胆瘅（慢性胆囊炎）

病案

陈某，女，68岁。

初诊

主诉：口干、口苦1年余，加重1月。

病史：患者反复口干、口苦1年余，晨起口苦加重，时有胁肋胀满，油腻饮食后加重，伴有胃脘嘈杂，头颈部动辄汗出，后背酸痛，常服胆宁片，近1月来口干、口苦加重。大便尚可。舌红，苔薄黄腻，脉弦。

查体：神清，精神可，面色无华，口唇干燥，双眼睑无水肿。无颈静脉怒张。两肺呼吸音清，未闻及干湿啰音。心律齐。腹软无殊。双下肢无水肿，病理反射未引出。

辅助检查：外院查腹部 B 超显示胆囊壁毛糙。

四诊合参

患者面色暗淡，口唇干燥，语声洪亮，头面部汗液涔涔，项背僵直，易急躁，患者发病 1 年余，反复胁肋胀满，胃脘不适，诉食肥甘厚腻后胀满更甚，身热心烦，喜食冷食。大便尚可。舌红，苔薄黄腻，脉弦。

病机分析

患者邪在少阳，经气不利，郁而化热，胆火上炎，而致口苦、口干；胆热犯胃，胃失和降，故胃脘嘈杂、胀满不适；邪在太阳，正邪交争，营卫失调，故头颈汗出，后背酸痛。舌红，苔薄黄腻，脉弦皆为肝胆郁热佐证。

诊断辨证

中医诊断：胆瘅（太阳少阳合型）。

西医诊断：慢性胆囊炎。

治则

和解少阳，调和营卫。

治法

内服：拟方如下。

柴胡 20g	黄芩 15g	制半夏 15g	太子参 15g
桂枝 10g	炒白芍 10g	葛根 10g	大枣 6g
甘草 6g			

×14 剂，日 1 剂，煎服，分早晚两次温服

方解：首诊方中柴胡苦平，入肝胆经，透泄少阳之邪，并能疏泄气机，使少阳半表之邪得以疏散，为君药。黄芩苦寒，清泄少阳半里之热，为臣药。柴胡升散，黄芩降泄，两者配伍，共奏和解少阳之功，疏肝理气，清热化湿。胆气犯胃，胃失和降，佐以半夏和胃降逆；佐以太子参益气扶正以祛邪，亦可防邪内传。桂枝散邪，炒白芍敛汗固表，二者合用于发散之中敛汗；葛根助解肌发表；大枣佐白芍以合营里；炙甘草助调和诸药，为使药。诸药合用行和解少阳，调和营卫之功。

二诊

2 周后复诊，患者口干、口苦好转，头颈汗出改善，心烦缓解。现症见晨起仍口干、口苦，偶有胁肋胀满，夜寐尚安，舌脉同前。上方加佛手、香附理气疏肝解郁，陈皮、枳壳行气宽中，健脾消积。并嘱其注意饮食清淡，适当运动。

三诊

患者口干、口苦明显改善，胃脘胀满好转。现症见晨起偶有口干、口苦，纳可，二便调，舌红苔薄脉弦。效不更方。继以疏肝利胆，健脾和胃巩固疗效。

病案讨论

《素问·奇病论》："口苦者病名为何？何以得之？"岐伯曰："病名曰胆瘅"。《灵枢·胀论》云："胆胀者，胁下痛胀，口中苦，善太息。"胆胀日久可发为胆瘅。胆瘅之病指胆邪上逆犯胃，胃失和降，表现为口苦、嘈杂、脘胁胀痛等症。胆瘅病西医多见于胆囊炎、胆汁反流性胃炎、反流性食道炎等疾病。胆瘅病位在胆、胃，与肝脾有关。《伤寒论》提及"少阳之为病，口苦，咽干，目眩也"，患者邪犯足少阳胆经，且有热证，少阳本主升发，又属相火，一旦受热邪，疏泄升发受阻，则出现气郁、火郁的郁结之象，表现为胁胀、口苦、心烦、口干等症状，"火郁则发之"，故柴胡清透少阳半表半里之邪，助于肝胆疏泄、升发之效。该患者少阳之邪尚未传里，邪在太阳，正邪交争，营卫失调，故头颈汗出，后背酸痛，予桂枝汤加减调和营卫。胁肋胀满予加佛手、香附理气疏肝解郁；陈皮、枳壳行气宽中，健脾消积，同时治疗中当兼顾扶正，一方面可助于祛邪，另一方面防止少阳半表半里邪气内传。

（陶　莹　杨燕青）

心脑疾病

☁ 心悸（室性期前收缩）

病案

王某，男性，59 岁。

初诊

主诉： 反复心悸 3 年，加重 2 月。

病史： 患者自 3 年前开始出现心慌不适，时作时止，休息后减轻，伴胸闷，无胸痛。曾于外院检查，诊断为心律失常，频发室性期前收缩二联律，给予倍他乐克口服，服药后心率常低于 60 次 / 分钟而停服。2 月前开始出现心悸加重。胃纳差，失眠，二便正常。舌质暗红，苔黄腻，脉弦滑。

查体： 神志清，双侧瞳孔等大等圆，对光反射灵敏，双肺呼吸音清，未闻及干湿啰音。心率 82 次 / 分，心律不齐，未闻及病理性杂音。腹部软，无压痛、反跳痛。双下肢无水肿。

辅助检查： 心电图检查示室性期前收缩。

四诊合参

患者神清，精神尚可，对答切题。自述时发心悸易惊，平日心烦，失眠，口干，不欲饮，胃口较差，二便正常。舌质暗红，苔黄腻，脉弦滑。

病机分析

患者因痰湿阻滞，导致心脉不畅故见心中急剧跳动，惊惶不安；热为阳邪，易扰心神，故见心烦、失眠；湿为阴邪，其性重浊，阻碍脾气，津不上承，故见口干，不欲饮，胃口较差；舌质暗红，苔黄腻，脉弦滑，为湿热瘀滞之象。

诊断辨证

中医诊断：心悸（痰热扰心型）。

西医诊断：室性期前收缩。

治则

清热利湿，化痰祛瘀，镇惊安神。

治法

内服：拟方如下。

茵陈 30g	蒲公英 15g	朱灯芯 2g	夏枯草 15g
煅石膏 15g	煅青礞石 15g	黄连 6g	浮海石 30g
牡丹皮 10g	赤芍 10g	丹参 15g	广郁金 12g
草薢 15g	薏苡仁 30g	白茯苓 30g	炙甘草 6g

×7 剂，日 1 剂，煎服，分早晚两次温服

方解：方中茵陈清热利湿；郁金清心凉血，行气解郁，《本草经疏》中提到"郁金本入血分之气药，其治已上诸血证者，正谓血之上行，皆属于内热火炎，此药能降气，气降即是火降"；白茯苓、薏苡仁利水渗湿；夏枯草、牡丹皮、朱灯芯、赤芍、丹参、黄连、蒲公英清热凉血，清降心火；煅青礞石、煅石膏清热下气，镇惊安神；浮海石软坚散结；甘草调和诸药。全方共奏清热利湿、养心安神之功。

二诊

1 周后复诊，患者诉心悸较前好转，心烦、失眠较前改善。偶受风寒，现症见心悸易惊，颈项部僵硬不适，舌脉同前。予葛根汤，取通经活络之意，调整处方如下。

茵陈 30g	蒲公英 15g	夏枯草 15g	朱灯芯 2g
牡丹皮 10g	赤芍 10g	广郁金 12g	丹参 15g
煅青礞石 15g	浮海石 30g	黄连 6g	草薢 15g
白茯苓 30g	薏苡仁 30g	葛根 30g	桂枝 15g
炙甘草 6g			

×7 剂，日 1 剂，煎服，分早晚两次温服

三诊

服药 1 周后，患者心悸较前明显改善，颈项僵硬不舒已除。现症见夜寐多梦，五心烦热，苔薄黄，脉细数。调整处方如下。

牡丹皮 10g	赤芍 10g	丹参 15g	广郁金 12g
黄连 6g	朱灯芯 2g	夏枯草 15g	煅青礞石 15g

| 肉桂 6g | 白茯苓 30g | 薏苡仁 30g | 炙甘草 6g |

×7 剂，日 1 剂，煎服，分早晚两次温服

随访

患者坚持服药半年，心悸易惊、心烦、失眠症状全无，随访至今未复发。

病案讨论

心悸由体虚久病、饮食劳倦、情志所伤、感受外邪、药毒等原因，导致脏腑功能失调，因心的气血阴阳不足，心神失养，或气滞、痰浊、血瘀、水饮扰动心神而发病。病位在心，与脾、肾、肝、肺有关。可由心之本脏自病引起，也可是他脏病及于心而成。多为虚实夹杂之证。虚证主要是气、血、阴、阳亏损，心神失养；实证主要有气滞、血瘀、痰浊、水饮扰动心神，心神不宁。虚者，治以补气血，调阴阳，并以养心安神之品，使心神得养则安；实者，或行气化瘀，或化痰逐饮，或清热泻火，并配以重镇安神之品，使邪去正安，心神得宁。

本案患者虽辨为心悸，但并未循规蹈矩，按照教科书进行辨证分型，而是根据患者临床症状、舌苔、脉象辨为湿热瘀滞、痰热扰心证，治疗上行清热利湿、化痰祛瘀、镇静安神之法，功效显著。体现出辨病与辨证相结合的临床思路，组方不拘一格，以切中病机为首要。

（武鹏涛　杨燕青）

胸痹（病态窦房结综合征）

病案

徐某，女性，62 岁。

初诊

主诉：心脏起搏器植入术后胸闷憋痛 1 月。

病史：患者有持续性窦性心动过缓，近 1 年来反复出现胸闷憋痛、气促，甚则出现黑矇、昏厥，外院 24 小时心电图示病态窦房结综合征，行心脏起搏器术后近 1 月来心率 65 次 / 分，黑矇、昏厥未再出现，胸闷憋痛、气促未明显缓解，少量活动后乏力明显。夜寐欠安，多梦，恶食、二便调。舌质暗红，苔厚腻，脉弦滑。

查体：神清气平，颈软，气管居中。心率 65 次 / 分，律尚齐。双肺呼吸音粗，未及明显干湿啰音。腹平软，双下肢无水肿。

辅助检查：无。

四诊合参

患者神清，精神尚可，1 月前因"病态窦房结综合征"于外院行心脏起搏器植入术。近 1 月来胸中憋闷疼痛，头重目眩，动则气促乏力，心中空落感。夜寐欠安，多梦，咽中紧滞，恶食、嗳气，二便调。舌质暗红，苔厚腻，脉弦滑。

病机分析

本证多因水湿不化，积湿生痰，痰湿壅遏于中焦，阻遏胸阳，故而胸中憋闷疼痛；清阳被蒙，故头重目眩；痰浊停滞则气机不畅，胃失和降，故证见恶食、嗳气；因痰生热，痰热上扰则不寐及多梦；舌暗红，苔厚腻，脉弦滑，均为痰浊中阻之征。

诊断辨证

中医诊断：胸痹（痰浊闭阻型）。

西医诊断：病态窦房结综合征（心脏起搏器植入术后）。

治则

通阳泻浊，化痰开窍，镇惊安神。

治法

内服：拟方如下。

制半夏 30g	薤白 10g	全瓜蒌 30g	制胆星 10
桂枝 12g	秫米 30g	木香 6g	檀香 6
地龙 20g	丹参 15g	郁金 12g	龙骨 30g
珍珠母 30g	生麦芽 15g	党参 30g	五味子 6g

×7 剂，日 1 剂，煎服，分早晚两次温服

方解：本案以痰浊闭阻为主证，以瓜蒌薤白半夏汤为主方。《金匮要略》中提到"胸痹不得卧，心痛彻背者，栝蒌薤白半夏汤主之"。薤白、瓜蒌二药配伍，一降一散，相得益彰，共畅胸中之气，奏通阳散结、行气祛痰之效。半夏辛温，为脾胃经之专药，降逆止呕、燥湿化痰，与秫米合为半夏秫米汤，为治中焦有痰浊不得卧之良方，方以半夏和胃，秫米化浊，则胃和而卧立安。檀香、木香温中行气。桂枝、胆星一助通阳，一助化痰。丹参、郁金活血化瘀，清心解郁。地龙清热、平肝、通络。龙骨、珍珠母平肝潜阳、收敛固涩。党参、五味子益气、宁心安神。麦芽行气消食，健脾开胃。

二诊

1 周后复诊，患者诉睡眠明显改善，胸闷憋痛、气促有所缓解，腹中肠鸣，大便稀溏，舌苔脉如前，调整处方如下。

制半夏 30g	薤白 15g	全瓜蒌 15g	檀香 6g
地龙 20g	柴胡 6g	郁金 12g	龙骨 30g
珍珠母 30g	生麦芽 15g	党参 30g	丹参 30g
五味子 6g	白茯苓 15g		

×7 剂，日 1 剂，煎服，分早晚两次温服

三诊

服上方后，夜寐已安，胸闷憋痛渐缓，二便自调。舌红，苔薄腻，脉弦滑。原方去党参、龙骨、珍珠母，茯苓改 30g，加人参 12g，续进 7 贴。

随访

至三诊后，患者自觉诸症稳定，行动较前轻快，遂持本方常服，3个月后复诊，诉心率已增至 70 次 / 分。

病案讨论

胸痹心痛病是一种以气血阴阳亏虚、脏腑功能失调为基础，多种病理产物积累，在寒邪、饥饱、情绪、劳累等因素的刺激下所产生的一种以胸部闷痛、气促、喘息不得平卧，甚则胸痛彻背、背痛彻心为主症的一种病症。其根本病机乃胸阳痹阻，气血不畅。中医对胸痹的认识首见于《灵枢·本脏》中。清朝王清任创立了大量有效的活血化瘀方剂，其认为瘀血在胸痹发病的过程中发挥着重要作用。张仲景所著的《金匮要略》记载了许多杂病的知识，其中瓜蒌薤白半夏汤用于治疗胸痹至今仍有良效。本案以该方和半夏秫米汤为基础，结合活血化瘀、益气通阳、镇静安神之法，首诊即取得成效。二诊减行气药加茯苓增健脾安神之力，三诊易党参为人参，在祛邪与扶正的量效判断之间，体现了取舍与化裁上的功力。

（吴天芯　杨燕青）

水肿（心源性水肿）

病案

陆某，女，69岁。

初诊

主诉：双下肢水肿伴心悸1月余。

病史：患者近1年来偶有双下肢水肿伴心悸，1月前疫情居家期间，水肿明显加重，按之没指，并感下肢冰冷、酸胀乏力，心悸加重，气促乏力，甚则夜间不能平卧。既往有高血压、冠状动脉粥样硬化性心脏病史10余年。小便不利，大便尚可。舌质淡胖，边有齿痕，苔薄滑，脉弦细无力。

查体：神清，精神尚可，面白无华，双眼睑无水肿。无肾区叩击痛。双下肢水肿，按之没指，无按压痛，无明显活动不利，双下肢肌力正常，病理反射未引出。

辅助检查：胸部X线检查见心室扩大，尿常规、肾功能正常。

四诊合参

患者神清，精神可，头面无水肿，下肢水肿，酸胀不适，下肢畏寒，心悸气促，甚则夜间不能平卧。小便不利，大便尚可。舌质淡胖，边有齿痕，苔薄滑，脉弦细无力。

病机分析

本病的病位在肺、脾、肾三脏，与心有密切关系。患者因患冠状动脉粥样硬化性心脏病病史10余年，病程日久，心肾阳虚，故心悸、畏寒；肾失开合，又因疫情居家，活动减少，血液循环不畅，气机不通，故水液潴留，泛滥肌肤，发为水肿。舌质淡胖，边有齿痕，苔薄滑，脉弦细无力，为心肾阳虚之象。

诊断辨证

中医诊断：水肿（心肾阳虚型）。

西医诊断：心源性水肿。

治则

温阳利水，行气活血。

治法

内服：拟方如下。

桂枝 30g	熟附片 15g	泽泻 15g	茯苓 15g
炒白芍 15g	人参 15g	白术 10g	仙茅 10g
淫羊藿 15g	当归 10g	茺蔚子 10g	片姜黄 6g

×7剂，日1剂，煎服，分早晚两次温服

方解：首诊中桂枝、附片温阳化气利水，泽泻甘淡，直达肾与膀胱，利水渗湿。人参补肺脾气。茯苓淡渗利水。白术燥湿健脾。炒白芍为佐药，助于利小便，且敛阴缓急，可防附子燥热伤阴，阴平阳秘，利于久服。仙茅、淫羊藿亦可温阳益肾，当归、茺蔚子活血。片姜黄性温，可行气活血，利水消肿。诸药合用，共奏温阳利水、行气活血之功。

二诊

1周后复诊，患者下肢水肿好转，畏寒冰冷改善。现症见下肢轻度水肿，乏力、心悸、气促有所缓解，夜间平卧基本无碍，舌脉同前。上方重加黄芪补气利水，加葶苈大枣泻肺汤利水平喘，牛膝引诸药下行，直达下焦，加强补肾利水功效。并嘱其注意适当活动。

随访

经治半月，水肿十去八九，小便通利，心悸、气促有所改善，续以益气温阳，行水通络之法调理，3月后病情稳定，改以中成药常服，未再复发。

病案讨论

水肿是指因感受外邪、饮食失调或劳倦过度等，使肺失宣降通调，脾失健运，肾失开合，膀胱气化失常，导致体内水液潴留，泛滥肌肤，以头面、眼睑、四肢、腹背，甚至全身水肿为临床特征的一类病症。

《丹溪心法·水肿》将水肿分为阴水和阳水两大类。《类证制裁·肿胀》提及"因肺脾肾虚，致水溢者，为阴水"。《金匮要略·水气病》指出"诸有水者，腰以下肿，当利小便，腰以上肿，当发汗乃愈"。本案属阴水，主要治以温阳、益气、健脾、补肾、利小便、化瘀。该患者心肾阳虚，治疗当温阳利水为主，而对于水肿病的治疗，应合并活血化瘀治法，取血与水互宅互生、血行水自行之意。患者前后调理月余，肢冷乏力好转，水肿消散，心悸、气促已平，后续嘱其常服济生肾气丸，温补肾阳，利水消肿。

（陶 莹 杨燕青）

眩晕（脑供血不足）

病案

张某，男性，68 岁。

初诊

主诉：头晕、耳鸣半年，加重 1 周。

病史：患者半年前无明显诱因下经常出现头晕，休息或口服药物后可缓解。1 周前无明显诱因下头晕再次发作，发则天旋地转，举步不能伴耳鸣。此次发病无恶心呕吐，无口眼歪斜，无胸闷气促等症。既往有高血压病 20 余年。纳差，小便清长而频，大便溏薄。舌质淡，苔白滑，脉沉细，尺脉尤弱。

查体：神清，精神可，对答切题。心肺听诊、叩诊正常，双下肢未见水肿，双下肢肌力正常，病理反射未引出。

辅助检查：无。

四诊合参

患者神清，精神可，对答切题。患者症见头晕、耳鸣，耳鸣声细如蝉，纳差食少，身体困重，畏寒肢冷，腰膝酸软。小便清长而频，大便溏薄。舌质淡，苔白滑，脉沉细，尺脉尤弱。

病机分析

患者年近七旬，天癸渐竭，肾脏渐衰，脾阳不足，清气不升，肾精亏虚，不能上荣头目，故见头晕耳鸣，耳鸣声细如蝉；湿浊内生，则见身体困重；肾阳虚衰，不能温养腰腑，故见畏寒怕冷，腰膝酸软；肾阳不得温煦膀胱，蒸腾气化无力，故见小便清长而频；舌质淡，苔白滑，尺脉细弱，皆为脾肾阳虚、湿浊内生之佐证。

诊断辨证

中医诊断：眩晕（脾肾阳虚、湿浊内生型）。

西医诊断：脑供血不足。

治则

温补脾肾，化湿通络。

治法

内服：拟方如下。

熟附片 20g	桂枝 30g	淫羊藿 15g	补骨脂 10g
人参 12g	干姜 15g	炒白术 15g	薏苡仁 30g
白茯苓 30g	泽泻 30g	苦杏仁 15g	豆蔻仁 9g
地龙 20g	炙甘草 6g		

×7 剂，日 1 剂，煎服，分早晚两次温服

方解：方中熟附片辛、甘，大热，为回阳救逆、补火助阳、散寒止痛之要药，可摄纳浮阳，引火归原。桂枝温通经脉，干姜温中散寒，回阳通脉。淫羊藿、补骨脂补肾壮阳，

固精缩尿。白茯苓利水渗湿，泽泻清湿热，利小便；炒白术健脾益气，燥湿利水；薏苡仁健脾渗湿，除湿止痹；四药配伍，取参苓白术散之意，功在补益脾胃后天之本。诸药合用，肾阳得后天之精而温补，脾胃得先天之精而运化。薏苡仁、豆蔻仁、苦杏仁合则通利三焦，地龙平肝通络。

1周后复诊，患者服上方，头晕较前明显好转，咽干口苦，仍有畏寒怕冷，腰膝酸软。苔薄白，尺脉细弱。继续予温补脾肾，兼清湿热，调整处方如下。

熟附片20g	桂枝30g	淫羊藿15g	泽泻30g
人参12g	干姜15g	白茯苓30g	炒白术15g
薏苡仁30g	苦杏仁15g	豆蔻仁9g	地龙20g
苦参6g	黄芩15g	甘草6g	

×7剂，日1剂，煎服，分早晚两次温服

服药1周后，患者症状较前好转，现症见偶有咳嗽咳痰，苔白腻，脉细偏滑。调整处方如下：

熟附片20g	桂枝30g	淫羊藿15g	巴戟肉10g
人参12g	白茯苓30g	泽泻30g	炒白术15g
薏苡仁30g	苦杏仁15g	豆蔻仁9g	制半夏10g
厚朴10g	地龙20g	苦参6g	黄芩15g
茶树根30g	甘草6g		

×7剂，日1剂，煎服，分早晚两次温服

患者经治1月后，湿浊得去，口苦眩晕已平，时作畏寒便溏，故以温补脾肾善后，以固其本。

病案讨论

眩晕多由情志、饮食所伤，以及失血、外伤、劳倦过度所致。其病位在清窍，由脑髓空虚、清窍失养及痰火、瘀血上犯清窍所致，与肝、脾、肾三脏功能失调有关，其发病以虚证居多。正如《灵枢·海论》中云："脑为髓之海，其输上在于其盖，下在风府。……髓海有余，则轻劲多力，自过其度；髓海不足，则脑转耳鸣，胫酸眩冒，目无所见，懈怠安卧"。

中老年患者有肝阳上扰、肝火上炎、瘀血阻窍致眩晕者，或由肾气渐衰，肾精不能上荣头目而发；此外，若肝肾之阴渐亏，而阳亢之势日甚，阴亏阳亢，阳化风动，血随气逆，夹痰夹火，上蒙清窍，横窜经络，可形成脑梗死或脑出血，临床辨诊需当留意。

本案眩晕诊为脾肾阳虚，湿浊内生，络脉不畅之证，治以《伤寒论》少阴病之附子汤去白芍温阳散寒，以《温病条辨》之三仁汤通利三焦，为阳气渐复、清气上升建立了基础条件，佐以地龙平肝通络。然本案眩晕、耳鸣总属本虚之证，当徐徐图之，以固其本。

（武鹏涛　杨燕青）

肺部疾病

肺胀（慢性支气管炎急性发作）

病案

高某，女性，69岁。

初诊

主诉：气喘、咳痰反复发作10余年，加重1周。

病史：患者有慢性支气管炎病史，气喘、咳痰反复发作10余年，1周前患者受凉后症状加重，咳嗽痰多，喘息气促，胸部满闷，予以抗炎、止咳治疗后疗效不佳，遂来我科就诊。夜寐欠安，二便尚调。舌暗，苔薄腻，脉细滑。

查体：神志清，精神可。桶状胸，双侧肋间隙增宽，双侧呼吸运动对称、减弱，双侧触觉语颤对称、减弱，未触及胸膜摩擦感，双肺可闻及痰鸣音。

辅助检查：无。

四诊合参

患者神清，精神尚可，对答切题。咳嗽痰多，喘息气促，胸部满闷，倦怠乏力，咽痛。夜寐欠安，二便尚调。舌暗，苔薄腻，脉细滑。

病机分析

患者慢性肺系病症迁延失治，久病肺虚，痰浊壅肺，卫外不固，外邪乘袭，发为本病。肺病日久，子耗母气，则脾失健运，脾虚不能散精上归于肺，肺病不能输布水精，聚为痰浊，故见咳嗽痰多，喘息气促；痰浊壅肺，肺失宣降，故见胸部满闷。舌暗，苔薄腻，脉细滑，为痰浊壅肺之佐证。

诊断辨证

中医诊断：肺胀（痰浊壅肺型）。

西医诊断：慢性支气管炎急性发作。

治则

健脾益肺，化痰降气。

治法

内服：拟方如下。

太子参 15g	炙黄芪 15g	炒芥子 6g	炒紫苏子 15g
麻黄 6g	南沙参 15g	熟地黄 15g	丝瓜络 10g
炒莱菔子 10g	橘络 6g	皂角刺 15g	矮地茶 30g
地龙 20g	盐补骨脂 10g	蜈蚣 1条	蝉蜕 10g
甘草 6g			

×7剂，日1剂，煎服，分早晚两次温服

方解：方中太子参益气健脾，生津润肺，炙黄芪益气补中，共为君药以健脾益肺，益气化痰。芥子温肺化痰，理气散结；紫苏子降气化痰，止咳平喘；莱菔子下气祛痰，三药共用，温肺化痰，降气平喘。南沙参、熟地黄、丝瓜络、皂角刺养阴生津，通络化痰。麻黄宣肺散寒，开达气机，止咳平喘。地龙、蜈蚣、橘络、补骨脂、矮地茶行气通络，止咳平喘。蝉蜕疏散表邪，利咽开音。甘草调和诸药，共奏健脾益肺、化痰降气、止咳平喘之功。

二诊

患者1周后复诊，诉咳嗽咳痰、胸闷气喘较前好转，大便难解，舌脉同前。

太子参15g	炙黄芪15g	炒芥子6g	炒紫苏子15g
麻黄6g	炒莱菔子10g	南沙参15g	熟地黄15g
丝瓜络10g	橘络6g	皂角刺15g	火麻仁18g
地龙20g	蜈蚣1条	盐补骨脂10g	矮地茶30g
蝉蜕10g	甘草6g		

×7剂，日1剂，煎服，分早晚两次温服

三诊

患者1周后复诊，诉咳嗽咳痰、胸闷气喘较前好转，但咳痰不爽，大便难解，舌脉同前。

太子参15g	炙黄芪15g	炒芥子6g	炒紫苏子15g
麻黄6g	炒莱菔子10g	南沙参15g	熟地黄15g
丝瓜络10g	地龙20g	皂角刺15g	矮地茶30g
蝉蜕10g	制厚朴10g	蜈蚣1条	金荞麦30g
鱼腥草30g	火麻仁18g	婵桃仁15g	甘草6g

×7剂，日1剂，煎服，分早晚两次温服

随访

患者1周后复诊，诉咳痰极其通畅，3贴后几已无痰，咳嗽胸闷随之大减，后以补益肺脾，兼清余邪之法善后1月，随访3月均诉气平。

病案讨论

肺胀病以高龄者居多，年老体虚，肺脾两虚，体虚不能卫外是外邪反复乘袭的基础，感邪后正不胜邪而病症加重，反复罹病而正气更虚，终致肺胀形成。肺胀为本虚标实、虚实错杂的病证，扶正祛邪为其治疗原则，一般感邪时以邪实为主，根据水饮、痰浊、气滞、血瘀的不同，分别选用利水逐饮、宣肺化痰、理气降逆、行气活血等法，佐以益气温阳以攻补兼施。

随着社会发展，生活水平提高，社会压力也日益增加，肺胀之虚已不同于古时之虚，病家营养素盛，多有气滞血瘀、代谢失常之虞。经书中云"补无常法，遂其所欲即是补""气血贵乎流通"，结合肺为娇脏，喜润恶燥，肺气宜宣降，本方中适当配伍养阴润肺之品以顺肺体娇性，加以行气活血之品以促进代谢，不惟疏补之壅滞，又暗合当今之病机。

（芮　蓉　杨燕青）

哮证（支气管哮喘）

病案

韦某，女性，76岁。

初诊

主诉：反复胸闷、喘息气促30余年，加重2周。

病史：患者30余年前因受累后出现胸闷、气促、喘息，就医并诊断为"支气管哮喘"，予抗炎、解痉、平喘等对症治疗后症状好转。此后患者反复出现上述症状，长期使用茶碱缓释片及布地奈德气雾剂。2周前患者着凉后胸闷气憋、喘息气促再次加重。胃纳可，夜寐欠佳，二便调。舌质淡，苔薄白，脉弦紧。

查体：神志清，精神可。桶状胸，双侧肋间隙增宽，双侧呼吸运动对称、减弱，双侧触觉语颤对称、减弱，未触及胸膜摩擦感，双肺可闻及哮鸣音。

辅助检查：无。

四诊合参

患者神清，精神尚可，对答切题。胸闷气憋，喘息气促，咳声重浊，咳痰量多呈泡沫状，喉间可闻及哮鸣音。胃纳可，夜寐欠佳，二便调。舌质淡，苔薄白，脉弦紧。

病机分析

患者因外感风寒，引动伏邪，邪蕴于肺，壅阻肺气，肺气不宣，气不布津，聚液生痰，故见喘息气促，咳嗽痰多；"伏痰"遇感引触，邪气触动停积之痰，痰随气升，气因痰阻，痰气壅塞于气道，气道狭窄挛急，通畅不利，痰气相互搏击而致痰鸣有声。舌质淡，苔薄白，脉弦紧，为寒哮之象。

诊断辨证

中医诊断：哮证（寒哮型）。

西医诊断：支气管哮喘。

治则

温肺散寒，化痰平喘。

治法

内服：拟方如下。

射干 20g	麻黄 9g	半夏 15g	前胡 10g
地龙 20g	僵蚕 15g	金荞麦 30g	鱼腥草 30g
干姜 15g	旋覆花 15g	细辛 9g	甘草 6g

×7剂，日1剂，煎服，分早晚两次温服

方解：方中以射干泻肺降逆，利咽散结，祛痰化饮；麻黄宣肺温肺，化饮散寒，止咳平喘，开达气机，共为君药。细辛、干姜温肺化饮，温宣肺气，助君药以散寒邪。半夏燥湿化痰，降逆止呕。地龙、僵蚕合用通经活络，清肺平喘；金荞麦、鱼腥草消痈化痰。前胡、旋覆花降气化痰。诸药合用，寒邪得温，痰喘得平。

二诊

1周后复诊，患者服上方，胸闷气憋、喘息气促较前好转，舌脉如前，效不更方。

三诊

服药1周后，患者症状较前明显好转，未诉气促不适，舌脉如前。调整处方如下。

射干 20g	麻黄 9g	半夏 15g	前胡 10g
地龙 20g	僵蚕 15g	金荞麦 30g	鱼腥草 30g
干姜 15g	旋覆花 15g	细辛 9g	甘草 6g
人参 6g	炒白术 12g	茯苓 12g	

×7剂，日1剂，煎服，分早晚两次温服

随诊

患者坚持服药半年，缓解期治疗以补益肺肾、益气健脾为主，诸症少见，换季亦未复发。

病案讨论

哮证发作的基本病理变化为"伏痰"遇感引触，邪气触动停积之痰，痰随气升，气因痰阻，痰气壅塞于气道，气道狭窄挛急，通畅不利，肺气宣降失常而喘促，痰气相互搏击而致痰鸣有声。《证治汇补·哮病》说："因内有壅塞之气，外有非时之感，膈有胶固之痰，三者相合，闭拒气道，搏击有声，发为哮病。"

患者年逾古稀，有长期哮喘病史，素有伏痰，肺、脾、肾三脏损伤，且患者年老，久病肾虚，摄纳失常，气不归元，故见喘息气促。"急则治其标，缓则治其本"，急性发作期重缓解症状，选用射干麻黄汤加减，并以虫类药物搜风通络、解痉平喘。《症因脉治·哮病》载："哮病之因，痰饮留伏，结成窠臼，潜伏于内，偶有七情之犯，饮食之伤，或外有时令之风寒，束其肌表，则哮喘之症作矣。"脾胃为后天之本，气血生化之源，脾虚则不能化湿。三诊时加用人参、炒白术、茯苓，取四君子汤之意，重在健脾益气。脾气健则痰无以生，故综合调治后再无复发。

（武鹏涛　杨燕青）

喘证（慢性阻塞性肺疾病）

病案

田某，男性，64岁。

初诊

主诉：反复气促、喘憋10年，加重2周。

病史：患者10年前无明显诱因下出现间歇性气促、喘憋10年。曾外院就诊，诊断为慢性阻塞性肺疾病，间断治疗。2周前因受寒，咳嗽、咳痰症状加重。舌质淡，苔白腻，脉弦滑。

查体：神志清，精神可。桶状胸，双侧肋间隙增宽，双侧呼吸运动对称，未触及胸膜摩擦感及摩擦音。叩诊双肺呈过清音。双肺呼吸音较弱，呼气音延长，双肺上部可闻及干性啰音。

辅助检查：无。

四诊合参

患者神清，精神尚可，对答切题。气喘、胸膈满闷，偶有咳嗽咳痰，痰多色白、黏腻，咳吐不利，口不渴。舌质淡，苔白腻，脉弦滑。

病机分析

患者久病必虚，脾运失健，水谷不归正化，反而聚湿生痰，痰浊阻肺，致肺失肃降，故见间断气促、喘憋；痰浊内阻，故见咳嗽咳痰；舌质淡，苔白腻，脉弦滑，为痰浊阻肺之象。

诊断辨证

中医诊断：喘证（痰浊阻肺型）。

西医诊断：慢性阻塞性肺疾病。

治则

燥湿化痰，宣肺止咳，解痉平喘

治法

内服：拟方如下。

制半夏 15g	干姜 10g	炒白术 15g	细辛 9g
金荞麦 30g	鱼腥草 30g	徐长卿 15g	蝉蜕 10g
地龙 20g	丝瓜络 10g	冬瓜子 15g	橘络 6g
麻黄 12g	苦杏仁 15g	陈皮 10g	甘草 6g

×7剂，日1剂，煎服，分早晚两次温服

方解：方中半夏燥湿化痰。干姜、细辛、炒白术、麻黄温肺化饮。金荞麦、鱼腥草、冬瓜子消痈、利水、化痰。徐长卿、蝉蜕、地龙长于解痉平喘。丝瓜络、橘络通络化痰。苦杏仁、陈皮降气平喘。

二诊

1周后复诊，患者服上方后气喘、胸膈满闷症状较前好转，舌质淡，苔白腻，脉弦滑。调整处方如下。

制半夏 15g	干姜 10g	炒白术 15g	细辛 9g
金荞麦 30g	鱼腥草 30g	徐长卿 15g	蝉蜕 10g
地龙 20g	丝瓜络 10g	橘络 6g	麻黄 12g
苦杏仁 15g	陈皮 10g	射干 10g	皂角刺 15g
石见穿 15g	僵蚕 10g	乌药 6g	制五味子 6g

太子参 15g	黄芪 15g	甘草 6g

×7 剂，日 1 剂，煎服，分早晚两次温服

三诊

服药 1 周后，患者喘闷症状较前好转，伴大便不畅，舌脉同前。调整处方如下。

制半夏 15g	干姜 10g	炒白术 15g	细辛 6g
金荞麦 10g	徐长卿 15g	桂枝 15g	地龙 20g
麻黄 9g	苦杏仁 15g	皂角刺 15g	石见穿 15g
僵蚕 10g	薤白 15g	全瓜蒌 30g	炙黄芪 30g
锁阳 30g	厚朴 10g	枳实 10g	甘草 6g

×7 剂，日 1 剂，煎服，分早晚两次温服

四诊

服上方，患者症状较前明显好转，偶有胀气，舌脉同前。

制半夏 15g	干姜 10g	炒白术 15g	细辛 6g
徐长卿 15g	桂枝 15g	地龙 20g	麻黄 9g
苦杏仁 15g	皂角刺 15g	石见穿 15g	僵蚕 10g
薤白 15g	全瓜蒌 30g	炙黄芪 30g	锁阳 30g
厚朴 10g	枳实 10g	虎杖 10g	甘草 6g

×7 剂，日 1 剂，煎服，分早晚两次温服

随访

四诊后诸症稳定，方药随证加减，嘱结合六字诀功法锻炼，半年后患者肺功能得到改善，能快走而不喘。

病案讨论

喘病的病位在肺和肾，与肝、脾、心有关。因肺为气之主，司呼吸，外合皮毛，内为五脏之华盖，若外邪袭肺，或它脏病气上犯，皆可使肺气壅塞，肺失宣降，呼吸不利而致喘促，或使肺气虚衰，气失所主而喘促。

患者喘息多年，久病必虚，脏腑功能低下，痰饮胶结于内，故见气喘、胸膈满闷，咳嗽咳痰，痰多色白黏腻。方中制半夏燥湿化痰；干姜、细辛、炒白术、麻黄温肺化饮；金荞麦、鱼腥草、冬瓜子消痈、利水、化痰；徐长卿、蝉蜕、地龙解痉平喘；丝瓜络、橘络通络化痰；苦杏仁、陈皮降气平喘。久病必虚，久病必瘀，喘证虽为外感引发，实因内伤作祟。肾为气之根，与肺同司气之出纳，故肾元不固，摄纳失常则气不归元，阴阳不相接续，亦可气逆于肺而为喘。二诊中加用皂角刺、石见穿、僵蚕散结化痰；乌药、制五味子、太子参、黄芪滋肾养阴益气。三诊四诊酌加全瓜蒌、薤白以通阳蠲痹；枳实、厚朴行气导滞，属心肺同治、肺肠通调之法，结合功法锻炼，患者症状逐步得到稳定，活动能力大大加强。

（武鹏涛　杨燕青）

喘证（支气管哮喘）

病案

曹某，女，49岁。

初诊

主诉：反复咳喘3年余，加重半月。

病史：患者支气管哮喘史3年余，半月前受寒后加重，咳则不能平卧，咳痰色白。患者咳喘每遇寒加重，常伴有畏风及项背酸痛。胃纳欠佳，二便正常。舌淡胖，苔薄白，脉弦紧。

查体：血压132/77mmHg，心率92次/分。神清，精神可，面色无华，口唇轻度发绀，双眼睑无水肿。无颈静脉怒张。两肺呼吸音粗，可闻及少许湿啰音。心律齐。腹软无殊。双下肢无水肿，病理反射未引出。

辅助检查：支气管激发实验、支气管舒张实验（+）。

四诊合参

患者面色无华，口唇轻度发绀，偶有咳嗽气促，咳声重浊，无异常气味，患者反复咳喘3年余，半月前不慎受凉，咳喘加重，甚则夜间不能平卧，伴有项背酸痛，畏风恶寒。舌淡胖，苔薄白，脉弦紧。

病机分析

患者咳喘日久，久咳伤肺，肺气不足，外感风寒，旧病复感新邪，发为喘促，甚则不能平卧；肺气受阻，气津失布，痰浊内生，故咳痰；太阳中风，则项背酸痛，畏寒畏风；舌淡胖，苔薄白，脉弦紧，皆为佐证。

诊断辨证

中医诊断：喘证（风寒壅肺型）。

西医诊断：支气管哮喘。

治则

解肌散寒，降气平喘。

治法

内服：拟方如下。

桂枝 15g	白芍 12g	制厚朴 10g	苦杏仁（后下）15g
五味子 6g	葛根 15g	紫苏子 15g	莱菔子 15g
白芥子 6g	干姜 10g	大枣 10g	炙甘草 10g

×7剂，日1剂，煎服，分早晚两次温服

方解：方中以桂枝汤为基础，散风解表，加厚朴、苦杏仁降气平喘，肃降肺气。紫苏子降气化痰，止咳平喘；白芥子温肺化痰；莱菔子下气祛痰，三者相伍，各有所长，共奏温化寒痰之效。五味子敛肺平喘；如《伤寒论·辨太阳病脉证并治》提到的"太阳病，项背强几几，反汗出恶风者，桂枝加葛根汤主之"，太阳中风，筋脉拘急，故项背酸痛，加葛根以解肌发表。

二诊

1周后复诊，患者咳喘较前明显改善，尚能平卧。现症见咳喘，痰少，项背酸痛，胃纳尚可，二便如常，舌脉同前。上方加制半夏、五味子加强敛肺平喘之功效。并嘱其注意避风寒。

随访

其后三、四诊均以原方化裁，1月后咳逆喘息已平，惟气促乏力，治以补益肺脾、温肾纳气之法，4月后平复如常。

病案讨论

喘证最早见于《内经》，《灵枢·五阅五使》言："肺病者，喘息鼻张。"《丹溪心法·喘》说："六淫七情之所感伤，饱食动作，脏气不和，呼吸之息，不得宣畅而为喘急。亦有脾肾俱虚体弱之人，皆能发喘。"可见喘证病因除外感外，亦有内伤。喘证病位在肺肾，与肝、脾、心密切相关。喘证病位在肺多为实，在肾多为虚，临床上当先辨虚实。《类证治裁·喘证》言及"喘由外感者治肺，由内伤者治肾"，肺为气之主，肾为气之根，气机升降失常发为喘，在病情发展不同阶段，虚实有所侧重，可根据症情变化区分主次，权衡标本，选用清肃、降气、补肺、纳肾、温阳、固脱等法应对。该患者近来外感风寒，咳喘加重，病位在肺，治肺为主，治则以解肌散寒，降气平喘。《伤寒论》中提及："喘家作桂枝汤，加厚朴、杏子佳"，故予桂枝加厚朴杏子汤加减，诸药合用，诸症缓解，续方以解肌散寒、降气平喘。

（陶　莹　杨燕青）

泌尿系统疾病

气淋（泌尿道感染）

病案

马某，女，71岁。

初诊

主诉：尿频伴下腹酸胀、疼痛半月余。

病史：患者半月前情绪波动后出现小便频数，涩痛，量少，小腹酸胀、疼痛，形寒偏瘦，喜叹气。胃纳尚可，大便正常。舌体瘦小，质红，苔薄白，脉细沉。

查体：神清，精神尚可。下腹部轻压痛，无反跳痛，无肾区叩击痛。双下肢未见水肿，双下肢肌力正常，病理反射未引出。

辅助检查：尿常规提示白细胞（++）。

四诊合参

患者神清，精神可，形体消瘦。患者小便频数，涩痛，小腹酸胀、疼痛，拒按，喜叹气。患者半月前不慎腰腹部受寒，随即出现下腹部冷痛，自行服热水后疼痛缓解。后因情绪波动，出现腹部酸胀，难以缓解，伴尿频。舌体瘦小，质红，苔薄白，脉细沉。

病机分析

淋证的病位在膀胱与肾，与肝脾相关。患者年老体衰，肾气不足，因不慎受寒后，寒凝气滞，不通则痛，故小便频数，涩痛，伴小腹痛，形寒体瘦；遇事情绪波动，气滞不通，肝气郁结不畅，则喜叹气；舌质红，舌体瘦小，苔薄白，脉沉细，皆为气淋实证之佐证。

诊断辨证

中医诊断：淋证（气淋实证型）。

西医诊断：泌尿道感染。

治则

行气通淋，散寒止痛。

治法

内服：拟方如下。

沉香 9g	乌药 10g	青皮 10g	橘皮 10g
冬葵子 10g	木香 10g	当归 10g	白芍 10g
滑石 15g	王不留行 15g		

×7剂，日1剂，煎服，分早晚两次温服

外治：

（1）针灸：中极、膀胱俞、阴陵泉，肝俞、太冲、期门，隔日1次，每次留针20分钟。

（2）下腹部热敷。

方解：方中君药为乌药与沉香，乌药辛温，行气疏肝，散寒止痛；沉香辛温质重，二者合用擅开气结，是行气消胀之主药。橘皮辛温，理气健脾；青皮辛散，疏肝理气；木香辛温，行气止痛，三者合用加强行气散寒之功。当归、白芍柔肝；滑石、王不留行、冬葵子利尿通淋。诸药合用，气滞得疏，寒凝得散。

二诊

1周后复诊，小便频数，涩痛，小腹酸胀、疼痛均明显改善，形寒偏瘦。胃纳尚可，大便正常，舌体瘦小质红，苔薄白，脉细沉。上方加山药、枸杞子补中益气，健脾补肾，于行气散寒中兼顾补益，治标兼顾治本。并嘱饮食清淡，保持心情舒畅。

随访

患者经治两周后，诸症皆平，随访3月未见复发。

病案讨论

《诸病源候论·淋病诸候》言："气淋者，肾虚膀胱热，气胀所为也。"气淋有气滞不通和气虚无力之分。实证气滞不通，小便涩痛，小腹酸胀、疼痛；虚证气虚无力，小便涩滞，尿有余沥，小腹坠胀。

临床治疗上实证当利气疏导，虚证当补中益气。淋证治病采用"急则治其标，缓则治其本"的原则，治疗当抓住患者主要矛盾。淋证的治法，古有忌汗、忌补之说。关于淋证忌补一说，当辨证看待，若膀胱阴虚有热，当避免辛温补药致郁而化热，而患者若是肾虚不固，自当补之。该患者虽是气淋实证，但也存在肾气不固之证，治疗时可于行气散寒中兼顾补益，治标兼顾治本，不必顾忌。若是气淋少腹胀满甚者，可加川楝子、郁金、柴胡以疏肝理气；气淋兼见血瘀者，可加红花、益母草活血化瘀行水。患者前后调理月余，诸症皆平。

（陶　莹　杨燕青）

血淋（膀胱肿瘤术后）

病案

解某，男性，42 岁。

初诊

主诉：膀胱肿瘤术后半年，无痛性血尿 1 月。

病史：患者半年前在外院行膀胱肿瘤切除术，术后病理示低级别乳头状尿路上皮癌，术后未行膀胱灌注化疗。近 1 月来反复出现无痛性血尿，伴腰膝酸软，下肢水肿。尿少色赤，便溏。舌淡，苔薄白，脉沉细无力。

查体：双下肢水肿（+），双下肢肌力正常，病理反射未引出。

辅助检查：肾功能正常，尿常规见红细胞（+++），尿蛋白（±）。

四诊合参

患者神清，精神尚可，对答切题，近 1 月来反复无痛性血尿，面色萎黄，神疲乏力，纳差食少，腰膝酸软，下肢水肿胀满，尿少色赤，便溏。舌淡，苔薄白，脉沉细无力。

病机分析

膀胱癌属于中医尿血、血淋、癃闭等范畴，其主要的病因病机是外感六淫，过食肥甘酒热，情志劳倦所伤，致脾胃运化失常，湿热蕴结下焦，热毒瘀结膀胱，瘀毒蕴结日久酿生癌毒，瘀毒损伤血络，迫血外行，则见无痛性血尿；日久脾肾两虚，则见纳差食少，腰膝酸软，便溏；下肢水肿，尿少色赤，为膀胱气化不利所致；舌淡，苔薄白，脉沉细无力属脾肾亏虚之象。

诊断辨证

中医诊断：血淋（脾肾两虚型）。

西医诊断：膀胱肿瘤术后。

治则

健脾补肾，化瘀止血，利水消肿。

治法

内服：拟方如下。

山药 30g	山茱萸 15g	熟地黄 15g	白茯苓 15g
泽泻 12g	炒白术 12g	制附子 6g	肉桂 6g
紫苏梗 12g	白扁豆 12g	小蓟 30g	乌蔹莓 15g
血竭 3g	龙葵 15g	防己 10g	黄芪 15g
白茅根 30	甘草 6g		

×7 剂，日 1 剂，煎服，分早晚两次温服

方解：本案患者为膀胱癌术后，初诊症见无痛性血尿，面色萎黄，下肢水肿至膝，神疲乏力，腰膝酸软，纳差食少等脾肾亏虚证的证候特点。从"虚劳"入手进行治疗，以金匮肾气丸合无比山药丸处方，其中金匮肾气丸具有温阳利水之功效，无比山药丸源自《备急千金要方》，原名无比薯蓣丸，乃孙思邈效法张仲景所著《金匮要略》中"虚劳腰痛，少腹拘急，小便不利者，八味肾气丸主之"和"虚劳诸不足，风气百疾，薯蓣丸主之"而来。方中山药补五脏、固精气；配合熟地黄、山茱萸滋补肾阴。茯苓、泽泻健脾渗湿、利尿通淋。附子、肉桂温补肾气。黄芪、炒白术、扁豆益气健脾。小蓟、乌蔹莓、血竭、白茅根散瘀止血。防己、龙葵利尿通淋。甘草调和诸药。

二诊

1 周后复诊，患者诉腰酸缓解，血尿转淡几不可见，下肢水肿仍有，但胀感缓解。上方去熟地、肉桂，加生白术 30g，葫芦壳 15g，娑罗子 10g，桂枝 12g，增强利水消肿之力，继续服用 7 剂。

三诊

血尿已止，腰酸明显缓解，仍觉神疲乏力，纳谷不馨，下肢水肿退至踝下足背，午后多见。舌淡，苔薄白，脉沉细无力。上方去白茅根、小蓟、血竭、防己、娑罗子，加葫芦巴 15g、巴戟天 10g、焦三仙各 15g。继续服用 7 剂。

随访

至四诊肿势已消，其后以补中益气丸及济生肾气丸善后，随访半年未复发。

病案讨论

膀胱癌是泌尿系统三大肿瘤之一，发病率和死亡率较高。其发病是一个多因素、多基因、多步骤共同参与所形成的过程。膀胱癌的辨证，首先辨明虚实，病程较短，尿道艰涩，灼热疼痛较甚者，多属实证；病程绵长，尿道无艰涩灼热感，多属虚证。尿色鲜红，或有紫黯血块者属实；有血块者属血瘀；尿色淡红者，多为气血亏虚证。其次应辨尿血的颜色，出血量少者，一般尿色微红；出血量多者，尿色较深；又见尿中夹有血丝、血块者，属于

瘀血内停；火盛迫血，尿色鲜红；气血亏虚，气不摄血，尿色多淡红。本案结合了血淋、水肿证治，着重于脾肾二脏治本。脾虚不能制水，水湿壅盛，必损其阳，久则导致肾阳亦衰；反之，肾阳衰不能温养脾土，脾肾俱虚，亦可使病情加重。正如《景岳全书·肿胀》篇指出"凡水肿等证，乃肺脾肾三脏相干之病，盖水为至阴，放其本在肾……水唯畏土，故其制在脾……脾虚则土不制水而反克，肾虚则水无所主而妄行。"以肾为本，以脾为制水之脏。此外，膀胱手术之后，血络受损，瘀血阻滞，损伤三焦水道，需采用"瘀则祛之""肿则消之"的治疗原则。

（吴天芯　杨燕青）

其他疾病

汗证（自主神经功能紊乱）

病案

徐某，女，57岁。

初诊

主诉：动辄汗出半年余。

病史：患者半年以来动辄汗出，大汗不止，乏力，入睡困难，于外院就诊诊断为"自主神经功能紊乱"，予谷维素口服治疗后稍好转，现仍动辄汗出，神疲乏力，肩背酸痛，双脚畏寒，偶有心悸，心烦。胃纳可，小便少，大便偏干，夜寐欠安。舌淡，苔白，脉细弱。既往血压、血糖临界，余无特殊。

查体：血压140/82mmHg，心率98次/分。神清，形体偏胖，面色㿠白，双目无神，双眼睑无水肿。两肺呼吸音清，未闻及干湿啰音。心律齐。腹软，双下肢无水肿，四肢肌力、肌张力正常，病理反射未引出。

辅助检查：无。

四诊合参

患者形体偏胖，面色㿠白，神疲乏力，语声低微，喜叹气。患者发病半年余，发病时如水淋漓，白天汗出，动辄尤甚，浸湿衣衫。平素夜卧欠安，神疲乏力，肩背酸痛，伴有心悸，自觉双脚畏寒，甚则如浸冰水。舌淡苔白脉细弱。

病机分析

患者白天汗出，动辄尤甚，属自汗。卫气为表中之表，患者卫外阳气虚弱，失于固摄，故而动辄汗出；营气为表中之里，主疏泄之气。患者双下肢冰冷、畏寒，无身热，证属卫弱营强，加之患者发病日久，神疲乏力，兼见心悸，面色㿠白，伴有心阳不足，舌淡，苔白，脉细弱，皆为佐证。

诊断辨证

中医诊断：汗证（自汗，营卫不和表虚证型）。

西医诊断：自主神经功能紊乱。

治则

调和营卫，益气固表，敛汗。

治法

内服：拟方如下。

黄芪 40g	炒白术 15g	煅牡蛎 30g	煅龙骨 30g
桂枝 15g	炒白芍 15g	炒桑枝 15g	防风 10g
木瓜 15g	丹参 15g	当归 10g	赤芍 10g
浮小麦 30g	甘草 6g		

×7 剂，日 1 剂，煎服，分早晚两次温服

方解：方中重用黄芪，黄芪甘温，内可补气，外可固表止汗；炒白术健脾益气，助黄芪以加强益气固表之力。煅龙骨、煅牡蛎收敛止汗。桂枝辛温，辛能散邪，温从阳而扶卫；炒白芍酸寒，酸能敛汗，寒走阴而益营，益阴敛营，桂芍结合，调和营卫。桂枝性温入心经，加丹参、当归、赤芍补气活血，温通心阳。防风走表祛风。炒桑枝、木瓜祛风通络。诸药合用，益气固表敛汗，调和营卫。

 二诊

患者自行转方续服，1 月后复诊，患者症情较前明显好转，汗出较少，偶发心悸，肩背痛缓解，双下肢冰冷较前改善，夜卧欠安，舌脉同前。继以原方益气固表，调和营卫，温通心阳。

病案讨论

汗证中医分为自汗、盗汗、脱汗、黄汗、战汗。自汗是指阴阳失调、腠理不固，而致汗液外泄失常，动辄尤甚。《医方考》言："卫气一亏，则不足以固津液，而自渗泄矣，此自汗之由也。"自汗多主虚，气虚、阳虚、湿郁、血虚皆可见，五脏虚衰亦可发为汗证，心肾虚者甚。临床上自汗证的治疗原则以补虚为主。

结合该患者的病史、现症，四诊合参，该患者证属营卫不和表虚证。治疗当以益气固表、调和营卫之法，方用玉屏风散合桂枝加黄芪汤加减。自汗重者，可加煅牡蛎、煅龙骨、麻黄根等以固表止汗；气虚兼血瘀者，可加丹参、当归、赤芍补气活血；兼阴虚者，可加生脉饮益气养阴。该患者兼见汗出伴心悸，下肢畏寒，有心阳不足之证，治疗需兼顾补虚养心温阳。经服药月余，患者诸症改善。

（陶　莹　杨燕青）

🌀 湿疮（慢性湿疹）

病案

杨某，男性，72 岁。

初诊

主诉：皮疹反复发作伴瘙痒 2 月，加重 1 周。

病史：患者 2 月前无明显诱因四肢局部出现散在红斑、丘疹，伴瘙痒不适，自行予外用药物（具体不详）治疗后，症状缓解。此后时有复发，1 周前症状加重，皮损逐步泛发至全身。小便赤，大便秘结。舌质红，苔黄腻，脉洪大。

查体：神清，精神尚可，查体合作。四肢、胸腹、颈项皮肤多发可见大片弥漫性鲜红斑，自觉灼热，上覆粟米至绿豆大小丘疹、水疱，部分皮肤可见渗液。全身浅表淋巴结未及肿大。双下肢无水肿，病理反射未引出。

辅助检查：无。

四诊合参

患者神清，精神尚可，对答切题，躯干、四肢、头面可见大片弥漫性鲜红斑，自觉灼热，上覆粟米至绿豆大小丘疹、水疱，部分皮肤可见渗液，伴抓痕、血痂及黄色鳞片状脱屑。口干口苦，心烦。小便赤，大便秘结。舌质红，苔黄腻，脉洪大。

病机分析

患者因感受湿热之邪，湿热浸淫，热重于湿，故发病急；湿热内蕴，故见皮损鲜红，自觉灼热，伴身热，心烦口渴，大便秘结，尿短赤；湿热浸淫肌肤则瘙痒渗液；舌质红，苔黄腻，脉洪大，为湿热之象。

诊断辨证

中医诊断：湿疮（湿热壅盛型）。

西医诊断：慢性湿疹。

治则

清热利湿，疏风透疹，凉血养阴。

治法

内服：拟方如下。

茵陈 30g	茯苓皮 30g	浮萍 15g	泽泻 15g
牡丹皮 10g	栀子 10g	黄芩 10g	马齿苋 30g
乌梅 10g	赤芍 10g	生麦芽 15g	蝉蜕 6g
婆婆针 30g	枸骨叶 15g	白扁豆 12g	藿香 10g

×7 剂，日 1 剂，煎服，分早晚两次温服

方解：方中茵陈、茯苓皮清利湿热，泽泻利水、渗湿、泄热，三药相合，可清泄表里湿热之邪。浮萍发汗利水、透疹止痒，蝉蜕散风除热透疹，二药相合透疹力佳。赤芍、牡

丹皮协同作用以清热、凉血、消瘀。黄芩、栀子泻火除烦、清热燥湿，解毒利尿。马齿苋、婆婆针清热解毒、散瘀活血。乌梅、枸骨叶清热养阴、平肝、益肾。生麦芽、藿香、白扁豆健脾化湿和胃。诸药合用，共奏清热利湿、疏风透疹、凉血养阴之效。

二诊

1周后复诊，患者服上方，皮肤红斑减退，无明显瘙痒症状，现症见四周及头面散在淡红斑，无瘙痒，口干口苦。舌质红，苔黄腻，脉洪大。

茵陈 30g	茯苓皮 30g	浮萍 15g	泽泻 15g
牡丹皮 10g	栀子 10g	黄芩 10g	马齿苋 30g
乌梅 10g	赤芍 10g	生麦芽 15g	蝉蜕 6g
婆婆针 30g	枸骨叶 15g	白扁豆 12g	香薷 10g
赤小豆 30g	连翘 15g	黄柏 15g	

×7剂，日1剂，煎服，分早晚两次温服

随访

服药2周后患者红斑消退，随访数月未见复发。

病案讨论

湿疹总因禀赋不耐，风、湿、热阻于肌肤所致。或因饮食不节，过食辛辣鱼腥动风之品，或嗜酒，伤及脾胃，脾失健运，致湿热内生，又外感风湿热邪，内外合邪，两相搏结，浸淫肌肤发为本病；或因素体虚弱，脾为湿困，肌肤失养或因湿热蕴久，耗伤阴血，化燥生风而致血虚风燥，肌肤甲错，发为本病。

患者皮疹反复发作2年余，此次急性发作。症见全身弥漫性鲜红斑，口干口苦，心烦尿赤，舌红，苔黄，脉洪大，四诊合参，辨为湿热壅盛，营阴受损证。首诊治以清热利湿、宣表透疹、凉血养阴。二诊患者症状较前好转，加赤小豆、连翘，取麻黄连翘赤小豆汤之意，主治湿热蕴郁于内，外阻经络肌肤之病候。药证相对，效如桴鼓。

（武鹏涛　杨燕青）

不寐（围绝经期综合征）

病案

沈某，女性，47岁。

初诊

主诉：失眠伴月经紊乱6月余。

病史：患者平素性急易怒，6月前出现睡眠障碍伴月经紊乱，经外院妇科诊断为"更年期综合征"，服用戊酸雌二醇片治疗后出现明显头痛，停止用药后改服知柏地黄丸＋更年安片，症状未能有效缓解，因拒绝服用镇静类西药，遂来中医求诊。胃纳可，小便黄赤，大便偏干。舌质红，苔薄干，脉弦细。

查体：神清，精神亢奋，对答切题。心率 92 次 / 分，律齐，双肺呼吸音清。腹平，上腹部略硬，无明显压痛、反跳痛，双下肢无水肿。

辅助检查：无。

四诊合参

患者精神亢奋，语速较急，形体偏瘦。诉有严重入睡困难，多梦易醒，醒后难复入睡，每晚仅 4 小时，已持续 6 月，伴潮热盗汗，烦躁易怒，头痛耳鸣，腰酸乏力，月经先后不定，经量明显减少。胃纳可，小溲黄赤，大便偏干。舌质红，苔薄干，脉弦细。

病机分析

肾精不足，水火不相既济，阴不敛阳，阳不入阴，则发为入睡困难、多梦易醒之证；年近七七，天癸枯竭，而见月经先后不定，经量减少；肝肾阴虚，水不涵木，阴虚阳亢，则烦躁易怒，潮热汗出；小溲黄赤，大便偏干，舌质红，苔薄干，脉弦细，为火盛伤阴之象。

诊断辨证

中医诊断：不寐（肝肾阴虚、痰火扰心型）。

西医诊断：围绝经期综合征。

治则

滋补肝肾，清心降火。

治法

内服：拟方如下。

制半夏 30g	夏枯草 30g	黄连 6g	肉桂 6g
牡丹皮 10g	广郁金 12g	银柴胡 10g	地骨皮 15g
百合 30g	生地黄 30g	淫羊藿 15g	仙茅 10g
知母 6g	黄柏 12g	巴戟天 10g	甘草 6g

×7 剂，日 1 剂，煎服，分早晚两次温服

方解：方中重用制半夏、夏枯草引阳入阴，令浮散之火得以潜藏，是为君药。臣以淫羊藿、知母、黄柏、巴戟天二仙汤温肾阳，补肾精，泻相火。佐以黄连、肉桂交泰丸组方，交通心肾，清火安神，令水火既济。牡丹皮、郁金凉血活血，清心宁神。百合地黄汤、银柴胡、地骨皮合用养阴分，清虚热，退骨蒸。甘草调和诸药。

1 周后复诊，患者诉睡眠明显改善，潮热大减，心情欢喜如雨后初晴。上方去牡丹皮、郁金、黄连、肉桂，加楮实子 15g、女贞子 15g、柴胡 6g、鳖甲 15g，继续服用 7 剂。

服上方后，睡眠时间已增至每晚 5~6 小时，头痛减轻，大便通畅，小便转清，予上方加焦三仙各 15g，续进 7 剂。

随访

患者服药 1 月后诸症大减，信心大增，情绪舒畅，后嘱其习练抱元站桩功法，随证施治 3 月余，寐寤已如常。

病案讨论

本案患者之不寐一是受绝经期影响，以致阴阳失调，其病位在肝、肾、心、脾，肾精不足为其根本，如《素问·病能论》曰："人有卧而有所不安者，何也？……脏有所伤及，精有所寄，则安，故人不能悬其病也。"首诊中夏枯草为清肝火、散郁结之要药。《本草纲目》言："此草冬至生，夏至后即枯，盖禀纯阳之气，得阴气则结，故有是名。"半夏得至阴之气而生，夏枯草得至阳之气而长，二药配伍，交通阴阳，和调肝胆，并可化痰和胃，顺应阴阳之气而安神，是为经验药对。并辅以交泰丸、百合地黄汤、二仙汤，填补肾中水火，引火归原，则阴阳自调而恢复寐寤节律。二诊去大半散火药，增以补肾培元、滋阴潜阳之法；三诊增加焦三仙以助运化，防滋腻碍胃，其后处方基本定型，以养精安神为宗旨，调理 3 月，睡眠恢复如常。

（吴天芯 杨燕青）

不寐（睡眠障碍）

病案

张某，女性，71 岁。

初诊

主诉：夜寐不安，多梦 1 月。

病史：患者 1 月前无明显诱因下出现入睡困难，多梦易醒，服用安眠药后可勉强入睡，每日睡眠时间约 3~4 小时。平素上身多汗，下身畏寒，偶有心悸，健忘。纳食可，二便调。舌质红，苔厚腻，脉弦滑。

查体：神清，精神疲乏，对答切题，两肺呼吸音清，心率 90 次/分，律齐，腹软，无压痛，未扪及包块，双下肢无水肿。

辅助检查：无。

四诊合参

患者老年女性，因入睡困难 1 月就诊，夜寐不安，多梦易醒，服安眠药方可勉强入睡，也仅能睡 3~4 小时。伴上身多汗，下身畏寒，面色不荣，心悸，健忘。舌质红，苔厚腻，脉弦滑。

病机分析

患者因年老体衰，脏腑功能逐渐衰弱，肾气亏虚，不能上奉于心，水不济火，心肾失交，心火独亢，则出现多梦不寐、难以入睡、心悸等症。肝、脾、肾三脏虚损，气机升降失常，气血运行失调，出现上身多汗、下身畏寒、舌红、苔厚腻、脉弦滑等上实下虚的表现。肾精不足，脑失所养，则健忘。总体为虚实夹杂之证。

诊断辨证

中医诊断：不寐（心肾不交型）。

西医诊断：睡眠障碍。

治则

滋阴降火，交通心肾。

治法

内服：拟方如下。

熟地黄 15g	当归 10g	山药 12g	泽泻 12g
牡丹皮 30g	女贞子 10g	黄连 6g	肉桂 6g
酸枣仁 30g	枸杞子 10g	炒白术 10g	白茯苓 15g
朱茯神 15g	柴胡 6g	山楂炭 12g	六神曲炭 18g

×7剂，日1剂，煎服，分早晚两次温服

方解：方中以六味地黄丸合交泰丸加减。六味地黄丸加枸杞子、女贞子填补肾精、滋肾水以降心火，是以治本。交泰丸寒热并用，交通心肾，正如《本草新编》所说："黄连、肉桂寒热实相反，似乎不可并用，而实有并用而成功者，盖黄连入心，肉桂入肾也。……黄连与肉桂同用，则心肾交于顷刻，又何梦之不安乎。"更以炒白术、山楂炭曲健脾和胃，佐以少量柴胡疏肝理气，使中焦通畅则湿浊乃祛。酸枣仁、朱茯神、当归以加强养心安神之功。全方虚实兼顾，标本兼治。

1周后复诊，患者诉睡眠明显改善，上方加香豆豉 6g、景天三七 15g 继续服用7剂。

病案讨论

睡眠障碍在老年人群中较为多见，老年患者脏腑气血衰败，或疾病缠身，神失所养，故可致夜不寐，昼不精。《灵枢·营卫生会篇》论述老年人"不夜寐"的病因病机为"老者之气血衰，其肌肉枯，气道涩，五脏之气相搏，其营气衰少而卫气内伐，入昼不精，夜不暝。"清朝冯楚瞻在《冯氏锦囊秘录·卷十二·杂证·方脉不寐合参》中道："是以壮年肾阴强盛，则睡沉熟而长，老年阴气衰弱，则睡轻而短。"本案符合老年患者脏腑功能衰退、阴阳失衡、心肾不交、心神失养导致不寐的病因病机，故运用六味地黄丸合交泰丸加减，并加入疏肝健脾、养心安神等药物，使肝肾得以滋养，心火得以下降，阴平阳秘而心神则安，故失眠得到明显改善。

另外，汤药的药渣也可再煎煮一遍用于泡脚，人体足部是足三阴之始、足三阳之终，经脉循行且分布着许多重要穴位，如涌泉、太溪、太冲等。泡脚可促进局部血液循环，起到调理脏腑、平衡阴阳的作用，对失眠、下肢冷痛、眩晕等症都有辅助治疗的作用。

（李 瑛 杨燕青）

痹证（周围神经炎）

病案

夏某，男性，72 岁。

初诊

主诉：双上肢麻木 1 月余。

病史：患者 1 月前劳累后出现双上肢麻木，偶有下肢痉挛，自诉舌头感觉异常，偶有吞咽口水异常，易感疲劳。2 日前受寒后又出现腰部疼痛，屈伸不利，伴小腹胀满不适，自行外贴伤筋膏药，症状未见好转，反而加重，夜间尤甚。纳食可，小便调，大便欠畅，夜寐欠安。舌紫暗，苔薄白，舌底脉络瘀紫，脉沉涩。否认高血压、糖尿病、脑梗死等慢性疾病史。

查体：神清，精神较萎，对答切题。两肺呼吸音清，心率 78 次 / 分，律齐。颈部压痛（−），臂丛牵拉试验（−），L4—L5 棘突压痛（+），活动受限，双下肢肌力正常，病理反射未引出。

辅助检查：无。X 线检查未见明显异常。

四诊合参

患者老年男性，劳累后出现双上肢麻木，伴偶有下肢痉挛，舌头感觉异常，易感疲劳。又因受寒导致腰部疼痛，屈伸不能，夜间加重，小腹胀满感。舌紫暗，苔薄白，舌底脉络瘀紫，脉沉涩。

病机分析

患者年老体衰，正气虚弱，易受风、寒、湿邪乘虚而入，侵袭肌表、经络、肌肉、筋骨、关节等处，以致经脉阻滞、气血运行不畅而见肢体麻木、关节疼痛、屈伸不利。气血不荣，肌肉经脉失去濡养，则见肢体痉挛，口舌感觉异常。气行不畅，则腹胀不适。舌紫暗，苔薄白，舌底脉络瘀紫，脉沉涩，为气虚血瘀之象。

诊断辨证

中医诊断：痹证（气虚血瘀型）。

西医诊断：周围神经炎。

治则

益气活血，宣痹通络。

治法

内服：拟方如下。

黄芪 30g	丹参 30g	赤芍 15g	当归 10g
秦艽 10g	鸡血藤 30g	干姜 10g	炒白术 15g
制半夏 10g	制厚朴 10g	白茯苓 15g	薄荷 6g
紫苏梗 6g			

×7 剂，日 1 剂，煎服，分早晚两次温服

方解：方中重用黄芪，配伍炒白术、白茯苓大补脾肺之气以实卫；配伍当归以资气血生化之源；配伍丹参、赤芍、鸡血藤活血通络，气通则血活，血活则风散；辅以秦艽祛风湿、清湿热、止痹痛；干姜、制半夏温经散寒、开结消痞；制厚朴、紫苏梗、薄荷行气宽中、通条气机。全方共奏益气活血、散寒宣痹、行气通络的功效。

1周后复诊，患者上肢麻木有所改善，腰部疼痛明显缓解，活动不受限。上方加川续断12g、桑枝15g，补肝肾、强筋骨，同时加强通利关节之功效，继续服用7剂，并嘱其注意保暖、休息、勿久行。

病案讨论

患者因双上肢麻木就诊，出现该症状的原因有多种，常见的例如脑梗死、脑出血、颈椎病、糖尿病并发症等，应注意鉴别诊断。在排除以上这些疾病导致的上肢麻木后，结合患者年龄、发病诱因、体格检查等综合因素，考虑患者周围神经炎可能性大，即属于中医"痹证"的范围。

痹证的病因早在《内经》中已有提出，《素问·痹论》中曰："风、寒、湿三气杂至，合而为痹"，指出其因风寒湿邪流连筋骨，气血凝滞，营卫行涩，经脉不通所致。后世医家对痹证也多有论述，如叶天士在《临证指南医案》中论述："正气为邪所阻，脏腑经络，不能畅达，皆由气血亏损，腠理疏豁，风寒湿三气得以乘虚外袭，留滞于内，致湿痰浊血，流注凝涩而得之。"提出正气内虚为发病主因。

痹证的治疗宜温、宜通、宜养，在理气、活血、通阳以及补益气血的基础上，酌情应用祛风、散寒、除湿、清热等法，使气血旺则阳气盛，风寒之邪自散，血脉自通，瘀滞自除，以达到治疗痹证的目的。

（李　瑛　杨燕青）

王生宝社区名中医

四肢疾病

漏肩风（肩关节周围炎）

病案

常某，女性，54岁。

初诊

主诉：右肩关节疼痛伴活动受限4月余，加重1周。

病史：患者4月前无明显诱因下出现右肩关节疼痛伴活动受限，自行外敷药膏，疼痛时轻时重，未予重视，近1周自觉肩部疼痛渐进性加重，活动受限加重，日轻夜重，甚则睡中疼醒，晨起活动后疼痛稍缓解，外敷药膏无效。胃纳尚可，二便调。舌淡，苔薄白，脉涩。

查体：右肩关节肿胀不明显，内侧、外侧、后侧压痛（+），右上肢上举、外展、后伸受限。

辅助检查：MRI显示右肩关节腋隐窝处滑膜囊增厚，信号增高，喙肱韧带稍增厚，信号略增高。

四诊合参

患者神清，面色少华，精神尚可，对答切题，眉头紧锁，时有痛呼声，声音低微，呼吸平缓。患者既往有长期家务劳作史，4月前无明显诱因下出现右肩关节疼痛伴活动受限，未予重视。近1周自觉肩部疼痛渐进性加重，同时活动受限，屈伸不能，夜间尤甚，晨起活动后疼痛稍缓解。胃纳尚可，二便调。舌淡，苔薄白，脉涩。

病机分析

患者因体虚、劳损、风寒侵袭肩部，使经气不利所致。肩部感受风寒，阻痹气血，劳作过度，损及筋脉，气滞血瘀，年老气血不足，筋骨失养，皆可使肩部脉络气血不利，不通则痛。肩部主要归手三阳经所主，内外因素导致肩部经络阻滞不通或失养，是本病的主要病机，舌脉为佐证。

诊断辨证

中医诊断：漏肩风（气血亏虚型）。

西医诊断：右侧肩关节周围炎。

治则

补益气血，疏经通络。

治法

普通针刺治疗，每周治疗3次，3次为1个疗程。取肩髃、肩髎、肩贞、肩前、阿是穴、足三里、气海穴。足三里、气海穴用补法，余穴均用泻法。先刺远端配穴，做较强的刺激，行针时鼓励患者运动肩关节；肩部穴位要求有强烈的针感，直达病变部位。

方解：手太阳经"出肩解，绕肩胛，交肩上"，其病"肩似拔"，当肩后部压痛明显时，为手太阳经证；手阳明经"上肩，出髃骨之前廉"，其病"肩前臑痛"，当肩前部压痛明显时，为手阳明经证；手少阳三焦经"上肩"，其病"肩、臑、肘、臂……外皆痛"，当肩外侧压痛明显时，为手少阳经证。肩髃、肩髎、肩贞分别为手阳明经、手少阳经、手太阳经穴，加阿是穴和奇穴肩前，均为局部选穴，同时远端取足三里、气海穴，可以补益气血。诸穴合用，可疏通肩部经络气血，活血祛风而止痛。

🈁 二诊

1个疗程后复诊，患者诉右肩关节疼痛明显缓解，上举、外展、后伸活动范围明显扩大，夜间痛缓解。继续治疗1个疗程，并嘱其注意保暖、休息，教授其进行右肩关节功能锻炼。

病案讨论

漏肩风是以肩部长期固定疼痛，活动受限为主症的疾病。由于风寒是本病的重要诱因，故常称为"漏肩风"；因本病多发于50岁左右的成人，故俗称"五十肩"；因患肩肩部常畏寒怕冷，尤其后期常出现肩关节的粘连，肩部呈现固结状，活动明显受限，故又称"肩凝症""冻结肩"等。相当于西医学的肩关节周围炎。静止痛为本病的特征，表现为日轻夜重，晚间常可痛醒，晨起肩关节稍活动后疼痛可减轻。针灸疗法主要缓解局部症状，活血通脉，有利于松解粘连组织，从而改善关节活动度。

（王生宝）

☁ 肩痹 （肩关节周围炎）

病案

王某，女性，63岁。

🈁 初诊

主诉：右肩部疼痛、关节活动受限2月。

病史：患者2月前无明显诱因下出现右侧肩部疼痛伴活动受限，夜间疼痛加重，无前臂痛，自服活血止痛药物后稍缓解。饮食睡眠可，二便调。舌淡暗、苔薄白，脉弦细。

查体：右肩前、后方，肩峰下、三角肌止点、肱二头肌长头肌腱部压痛，上臂外展、外旋、后伸时疼痛加剧，肩关节外展、内旋、外旋受限，左右上肢感觉、肌力及肌张力正常，霍夫曼征阴性。

辅助检查：肩关节X线检查提示右肩关节退行性改变、增生。

四诊合参

患者神清，精神一般，痛苦面容，对答切题，查体合作。纳寐可，二便调。舌淡暗、苔薄白，脉弦细。结合患者症状及查体，本病当属祖国医学"肩痹"范畴，证属气滞血瘀型。

病机分析

年老体虚、肝肾不足、气血亏虚为本病的发病基础，加之风寒湿邪侵袭、劳损、外伤等因素，导致肩部筋脉不通、气血凝滞、肌肉痉挛，故见肩部疼痛，活动不利。患者舌淡暗，苔薄白，脉弦细，亦为气滞血瘀之象。

诊断辨证

中医诊断：肩痹（气滞血瘀型）。

西医诊断：右侧肩关节周围炎。

治则

活血祛瘀，舒筋通络。

治法

内服：予舒筋活血汤加减，具体用药如下。

炒羌活 9g	炒防风 12g	荆芥 9g	独活 12g
当归 12g	续断 12g	青皮 6g	川牛膝 9g
五加皮 9g	杜仲 9g	乳香 6g	没药 6g
枳壳 6g	生甘草 6g		

×7 剂，日 1 剂，煎服，早晚 2 次温服

方解：炒羌活、独活可透利关节而祛湿；防风可祛风止痛，利水消肿，上药同用，共奏祛风利水之效。荆芥可祛风，逐身痛，《食性本草》曾提及荆芥可主筋骨烦痛。当归补血活血。杜仲、续断均可补肝肾、强筋骨。青皮疏肝理气散结。五加皮可祛风湿、强筋骨，缓解筋骨挛急。川牛膝活血通络，并能引药下行。乳香、没药合用，可活血调气定痛。枳壳化痰消积。生甘草调和诸药。全方共奏活血祛瘀、舒筋通络之功效。

1 周后复诊，患者右侧肩部疼痛较前减轻，关节活动稍受限。饮食睡眠可，二便调。舌淡、苔薄白，脉弦。查体右肩各部位压痛已不明显，肩关节外展时受限，左右上肢感觉、肌力及肌张力正常，霍夫曼征阴性。续予上方 7 剂，嘱患者注意休息，肩部保暖，避免提重物，适当进行肩部功能锻炼。

病案讨论

肩关节周围炎简称肩周炎，因好发于 50 岁左右人群，因此又称"五十肩"，根据其相关症状，中医学亦称之为"漏肩风""冻结肩"等，以肩关节疼痛、活动受限为主要临床表现，是肩关节周围肌肉、韧带、肌腱等软组织损伤、退行性改变而引起的肩关节周围软组织的慢性无菌性炎症，临床起病多缓慢，且病程较长，可迁延至 1 年乃至 2 年。患者日常需注意肩部的保暖，避免患肢承重或劳损。此外，还可自主进行锻炼，如早晚反复做患肢旋内、旋外、外展等功能活动，或爬墙等功能锻炼。

（李彬彬）

肘痹（肱骨外上髁炎）

病案

田某，男性，70岁。

初诊

主诉：患者右侧肘关节外侧疼痛3天。

病史：患者3天前无明显诱因出现右侧肘关节外侧疼痛，压痛明显，活动时疼痛加重。饮食睡眠可，二便调。舌淡暗、苔薄白，脉弦细。

查体：右肱骨外上髁压痛，局部肿胀，右肘关节活动受限，活动度正常。

辅助检查：肘关节X线检查未见明显异常。

四诊合参

患者神清，精神一般，正常面容，对答切题，查体合作。纳寐可，二便调。舌淡暗、苔薄白，脉弦细。结合患者症状及查体，本病当属祖国医学"肘痹病"范畴，证属气滞血瘀型。

病机分析

本病多因患者慢性劳损，局部脉络受损，气血瘀阻，经络不通所致，不通则痛，故见局部疼痛；气血经络不通，故活动不利。查患者舌淡暗、苔薄白，脉弦细，亦为气滞血瘀之象。

诊断辨证

中医诊断：肘痹（气滞血瘀型）。

西医诊断：右侧肱骨外上髁炎。

治则

活血祛瘀，舒筋止痛。

治法

内服：予桃红四物汤加减，具体用药如下。

| 桃仁12g | 红花9g | 当归12g | 赤芍12g |
| 川芎9g | 生地黄9g | 甘草6g | |

×7剂，日1剂，煎服，早晚2次温服

外治：三色膏药外敷，辅以胶带固定。

方解：方中桃仁活血祛瘀，红花通经活血，当归补血活血，赤芍、生地黄可清热凉血、活血祛瘀，川芎活血行气止痛，甘草调和诸药。全方共奏活血化瘀、舒筋止痛之功。

二诊

1周后复诊，患者右肘关节外侧疼痛较前明显减轻。纳寐可，二便调。舌淡，苔薄白，脉细。查体：右侧肱骨外上髁压痛（−），局部已无肿胀。续予三色膏3贴外敷，嘱患者注意保暖，患侧避免负重劳累。

病案讨论

肱骨外上髁炎是以肱骨外上髁局限性疼痛，并影响伸腕和前臂旋转功能为特征的慢性劳损性疾病，亦称肱桡关节滑囊炎、肱骨外上髁骨膜炎、肱骨外上髁综合征等，因网球运动员较常见，故又称网球肘。本病起病缓慢，初起常见肘部外侧酸胀疼痛，休息后可缓解，随着病情加重，疼痛加剧，前臂无力，日久则变为持续性疼痛，影响肢体活动及功能。临床治疗以保守治疗为主，可予药物治疗、物理治疗、手法治疗、针灸治疗及针刀疗法等多种治疗手段。

（李彬彬）

🌀 肘部伤筋（肱骨外上髁炎）

病案

季某，男性，32岁。

初诊

主诉：左侧肘部疼痛1周，活动不利。

病史：患者1周前劳累后出现左侧肘关节疼痛，不能提重物，受凉加重，肘部无肿胀，无皮温、皮色改变。胃纳尚可，二便调。舌紫暗，苔薄白，舌底脉络瘀紫，脉涩。

查体：左侧肱骨外上髁压痛（＋），肘关节屈伸活动不受限，左上肢肌力正常，病理反射未引出。

辅助检查：X线检查未见明显异常。

四诊合参

患者神清，精神尚可，对答切题，行动尚可，语声正常，呼吸平缓。患者职业为厨师，1周前工作后即出现左侧肘关节疼痛，不能提重物，受凉后加重。胃纳尚可，二便调。舌紫暗，苔薄白，舌底脉络瘀紫，脉涩。

病机分析

患者慢性劳损以致局部筋络受损，血溢脉外，气机不畅，瘀而血不通，不通则痛，故觉局部疼痛；寒性收引，阻碍气机，故遇凉加重。舌苔暗紫，舌底脉络瘀紫，脉涩，为气滞血瘀之象。

诊断辨证

中医诊断：肘部伤筋（气滞血瘀型）。

西医诊断：右侧肱骨外上髁炎。

治则

行气活血，祛瘀止痛。

治法

外治：

（1）三色膏外敷，辅以弹力绷带固定。

（2）针刺治疗，共 3 次，隔日 1 次，留针 20 分钟。取阿是穴、肘髎、曲池、合谷、天井、外关穴。

方解：阿是穴及沿经取穴以疏通局部经络气血，舒筋活络止痛。

1 周后复诊，患者诉左侧肘关节疼痛明显减轻，肱骨外上髁压痛明显缓解，继续予以三色膏外敷，并嘱其注意保暖、休息。

病案讨论

"筋"一词最早在《内经》中出现，《素问·五脏生成篇》认为"诸筋皆属于节"，筋连于关节，能屈能伸，故诸筋者，皆属于节。《中医筋伤学》认为"筋"相当于四肢与躯干部位的软组织。伤筋，现代医学称为软组织损伤，是伤科最常见的疾病之一。凡人体的肌肉、肌腱、筋膜、韧带以及软骨和周围神经等组织，受到外力作用或自身退行性改变因素所引起的功能或解剖异常，而无骨折、脱位者均为伤筋，证见伤后局部肿胀疼痛，色呈青紫，甚则关节功能障碍，屈伸不利。包括古文献之筋断、筋走、筋翻、筋转、筋强等症。治宜以活血化瘀、舒筋止痛为要。

伤筋无论是急性还是慢性均以疼痛为主症。中医认为，由于外感或挫伤导致身体气血运行不畅，经络痹阻，筋骨、关节、肌肉等处产生疼痛。跌打损伤后导致脉络受损，产生瘀血，血不循经，气血运行不畅，不通则痛。瘀血伤筋产生疼痛的特点是痛如针刺的刺痛，以实证偏多。临床上，瘀血所致伤筋产生疼痛的疾病很多，瘀血致病产生的疼痛由多种因素引起，基本归于血瘀痹阻经络，经络不通则痛。针对疼痛拒按、固定不移，伴有肿胀、瘀斑的疾病，需采用"瘀则祛之""肿则消之"的治疗原则。

（张超峰）

骨折病（尺桡骨远端骨折）

病案

刘某，女，69 岁。

初诊

主诉：右侧腕关节外伤后疼痛伴活动受限 1 天。

病史：患者 1 天前在家中不慎摔倒，致右侧腕关节疼痛，活动受限，遂到附近医院就诊，行 X 线检查显示右侧桡骨远端骨折，远端向背侧移位，背侧有骨块分离，合并尺骨茎突骨折。舌淡红，苔薄白，脉弦紧。

查体：右侧腕关节肿胀、餐叉样畸形，有压痛及叩击痛，腕关节活动重度受限，右侧手指皮肤感觉及温度正常。

辅助检查：X 线检查显示右侧桡骨远端骨折，背侧骨块分离，合并尺骨茎突骨折，骨块分离。

四诊合参

患者神清，精神尚可，对答切题，右侧腕关节疼痛，声音洪亮。患者有外伤史，右侧腕关节肿胀、餐叉样畸形，有压痛及叩击痛，腕关节活动重度受限，右侧手指皮肤感觉及末梢血运正常。舌淡红，苔薄白，脉弦紧。

病机分析

患者因不慎摔倒致局部筋骨受损，血溢脉外，气机不畅，瘀而血不通，不通则痛，故觉局部疼痛；外力致筋骨受损，血瘀气阻，故局部活动受限；舌苔暗紫，舌底脉络瘀紫，脉涩，为气滞血瘀之象。

诊断辨证

中医诊断：骨折病（气滞血瘀型）。

西医诊断：右侧尺桡骨远端骨折。

治则

拔伸牵引，折顶侧按。

治法

手法复位：2~3人持续对抗牵引5分钟，待腕关节周围肌肉松弛，采用"拔伸牵引，折顶侧按"闭合整复手法的复位原则，整复者快速行端提手法，双手拇指在骨折远端，由背侧向掌侧按压，其余4指半屈曲在骨折近端，由掌侧向背侧端提、屈腕整复。在整复骨折时，反复对称推压骨折部位，以磨合整复骨折面，手摸心会骨折断端对合良好，在牵引状态下外用腕关节固定托固定。抬高患肢，确认末梢血运和皮肤感觉正常。

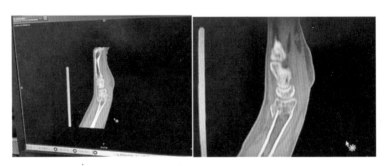

骨折处X线片

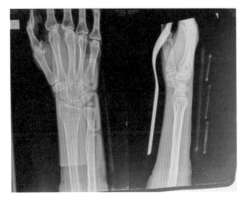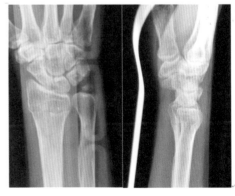

手法复位后X线片

4 天后复诊，患者诉右侧腕关节轻度不适，轻度肿胀、青紫。用石氏伤科三色膏外敷，并嘱其注意抬高患肢，手指及肘关节、肩关节加强功能活动，并将功能锻炼中可能出现的症状进行解释，必要时继续复诊。

三色膏方解：方中主药为紫荆皮、黄金子，用量明显重于其他药物。紫荆皮善于活血消肿，又能解毒；黄金子能通经散瘀、行气除痰、祛风止痛，二药合为君药，有消散瘀结而消肿止痛之功。水蛭、川芎、赤芍等有行气活血之功，羌活、独活、防风等有祛风通络胜湿之效。

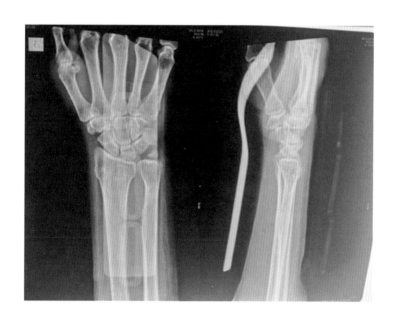

二诊 X 线片

6 周后复诊，患者诉右侧腕关节无不适，无肿胀、青紫。复查 X 线显示骨折线模糊，骨折临床愈合，去除外固定。并嘱其进行腕关节功能锻炼，必要时继续复诊。

病案讨论

《医宗金鉴》记载："损伤之证，肿痛者乃瘀血凝结作痛也。"外伤之后往往出现脉络破损，离经之血瘀结不散，血瘀气滞，不通则痛，故有疼痛肿胀。桡骨远端骨折其主要病机是气滞血瘀，脉络不通。外伤后筋脉扭挫、经筋受损、经络被阻而致气滞血瘀，关节疼痛不适；气血运行不畅则局部肿胀，关节活动受限。

对于桡骨远端骨折来说，采用传统手法整复加外固定治疗非常实用有效，大大减轻了患者手术的痛苦和经济的负担。在骨折复位时，首先仔细阅读 X 线片，充分了解骨折的类型、程度和移位情况。手法整复应根据骨折复位"欲合先离，离而复合"的道理，要先使骨折断端充分分离，充分拔伸牵引，解除短缩畸形，恢复骨端长度，在牵引时应将前臂旋前，使旋前方肌松弛，还应有屈腕牵引动作，使屈肌松弛，便于向背侧移位的远折段向掌侧移动。再行端提按压手法整复成角或侧方移位。折顶时应根据骨折端移位及成角的大小，适度灵活运用。骨折整个手法复位是一套组合动作，是骨折复位成功的关键。

中药膏药外敷具有芳香透窍、舒筋活络、消肿止痛的作用，外敷患处，使药力直达病位。三色膏为石氏伤科验方，已有百余年历史，现已载入《中医骨伤科学》，有活血化瘀、消肿止痛、续筋骨、利关节的功效。

（王生宝）

痹病（半月板损伤）

病案

任某，男，36岁。

初诊

主诉：左膝关节疼痛1周。

病史：连续运动过量1月后，患者1周前出现左膝关节疼痛伴活动受限，无明显红热现象。胃纳尚可，二便调。舌紫暗，苔薄白，舌底脉络瘀紫，脉涩。

查体：左膝关节内外侧压痛不明显，屈伸稍受限。

辅助检查：MRI显示左膝关节前交叉韧带变性，内侧副韧带损伤；左膝关节内侧半月板前后角变性；左髌上囊及膝关节少量积液，左膝软组织损伤。

四诊合参

患者神清，精神尚可，对答切题，眉头紧锁，时有痛呼声，声音洪亮，呼吸平缓。患者否认外伤史，连续1月运动过量，1周前出现左膝关节疼痛伴活动受限，走路时疼痛加重，步行距离缩短。胃纳尚可，二便调。舌紫暗，苔薄白，舌底脉络瘀紫，脉涩。

病机分析

患者因过度运动致局部筋络受损，血溢脉外，气机不畅，瘀而血不通，不通则痛，故觉局部疼痛；外力致筋络受损，血瘀气阻，故局部活动受限；舌苔暗紫，舌底脉络瘀紫，脉涩，为气滞血瘀之象。

诊断辨证

中医诊断：痹病（气滞血瘀型）。

西医诊断：左膝半月板损伤。

治则

活血化瘀，行气止痛。

治法

外治：三色膏外敷，辅以弹力绷带固定。

方解：三色膏方中主药为紫荆皮、黄金子，用量明显重于其他药物。紫荆皮善于活血消肿，又能解毒；黄金子能通经散瘀、行气除痰、祛风止痛，二药合为君药，有消散瘀结而消肿止痛之功。水蛭、川芎、赤芍等有行气活血之功。羌活、独活、防风等有祛风通络胜湿之效。

二诊

1周后复诊，患者诉左膝关节疼痛明显缓解，已无明显肿胀、青紫。继续三色膏外敷，辅以弹力绷带固定，并嘱其注意保暖、休息，走路少走，清淡饮食，在不承重的情况下适当活动膝关节，并将功能锻炼中可能出现的症状进行解释，必要时继续复诊。

病案讨论

《医宗金鉴》记载："损伤之证，肿痛者乃瘀血凝结作痛也。"外伤之后往往出现脉络破损，离经之血瘀结不散，血瘀气滞，不通则痛，故有疼痛肿胀，且瘀结日久而化热也。

半月板损伤多见于青年，是膝关节中最常见的损伤，多于膝半屈曲位时产生，当一侧下肢负重，足部固定而身体忽然向前朝中线扭转时，股骨髁急骤内旋挤压半月板发生破裂，或股骨髁急骤外旋时，亦可引起半月板损伤。中医认为半月板损伤属于"筋凝""筋滞""筋伤""痹病"等范畴。其主要病机是气滞血瘀，脉络不通。外伤后筋脉扭挫，经筋受损，经络被阻而致气滞血瘀，关节疼痛不适；气血运行不畅则局部肿胀，关节活动受限。

中药膏药外敷具有芳香透窍、舒筋活络、消肿止痛的作用，外敷患处，使药力直达病位。三色膏为石氏伤科验方，已有百余年历史，现已载入《中医骨伤科学》，有活血化瘀、消肿止痛、续筋骨、利关节的功效。

（王生宝）

膝痹（膝关节滑囊炎）

病案

何某某，男，55岁，已婚。

初诊

主诉：反复左膝疼痛伴活动障碍5年，加重1周。

病史：患者5年前无明显诱因出现左膝关节反复疼痛伴活动障碍，为持续性钝痛，无放射痛，疼痛可因体位改变而诱发，上下楼梯及劳累后疼痛加重，休息后可缓解，由于病情较轻未予正规治疗。1周前患者运动后感左膝肿痛，休息后不能缓解，晨起出现左膝关节僵硬，时间少于30分钟，外院X线检查显示局部骨质增生，内侧关节间隙稍狭窄。无交锁现象，无双下肢踩棉花感，症状与天气变化无明显关系。今为进一步诊治来本院就诊。患者居处潮湿，无畏寒、发热，无午后潮热，无间歇性行，无头疼抽搐，无头晕，无恶心呕吐，无胸闷气促。精神可，食欲一般，二便正常，夜寐不安。苔黄腻质红，脉弦细。

查体：左膝呈屈曲位，不能主动伸屈，关节肿胀，局部皮温较右膝增高。左膝内侧间隙压痛，被动伸屈范围 100~150°。左膝浮髌试验（＋）。左膝关节研磨试验（－），前后抽屉试验（－）。

辅助检查：外院 X 线检查显示（2021 年 3 月 5 日）膝关节退行性改变，内侧间隙狭窄。

四诊合参

患者有神，面色少华，言语清晰。二便调，夜寐不安。苔黄腻，质红，脉弦细。结合患者症状体征，四诊合参，本病应属"膝痹"范畴，证属湿热内蕴、经络阻痹。

病机分析

患者因居处潮湿，冷热交错等原因，以致风寒湿邪乘虚侵袭人体，流注经络而成痹证。一是风寒湿痹日久不愈，气血津液运行不畅之病变日甚，血脉受阻，津液凝聚，以致瘀血痰浊阻痹经络，出现关节周围结节，关节肿大，屈伸不利等症；二是病久使气血伤耗，故出现面色少华，体倦乏力，脉细涩弱等气血亏虚证候。

诊断辨证

中医诊断：膝痹（湿热内蕴、经络阻痹型）。

西医诊断：左膝关节滑膜炎。

治则

清热化痰，活血化瘀。

治法

内服：大秦艽汤加减。拟方如下。

秦艽 15g	独活 12g	当归 12g	川芎 18g
白术 12g	防风 9g	白芷 12g	熟地黄 10
茯苓 9g	泽泻 30g	猪苓 15g	茯苓 15g
石膏 30g	川芎 9g	白芍 12g	羌活 9g
广地龙 12g	木瓜 15g	黄芩 12g	生地黄 12g
甘草 6g			

×7 剂，日 1 剂，煎服，分早晚 2 次温服

外治：三色膏 ×5 张，局部外敷，每次 1 张，每 2 日换药 1 次，贴于患处，外用弹性绷带固定，2 周为 1 疗程。注意皮肤情况，过敏者慎用。

方解：秦艽祛风并通行经络为君药。羌活、独活、防风、白芷祛风散邪。当归、白芍、熟地黄、川芎养血和血，祛风不伤津。白术、茯苓益气健脾，以助生化之源。黄芩、石膏、生地黄凉血清热，以防治风邪化热。广地龙、木瓜搜风通络，治疗日久痹证。猪苓、泽泻利水消肿。甘草和中调药。

二诊

服药 1 周后，患者疼痛减轻，已无僵硬感。查体：左膝局部皮温已正常，膝关节髌骨上缘肿胀偏硬，伸屈活动仍在 100°~150°。苔薄白腻，质暗，口干，脉细滑，再续前法。予原方去泽泻，加川桂枝 12g、骨碎补 15g、鸡血藤 30g、莱菔子 9g、左秦艽 9g，共 14 剂，服法如前。嘱患者注意保暖，减少活动，抬高患肢，多休息，若病情加重及时就诊。

经 3 周治疗后，患者左膝肿痛不明显，已能行走。查体：膝关节肿胀明显减轻，局部无明显压痛。髌骨上缘肿胀，无明显僵硬。膝关节伸屈 80°~170°。舌偏红，脉偏细。续予上方内服 7 剂，药渣煎煮 15 分钟后，待药液温度降至 40℃左右，外洗患处。嘱患者加强肌肉功能锻炼。

病案讨论

本案辨病属中医学"膝痹"，根据患者临床体征如膝关节肿痛、皮温增高、浮髌试验（＋）及苔脉情况，辨证属湿热内蕴，经络阻痹。治疗时，急性期以清热化痰为先，可选用黄芩、黄柏、山栀、知母、猪苓苓等，同时以川牛膝、赤小豆等消肿；活血化瘀则选用凉性活血药物，如生地黄、丹皮、赤芍之类。如肿胀减退，皮温正常，局部肿胀偏僵硬者可配合中药外洗。本案患者三诊症状明显好转，膝关节伸屈度改善，可以外洗方滑利关节，滋肾壮骨从而巩固疗效。

膝关节骨质增生的病变实质多半是膝关节的急慢性滑膜炎，骨质增生本身是人体的退行性改变，如果没有滑膜的炎症，不会引起肿胀疼痛的临床症状。所以治疗膝关节骨质增生时，多半也是在治疗膝关节的滑膜炎。对于急性滑膜炎的患者，主要治则为化湿通络止痛，化湿常用知母、薏苡仁、滑石、黄柏、竹茹、陈皮、猪苓苓等药物，通络止痛常用枳壳、丝瓜络、络石藤、延胡索、秦艽等药物。对于慢性滑膜炎的患者，后期应以化瘀为主，同时兼顾其他的症候。另有临床辨证为风寒闭阻型的患者，主要表现为关节畏冷明显，治则为温经散寒，通络止痛。常用伸筋草、透骨草、仟仟活、威灵仙、老鹳草、苏木、白芷、川草乌、泽兰等药物，内服外洗均可。

（张佳雯）

膝痹（膝骨关节炎、滑膜炎）

病案

郑某，女性，51 岁。

初诊

主诉：左膝关节疼痛肿胀 1 周。

病史：患者 1 周前无明显诱因下出现左侧膝关节疼痛肿胀，上下楼梯及下蹲时疼痛加重，屈伸不利，伴口渴、烦闷。饮食睡眠可，二便调。舌质红，苔黄腻，脉滑数。

查体：左膝关节肿胀，肤温升高，左膝关节外侧压痛，活动受限，左膝关节研磨试验（＋），浮髌试验（－），麦氏试验（－），前后抽屉试验、侧方应力试验（－）。

辅助检查：X 线检查显示左侧膝关节退行性改变，关节边缘有骨赘形成，关节间隙尚可。

四诊合参

患者神清，精神一般，痛苦面容，对答切题，查体合作。纳寐可，二便调。舌质红，苔黄腻，脉滑数。结合患者症状及查体，本病当属祖国医学"膝痹"范畴，证属湿热痹阻型。

病机分析

《内经·生气通天论》云："湿热不攘，大筋软短，小筋弛长，软短为拘，弛长为痿。"因外伤或寒湿相搏，热伤血络，导致局部经络阻滞，气血运行障碍，筋脉失荣，且湿伤筋不能束骨，加上离经之血，积瘀日久，聚而生热，故可见膝关节红肿热痛、关节屈伸障碍等症。

诊断辨证

中医诊断：膝痹（湿热痹阻型）。

西医诊断：左侧膝骨关节炎、滑膜炎。

治则

清热利湿，益气活血

治法

内服：拟方如下。

炒羌活 12g	炒防风 12g	汉防己 9g	制苍术 9g
炒白术 9g	生黄芪 12g	泽泻 12g	葛根 9g
川牛膝 9g	茵陈 9g	柴胡 9g	生地黄 9g
丹参 9g	知母 9g	甘草 6g	

×14 剂，日 1 剂，煎服，早晚 2 次温服

外治：三色膏外敷，辅以弹力绷带固定。

方解：羌活透利关节而祛湿，防风可祛风止痛、利水消肿，二者共奏祛风利水之效。知母、茵陈者，乃苦以泄之，清热利湿，加以生地黄清热凉血又养血滋阴；泽泻咸平，淡以渗之，又能导其留饮，并配以软柴胡疏肝行气，兼调升降气味相合，上下分消，共为臣药，取清热化湿泻浊之功。在诸多攻邪之药的基础上，予生黄芪益气通阳利水、丹参养血活血，两药益气活血，使气血各有所归。粉葛根苦辛平，味之薄者，阳中之阳，引而上行；炒防风甘辛，温散经络中留邪，两者升阳固表，配以炒白术苦甘温，制苍术体轻浮，气力雄壮，健脾和中燥湿泻浊，能去皮肤腠理之湿。川牛膝活血通络并能引药下行，生甘草甘温，调和诸药，两药合而为使。全方攻补兼施，升降并用，固护脾胃之气而不伤营阴，共奏清热除湿、理气活血之功。

二诊

2 周后复诊，患者左侧膝关节偶稍感疼痛，已无明显肿胀，肤温如常，活动可。纳寐可，二便调。舌质淡，苔薄腻，脉细滑。左膝关节外侧压痛（±），左膝关节研磨试验（－）。续予三色膏外敷，嘱患者 1 周后复诊。

三诊

再 1 周后复诊，患者左膝关节已无疼痛感，活动可。纳寐可，二便调。左膝关节外侧

压痛（-），左膝关节研磨试验（-）。嘱患者日常注意膝部保暖，避免负重，减少上下楼梯，已无复诊必要。

病案讨论

膝骨关节炎滑膜炎是指因软骨退行性改变或骨质增生产生的机械性和生物化学性刺激，继发膝关节滑膜水肿、渗出和关节腔过量积液等病理改变导致膝关节腔内积血或积液的一种非感染性炎症反应。临床可见膝关节疼痛、肿胀、关节活动障碍等症，中医将其归属于"痹证"范畴，认为其与脏腑气血不足、风寒湿邪侵袭，致气滞血瘀、经脉痹阻而形成。除积极治疗外，患者还应合理休息，适当减肥及运动。日常可多吃含硫食物，如莴笋、鸡蛋、洋葱、甘蓝（俗称卷心菜）等，有助于钙的吸收，促进骨骼、软骨和结缔组织的修补与重建。少食茄属蔬菜，如番茄、马铃薯、茄子等，防止其中含有的生物碱加重关节炎症。老年人可适当进行散步、打太极拳等缓和运动，日常注意膝关节的保暖，保持合适的体重。

李彬彬

膝部伤筋（膝关节韧带损伤）

病案
李某，女性，39 岁。

初诊

主诉：左侧膝关节肿痛活动不利 3 天。

病史：患者 3 天前左侧膝关节意外磕碰，未予重视，后膝关节出现肿胀、疼痛，活动不利，局部皮肤无青紫，无明显红热现象。胃纳尚可，二便调。舌紫暗，苔薄白，舌底脉络瘀紫，脉涩。

查体：左侧膝关节外侧肿胀，压痛（+），膝关节屈伸活动受限，膝关节侧方应力试验（+），病理反射未引出。

辅助检查：X 线检查显示左膝关节间隙增宽。

四诊合参

患者神清，精神尚可，对答切题，行动尚可，语声正常，呼吸平缓。患者 3 天前左侧膝关节意外磕碰，未予重视，后膝关节出现肿胀、疼痛，活动不利。胃纳尚可，二便调。舌紫暗，苔薄白，舌底脉络瘀紫，脉涩。

病机分析

患者因磕碰致膝关节局部筋络受损，气血运行不畅，瘀阻血脉，不通则痛，故觉局部疼痛；舌苔暗紫，舌底脉络瘀紫，脉涩，为气滞血瘀之象。

诊断辨证

中医诊断：伤筋（气滞血瘀型）。

西医诊断：左侧膝关节韧带损伤。

治则

行气活血，祛瘀止痛。

治法

内服：拟方如下。

当归 15g	川芎 15g	赤芍 15g	陈皮 6g
荆芥 10g	土鳖虫 10g	桃仁 9g	红花 9g
乳香 6g	没药 6g	苏木 6g	川牛膝 15g

×14 剂，日 1 剂，煎服，早晚 2 次温服

外治：三色膏外敷，辅以弹力绷带固定。

方解：方中重用当归、川牛膝、赤芍活血化瘀，川牛膝又可引药下行，三药共为君药。土鳖虫、桃仁、红花等祛瘀生新，与荆芥消肿止痛共为臣药；苏木入血分，功能行散，具有通经疗伤之用，陈皮行气，共为佐药。全方驱邪而不忘扶正，扶正不碍驱邪。乳香、没药相须为用，乳香长于行气，没药长于活血，乳香兼能舒筋活络，没药则活血祛瘀，独擅其长，加强了全方行气活血、祛瘀止痛之功效。

二诊

1 周后复诊，患者诉左侧膝关节疼痛明显缓解，已无明显肿胀。上方去乳香、没药，继续服用 7 剂，同时予三色膏外敷，并嘱其注意保暖、休息，定期随访。

病案讨论

膝关节韧带损伤亦属于中医学"伤筋"的范畴。《中医筋伤学》认为"筋"相当于四肢与躯干部位的软组织。伤筋，现代医学称为软组织损伤，是伤科最常见的疾病之一。膝关节韧带损伤有明确的外伤史，证见伤后局部肿胀疼痛，色呈青紫，甚则关节功能障碍，屈伸不利，包括古文献之筋断、筋走、筋翻、筋转、筋强等症。治宜活血化瘀，舒筋止痛为要。

（张超峰）

 痹证（踝关节炎）

病案

施某，女性，56 岁。

初诊

主诉：双侧踝关节冷痛 5 年余。

病史：患者 5 年余前无明显诱因下出现双侧踝关节周围遇冷遇风则痛，踝部不能外露，外院行肌电图检查未见异常，踝关节活动自如，无明显红热现象。胃纳尚可，二便调。舌淡红，苔薄白，脉缓。

查体：双侧踝关节无肿胀、压痛，踝关节屈伸活动可，双下肢肌力正常，病理反射未引出。

辅助检查：X线检查显示双踝未见明显异常。

四诊合参

患者神清，精神尚可，对答切题，行动尚可，语声正常，呼吸平缓。患者5年前停经，停经后开始出现双侧踝关节周围遇冷遇风则痛，踝部不能外露。胃纳尚可，二便调。舌淡红，苔薄白，脉缓。

病机分析

患者因年事已高，天癸已竭，气血不足，腠理空疏，卫外不固，故而风寒乘虚而入，风为阳邪，其性开泄，局部皮肤卫外不足，故出现怕冷怕风；舌淡红，苔薄白，脉缓亦为血虚之象。

诊断辨证

中医诊断：痹证（气血亏虚型）。

西医诊断：双侧踝关节炎。

治则

补血行气通痹。

治法

外治：针刺治疗，共3次，隔日1次，每次留针20分钟。取血海、三阴交、阴陵泉、地机、关元、足三里、丰隆、太冲、合谷、太溪、昆仑穴。

方解：太溪、昆仑为病痛局部选穴，可疏通经络气血，使营卫调和而使风寒湿无所依附，痹痛遂除。风偏盛者为行痹，取血海、三阴交、地机穴以补血活血，足三里、丰隆穴以健脾化湿，太冲、合谷穴以行气，遵"治风先治血，血行风自灭"之意。

二诊

针刺3次之后，患者诉双侧踝关节怕冷怕风的症状已明显好转，已可以穿裙子及短裤。效不更方，继行3次针刺以巩固疗效。

病案讨论

痹证《内经》称为"痹"，提出病因以风寒湿邪为主。《痹论》还根据风寒湿邪伤人的季节与所伤部位之异，将痹证分为皮痹、肌痹、脉痹、筋痹、骨痹五体痹。根据痹证的临床表现，现代医学中的风湿性关节炎、类风湿关节炎、骨关节炎、反应性关节炎、痛风等均属本病范畴。

痹证的发生，与体质因素、气候条件、生活环境等均有密切关系。正虚卫外不固是痹证发生的内在基础，感受外邪是痹证发生的外在条件。正如《济生方·痹》所云："皆因体虚，腠理空疏，受风寒湿气而成痹也。"临床上，应注意辨别病邪的主要性质，风、寒、湿、热、痰、瘀等的偏胜，以及病性的虚实，痹证初起，多以实证为主，病久多属正虚邪实，虚中夹实。

（张超峰）

跟痛症（跟骨骨赘）

病案

张某，女性，50 岁。

初诊

主诉：右侧足跟疼痛 1 月。

病史：患者 1 月前爬山后出现右侧足跟刺痛，痛处固定，晨起或久坐后起身站立时疼痛尤甚，行走时疼痛加重，行走一段时间后疼痛可稍缓解。纳寐可，二便调。舌暗，苔薄白，脉弦。

查体：右侧足跟压痛（+），局部稍肿胀。

辅助检查：X 线检查显示右侧跟骨骨质增生。

四诊合参

患者神清，精神可，对答流利。纳寐可，二便调。患者工作需久站，此次因爬山后发病，结合患者临床症状，四诊合参，本病应属"跟痛症"范畴，证属气滞血瘀证。

病机分析

患者年老体虚，骨萎筋弛，兼患者职业原因，需长期久站，久则跟骨局部劳损，气血不畅，致局部瘀堵不通，不通则痛，故可见足跟刺痛。

诊断辨证

中医诊断：跟痛症（气滞血瘀型）。

西医诊断：右侧跟骨骨赘。

治则

活血祛瘀，行气止痛。

治法

内服：予桃红四物汤加减，具体用药如下。

当归 9g	川芎 9g	白芍 9g	鸡血藤 9g
桃仁 9g	红花 6g	黄芪 15g	川牛膝 9g
延胡索 9g	乳香 6g	没药 6g	甘草 6g

×14 剂，日 1 剂，煎服，早晚 2 次温服

外治：予中药熏洗。上方煎药后的药渣再加水 1.5L 左右，煎煮 15~20 分钟，放置一会后加适量白酒或醋，先用药气熏蒸患处，待药液温度降至 40℃左右时，将患足浸入足浴盆中，泡洗约 15 分钟，每日 1 次。

方解：方中当归、白芍养血理血；川芎行气活血祛瘀；鸡血藤、桃仁、红花活血补血止痛；黄芪益气补虚；川牛膝可逐瘀通经；延胡索理气止痛；乳香、没药二者并用理气通经；甘草调和主诸药。全方共奏活血祛瘀、行气止痛之功。

2周后复诊，患者右侧足跟部已无明显疼痛，久行或久站后有疼痛感。纳寐可，二便调。舌暗，苔薄白，脉细。续予上方7剂内服并外用熏洗，嘱患者日常注意休息，减少步行，避免负重，鞋以宽松为宜，局部保暖，并适当进行足底肌肉的收缩锻炼。

病案讨论

跟痛症因患者足跟疼痛而命名，多见于40~60岁中老年人，指跟骨结节周围因慢性劳损引起的以疼痛及行走困难为主要症状的疾病，常伴有跟骨骨赘形成，但足跟疼痛程度与骨赘大小不成正比，而是与骨赘方向有关，如骨赘斜向下方则多有疼痛症状，如骨赘与跟骨平行，则可能没有症状。本案患者因职业原因，需长期站立，足跟部的肌腱、腱膜长期处于紧张状态，在其起点处反复牵拉，局部充血、渗出，日久则形成骨赘。中药口服、中药熏洗及热敷对本病均可起到较好的缓解作用。如患者症状严重，必要时可行局部封闭治疗。日常患者可选择较宽松的鞋子，必要时可采用矫形鞋垫，减少负重，避免久站久行。此外患者足跟部应注意保暖，并适当进行功能锻炼增加足底肌的肌力。

（李彬彬）

筋痹病 （桡骨茎突狭窄性腱鞘炎）

病案
陈某，女，67岁。

初诊

主诉：右腕桡侧疼痛4月。

病史：患者右腕桡侧疼痛4月，无外伤史。曾行氢化可的松局部注射治疗2次，未见好转，写字、扣纽扣等精细动作受限，影响工作与生活。平素自觉双下肢畏寒怕冷，晨起口苦。大便偏干，纳寐一般。舌淡紫，苔白腻，脉细。

查体：右腕桡侧茎突处有压痛，局部肿胀不明显，腕部不能向尺侧倾斜，拇指伸屈无力，握拳试验（+）。

辅助检查：无。

四诊合参

患者神清，精神可，面色少华。患者双下肢畏寒怕冷，晨起口苦，纳寐一般，大便偏干。舌淡紫，苔白腻，脉细。结合临床症状，四诊合参，病属"筋痹"，证属气血亏虚，寒湿内阻。

病机分析

腱鞘炎属中医"伤筋"范畴，系因局部劳作过度，积劳伤筋，或受寒凉，致使气血凝滞，不能濡养经筋而发病。既要驱除寒湿致病外邪，又需疏通经络、调和气血。

诊断辨证

中医诊断：筋痹病（气血亏虚、寒湿内阻型）。

西医诊断：右侧桡骨茎突狭窄性腱鞘炎。

治则

温经通络，活血化瘀。

治法

内服：拟方如下。

黄芪 30g	大川芎 15g	五灵脂 12g	伸筋草 30g
木瓜 15g	当归 9g	熟附片 9g	干姜片 3g
黄柏 3g	黄连 6g	大枣 15g	炙甘草 6g
车前子（包）30g			

×7 剂，日 1 剂，煎服，分早晚 2 次温服

外治：嘱患者将毛巾制作成药袋，将煎煮后的药渣放入自制药袋，温敷于患处，每日1~2次。

方解：方中黄芪补益气血，配伍活血药当归、大川芎、五灵脂、大枣等补气并推动血行，改善身体虚弱伴有瘀血的状态；木瓜、伸筋草舒筋活络；熟附片、干姜片温中散寒；黄柏、黄连、车前子（包）治下焦湿热，清热祛湿；甘草调和诸药。

二诊

1 周后复诊，经中药内服外敷后，患者腕部疼痛减轻，用力及写字时有轻度疼痛，已能做开关水龙头动作，继续中药内服、药物外敷 1 周。

三诊

再 1 周后复诊，患者腕部已无明显疼痛，可完成写字及扣纽扣等精细动作，结束治疗。

病案讨论

桡骨茎突狭窄性腱鞘炎已然成为社区常见骨科疾病，属于中医学"痹证"之"筋痹病"。《素问·痹论篇》曰："风寒湿三气杂至，合而为痹也""所以痹者，各以其时重感其邪风寒湿气也……五痹为何？以冬遇此者为骨痹，以春遇此者为筋痹，以夏遇此者为脉痹，以至阴遇者为肌痹，以秋遇此者为皮痹。"可见，中医学认为痹证多为风、寒、湿之邪合而为病，阻滞气血运行，不通则痛。

本病多由于手部经常用力摩擦劳损所致，病情多表现为慢性发作。如果有跌打外伤，应排除骨与关节损伤。在本病的药物治疗上，如病程较短在 6 周之内，局部轻度肿胀者，可外敷石氏膏药；如病程大于 6 周，局部无肿胀者，则以中药局部熏洗并加中药内服治疗为主。

（张佳雯）

筋痹病 （桡骨茎突狭窄性腱鞘炎）

病案

周某，女性，60岁。

初诊

主诉：右腕胀痛1周。

病史：患者因持续持重物，1周前右腕出现胀痛，且逐渐加重，腕部屈伸及旋转受限。纳可，便调，夜寐安。舌质暗，苔薄，脉弦。

查体：右桡骨茎突处压痛，可触及黄豆大小结节，皮温稍高，肌力正常，握拳试验（+）。

辅助检查：无。

四诊合参

患者神清，精神可，正常面容，对答流利，查体合作。纳寐可，二便调。舌暗，苔薄白，脉弦。结合患者症状及查体，本病当属祖国医学"筋痹病"范畴，证属气滞血瘀型。

病机分析

本病多因慢性劳损，局部脉络受损，气血瘀阻，经络不通，不通则痛所致。患者舌暗，苔薄白，脉弦，亦为气滞血瘀之象。

诊断辨证

中医诊断：筋痹病（气滞血瘀型）。

西医诊断：右侧桡骨茎突狭窄性腱鞘炎。

治则

活血祛瘀，通络止痛。

治法

内服：予活血止痛汤加减，具体用药如下。

土鳖虫 9g	当归 12g	乳香 6g	没药 6g
川芎 9g	红花 9g	赤芍 9g	陈皮 9g
紫荆藤 12g			

×7剂，日1剂，煎服，早晚2次温服

外治：在结节部位及周围痛点行针刺治疗，隔日1次，每次约20分钟。

方解：方中土鳖虫逐瘀止痛；当归补血活血；乳香、没药活血行气止痛；赤芍清热凉血，活血祛瘀；川芎活血化瘀；红花活血痛经；陈皮行气散结；紫荆藤活血祛风，消肿止痛。全方共奏活血化瘀、通络止痛之功。

二诊

1周后复诊，患者右腕胀痛较前明显减轻，腕部屈伸及旋转稍受限。纳可，便调，寐安。舌暗，苔薄白，脉细。查体见患者右侧桡骨茎突压痛（±），皮温如常，握拳试验（-）。

续予上方7剂，服法如前，针刺治疗同前。

三诊

1周后复诊，患者右腕无明显疼痛，腕部活动度如常。纳可，便调，寐安。舌暗，苔薄白，脉细。查体：患者右侧桡骨茎突压痛（－），皮温如常，握拳试验（－）。嘱患者注意患部保暖、休息，已无复诊必要。

病案讨论

腱鞘炎为腱鞘发生的急性或慢性炎症反应，好发于中老年女性，尤其是手工劳动者。临床表现为局部疼痛，关节活动障碍。根据其临床表现，又可分为狭窄性腱鞘炎、急性化脓性腱鞘炎、急性纤维性腱鞘炎、急性浆液性腱鞘炎及结核性腱鞘炎。急性期患者应尽量减少患部活动，以休息为主。日常也应注意劳逸结合，适当对手指或手腕关节进行按摩；控制关节的活动频度，避免长时间频繁使用单个关节，并注意调整姿势；饮食清淡，多补充维生素及优质蛋白质，避免刺激性食物。

（李彬彬）

躯干疾病

 ## 项痹 （神经根型颈椎病）

病案

陈某，58岁，女性。

初诊

主诉：颈椎疼痛伴右上肢放射痛2月，加重1周。

病史：患者2月前无明显诱因下出现颈椎疼痛伴右上肢放射痛，加重1周来我院就诊。纳可，寐安，二便调。苔薄腻，质红，脉弦滑。

查体：颈椎生理弧度轻度变直，C3—C6右侧棘旁压痛（＋），臂丛牵拉试验右侧（＋），右侧屈颈试验（＋），双上肢肌力正常，皮肤感觉正常。

辅助检查：X线检查提示颈椎骨质增生，曲度变直，椎间隙正常。

四诊合参

患者神清，精神尚可，对答切题。患者颈椎疼痛伴右上肢放射痛2月，加重1周，尤以第1~3指放射痛为主，未曾行持续治疗。无其他慢性疾病。纳可，寐安，二便调。苔薄腻，质红，脉弦滑。

病机分析

患者为中年女性，因肝肾亏虚、精血不足，不能濡养筋骨，致局部经络穴虚再感外邪，致使气血不和，经脉闭塞不通，不通则痛。瘀血之不除，新血不可生，气虚无援，血运不畅，荣养失职，引起了颈椎疼痛及上肢放射痛等症状。

诊断辨证

中医诊断：项痹（气滞血瘀型）。

西医诊断：神经根型颈椎病。

治则

活血化瘀，舒筋通络。

治法

内服：颈舒颗粒，口服，每次1袋，每日3次。

外治：拔伸旋转推拿手法。

具体操作方法：患者取坐位，颈部稍前屈，医者立于其后，左手按于患者头部，右手拇指点按患者左侧颈伸肌群（斜方肌、头最长肌、颈最长肌、棘肌），右手示指、中指同时轻揉患者右侧颈伸肌群，以放松为主，自上而下约10余次。再沿肩胛提肌、菱形肌、冈上肌、冈下肌，从外向内以侧擦手法20余次。手法应深透有力，后期宜迅速柔和。上述肌肉放松后，一手扶于患者下颌部，另一手虎口扶于C3—C4棘突后部，双手同时向上用力拔伸，分别向左侧、右侧方向旋转至最大活动范围，各旋转1次，手法稳健有力，以出现清脆的"咯咯"弹响声为宜，逐渐递减拔伸力度。患者多有解除绞锁的轻松感，上肢痛麻时有缓解或消失。根据病情，医生指导患者进行相应的颈部、胸部肌力锻炼。一般做做颈部前屈、后伸、侧曲、左右旋转、左右旋摇等颈部活动，配以扩胸、松肩、颈胸旋后及上肢前伸、外展、后伸、上举等肩臂部肌肉锻炼。

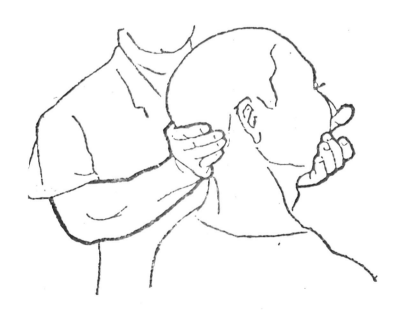

二诊

1周后复诊，颈椎疼痛伴右上肢放射痛明显好转。精神尚可，纳可，寐安，二便调。苔薄腻，质红，脉弦滑。

三诊

2周后复诊，颈椎疼痛基本消失，偶有颈部不适及右上肢放射痛症状。精神尚可，纳可，寐安，二便调。苔薄腻，质红，脉弦滑。

病案讨论

颈椎病又称颈椎综合征，是一种以退行性改变为基础的疾病。属于中医学"痹证""项强""颈筋急"等范畴。多因风寒湿邪闭阻经络，或因劳损筋骨、气滞血瘀，或因肝肾亏虚、精血不足，不能濡养筋骨，致局部经络穴虚再感外邪，致使气血不和，经脉闭塞不通，不通则痛。其中交感神经型颈椎病，以其表现体征少、症状复杂多样、病情易反复而被医者及患者重视，其主要表现为交感神经兴奋和交感神经抑制两大类型，并以交感神经兴奋者多见。颈椎病拔伸旋转推拿手法，松解了肌痉挛缺氧，促进组织代谢，缓解了组织水肿、粘连，产生良性循环，使骨质强度、韧性增强，延缓骨质退行性改变，同时增加了关节的弹性和灵活性，调整椎间小关节的紊乱，松解小关节之间的粘连，从而缓解交感神经兴奋引起的临床症状。拔伸旋转推拿手法配合口服颈舒颗粒治疗颈椎病，以之活血止痛、内外兼施，从而缓解颈椎病患者的痛麻感。颈舒颗粒具有活血化瘀、温经通窍止痛之功效，适用于神经根型颈椎病，瘀血阻络证，症状可见颈肩部僵硬、疼痛，患侧上肢窜痛等症状。

（王生宝）

项痹（神经根型颈椎病）

病案

孙某，女性，31岁。

初诊

主诉：颈部疼痛伴左上肢疼痛麻木3天。

病史：患者3天前伏案工作后出现颈部疼痛伴左上肢疼痛麻木，休息后未见缓解，自服活血止痛药物后疼痛较前稍有改善。饮食睡眠可，二便调。舌淡暗，苔薄白，脉弦。

查体：颈部活动受限，活动度尚可，颈部肌肉紧张，C4—C6各棘突旁压痛（+），左侧臂丛神经牵拉试验（+），压顶试验（+），左前臂、虎口区、手指痛觉减弱，双上肢肌力及肌张力正常，病理反射未引出。

辅助检查：CT示C4—C6椎间盘突出。

四诊合参

患者神清，精神一般，对答流利。纳寐可，二便调。患者为教师，需长期伏案工作。

患者舌淡暗，苔薄白，脉弦。结合患者临床症状，四诊合参，本病应属"项痹"范畴，证属气滞血瘀。

病机分析

患者长期伏案工作，颈部存在慢性劳损，气血不畅，久而局部经络气血瘀滞，不通则痛，故患者颈部酸痛，气血不荣筋脉，则出现肢体麻木症状。

诊断辨证

中医诊断：项痹（气滞血瘀型）。

西医诊断：神经根型颈椎病。

治则

活血化瘀，疏经通络。

治法

内服：予圣愈汤合身痛逐瘀汤加减，具体用药如下。

生黄芪 15g	当归 9g	党参 12g	白芍 9g
川芎 12g	生地黄 9g	柴胡 9g	乳香 9g
羌活 12g	秦艽 12g	制香附 12g	川牛膝 12g
广地龙 9g	炙甘草 6g		

×7 剂，日 1 剂，煎服，早晚 2 次温服

外治：物理治疗。牵引治疗 ×7 次，每日 1 次。

方解：方中在四物汤的基础上加用了黄芪及党参，在气血双补的同时，固元摄血。柴胡可化瘀散结，通达上中下三部，令气血皆活。秦艽可祛风利湿，羌活能散表寒、祛风湿、利关节，两药合用可祛除外邪，缓解痉挛。川芎既行血滞，又可燥湿搜风，乳香可通滞血，散结行气，消肿止痛，二药共奏行气活血祛瘀之功。当归活血化瘀止痛兼可补血，被称为血家之圣药。地龙通经活络，利湿消肿。牛膝可滋补肝肾，强筋健骨，祛瘀通络。香附可理气止痛，且其性宣畅，可通行十二经八脉之气分，被称为"血中之气药""气病之总司"，可调一切气，并引血药至气分而生血。上药合用，共奏祛瘀通经、蠲痹止痛之功。

二诊

1 周后复诊，患者颈部及左上肢疼痛较前明显减轻，麻木仍有，较前稍缓解，C4—C6棘突旁压痛（±），左侧臂丛牵拉试验（±），压顶试验（－）病理反射未引出，左前臂、虎口区、手指痛觉稍减弱。上方继续服用 7 剂以祛瘀通经，蠲痹止痛。服用方法如前，嘱患者注意保暖，伏案工作 30 分钟以后应活动颈部 3~5 分钟，适当进行功能锻炼，清淡饮食，1 周后复诊。

三诊

患者颈部及左上肢疼痛已不明显，左上肢已无麻木感，C4—C6 棘突旁压痛（－），左侧臂丛牵拉试验（－），压顶试验（－），病理反射未引出，左前臂、虎口区、手指痛觉如常。嘱患者日常保暖，纠正不良体位及工作习惯，继续功能锻炼，已无复诊必要。

病案讨论

神经根型颈椎病是由颈椎间盘突出、颈椎关节错位、骨质增生等原因引起，因压迫或刺激到了颈神经根，从而出现颈部及上臂疼痛、麻木、活动范围受限等一系列临床表现，多起病缓慢，少数伴有外伤史。颈椎活动度大、长期伏案工作者发病率高，主要发病部位在C5—C7神经根。中医学中并无"神经根型颈椎病"的病名，根据其病因病机及临床表现，常将其归属于中医"痹证""项痹"范畴，认为其与虚、瘀、邪关系密切，以肝脾肾三脏亏虚为本，风、寒、痰、湿、瘀闭阻经络为标，为本虚标实、虚实夹杂之症。临床上，神经根型颈椎病的常见治疗方式有药物治疗、针灸、推拿、手法治疗等治疗方式，常采取将多种治疗手段结合的方式行综合治疗，少数严重的患者行手术治疗。

（李彬彬）

项痹（椎动脉型颈椎病）

病案

黄某，男性，48岁。

初诊

主诉：颈部板滞伴头晕2月余，加重1周。

病史：患者2月前无明显诱因下出现颈部板滞伴头晕，肩背牵掣不适，外院针灸治疗2月，症状无明显改善。1周前患者症状加重，颈部板滞疼痛，转颈或体位改变时可诱发头晕，伴恶心呕吐，四肢乏力。食欲欠佳，两便调，寐差。舌质暗红，苔白腻，边有齿痕，脉细滑。

查体：颈部活动受限，颈C2—C6棘突、棘旁压痛（++），霍夫曼征（-），臂丛牵拉试验（-）。

辅助检查：MRI显示颈椎C3—C5椎间盘突出，颈椎骨质增生。

四诊合参

患者神清，精神较差，应答缓慢。胃纳差，二便调，寐差。舌质暗红，苔白腻，边有齿痕，脉细滑。结合患者临床症状，四诊合参，本病应属"颈痹病"范畴，证属痰湿中阻。

病机分析

患者素体脾虚，失其畅运，水湿停滞，阻于脉中，气血受阻，上不养清空，下不养肢体，故见四肢乏力，食欲欠佳，夜寐差。气血不通，肢体不荣，瘀血阻滞，故见颈部板滞、疼痛。

诊断辨证

中医诊断：颈痹病（痰湿中阻型）。

西医诊断：椎动脉型颈椎病。

治则

健脾燥湿，化痰熄风。

治法

内服：予半夏白术天麻汤加减以健脾燥湿，化痰熄风。具体用药如下。

姜半夏 9g	炒白术 9g	明天麻 12g	党参 15g
生黄芪 15g	茯苓 12g	苍术 9g	僵蚕 9g
胆南星 6g	橘红 6g	旋覆花 9g	代赭石 9g
生姜 6g	大枣 6g	甘草 6g	

×7剂，日1剂，煎服，分早晚两次温服

外治：中医离子导入×7次，贴于患处，每日1次。

方解：方中半夏燥湿化痰、明天麻熄风止眩；黄芪、党参补脾胃、养元气；茯苓、白术健脾祛湿；橘红理气化痰；僵蚕、胆南星化痰熄风；加代赭石、旋覆花以镇逆止呕；生姜、大枣、甘草调和脾胃。诸药合共用，共奏健脾燥湿、化痰熄风之功。

二诊

1周后复诊，患者颈部板滞、疼痛症状较前明显减轻，头晕症状较前缓解，转颈及改变体位时仍易加重，已无恶心呕吐。纳一般，二便调，夜寐尚可。舌暗红，苔薄白腻，边有齿痕，脉细。查体见颈部活动度尚可，C2—C6棘突、棘突旁压痛（±）。上方去代赭石、旋覆花，继续服用7剂，嘱患者颈部注意保暖，避免长期伏案工作，可适当进行颈部锻炼，如"米"字操等，1周后复诊。

三诊

患者颈部已无板滞、疼痛症状，偶稍感头晕。纳寐可，便调。舌暗红，苔薄白，边有齿痕，脉细。查体见颈部活动度尚可，C2—C6棘突、棘突旁压痛（－）。嘱患者日常加强颈肩部肌肉锻炼，常做头颈部及双上肢的前屈、后伸及旋转运动，纠正不良姿势及习惯，注意颈肩部保暖，避免劳累或头颈负重。基本已无复诊必要。

病案讨论

椎动脉型颈椎病是由于颈椎退行性改变、椎间不稳等因素导致椎动脉机械性或动力性受压，造成椎基底动脉供血不足而引起头晕、眩晕、耳鸣、猝倒等一系列症状的疾病。影像学检查常可见横突间距变小，钩椎关节增生。其发病常与患者长期低头工作、睡眠姿势不当或颈部受凉相关，绝大多数患者可以通过非手术治疗缓解症状。有效的日常生活管理对本病的治疗有重要意义，具体如积极进行颈项部功能锻炼、改变不良的生活和工作习惯、颈部保暖等，此外患者还应注意休息，选择合适的枕头，枕头高度与自己拳头高度一致为宜。

（王生宝）

项痹（混合型颈椎病）

病案

刘某，女，69岁。

初诊

主诉：颈部疼痛伴左上肢疼痛麻木1月余。

病史：患者1月余前无明显诱因下出现颈部疼痛伴左上肢疼痛麻木，症见颈部疼痛，肌肉板滞，左上肢麻木，活动受限。夜不能寐，不能左侧卧，神志清，精神软，二便自调。舌体薄，舌边有瘀痕、色紫暗，舌下脉络紫暗，苔薄白，脉细弦。

查体：头颈部活动受限，颈部肌肉紧张，双侧横突压痛，左侧斜方肌及肩胛骨内侧压痛，左侧臂丛神经牵拉试验（+），左侧虎口区及手指远端感觉减退。

辅助检查：颈椎X线显示颈椎曲度变直C3—C4反曲，C4—C6椎体边缘骨赘形成，钩状突变尖，C3—C4椎间孔变小。CT显示C3—C6椎间盘突出。

四诊合参

患者神志清，精神软，对答切题。颈部疼痛，头部扭转不利，左侧颈肩部僵硬强直，自觉夜卧时左上肢麻木，时有头晕，失眠。患者平素生活中喜织毛衣，不注意劳逸结合，劳累后没有及时休息放松，长时间保持低头姿势，近1月来，自觉颈部板滞感加重，体位转变时诱发左上肢麻木感，疼痛难忍，近几日来，麻木感持续，休息后亦不能缓解。二便调。舌体薄，舌边有瘀痕、色紫暗，舌下脉络紫暗，苔薄白，脉细弦。

病机分析

患者颈及肩背部紧张疼痛，伴左上肢放射性痹痛，运用中医理论，根据颈椎病的临床表现进行分析，认为颈椎病的主要病理机制在于气虚血瘀，瘀血阻脉，不通则痛；瘀血之不除，新血不可生，气虚无援，血运不畅，荣养失职，引起了不荣则痛和肢麻等症状。《证治准绳》指出："然则颈项强急之证，多由邪客三阳经也。寒搏则筋急，风搏则筋弛，左多属血，右多属痰。"本案患者不注意劳逸结合，劳累后没有及时休息放松，长时间保持低头姿势，久之则致颈部筋脉阻滞，气血不畅，发为颈痛，结合患者舌苔脉象，辨证为气虚血瘀型。

诊断辨证

中医诊断：项痹（气虚血瘀型）。

西医诊断：混合型颈椎病。

治则

益气补虚，活血通络。

治法

内服：拟方如下。

桃仁10g	红花10g	赤芍15g	白芍15g
川芎15g	当归10g	地龙10g	黄芪50g
葛根30g	威灵仙30g	白芷10g	甘草5g

×7剂，日1剂，煎服，分早晚两次温用

方解：以补阳还五汤为基础加味补气活血，化瘀通络。方中重用黄芪大补元气而起萎废，振奋元阳而行血脉，当归、川芎、赤芍、桃仁、红花活血化瘀，地龙通行经络。诸药合用，有补气活血、化瘀通络之功，从而有效地改善颈肩部之血液循环，促进身体功能恢复。同时，加葛根既可增强通络之效，又能增加益气生津之功，合威灵仙活血通经，共同治疗项痹。

1 周后复诊，患者自诉服药后诸恙有所减轻，自感颈肩部疼痛明显缓解，上肢麻木感有所改善，但时常感觉颈背部寒冷，原方加桂枝、细辛振奋阳气，温经散寒，续予上方 7 剂。嘱患者注意保暖，把煎后的药渣包裹于纱布中，蒸热后敷于颈肩部，以不烫伤皮肤为度，每日 2 次，每次 30 分钟。

患者稍有上肢夜卧麻木之感，余症已除，效不更方，二诊方再进 7 服，以巩固疗效。嘱患者今后改善不良生活习惯，基本不用再复诊。

病案讨论

颈椎病属中医"项痹"范畴，为外感风寒湿邪，或久病劳损所致。患者年老体虚，血气不足，不能养血营血，加之劳累后，气虚血瘀，血运不畅，阻塞经脉肢节而为病。其损在筋骨，久病入络，为虚、为痹。治疗气虚血瘀之代表方剂是出自清朝王清任著《医林改错》一书的补阳还五汤，起到温经散寒、益气活血、化瘀止痛的作用。方中重用黄芪为君大补元气，与活血养血的当归相伍，使气旺血畅，驱动血行；以赤芍、川芎、桃仁、红花等活血祛瘀为辅；地龙通经活络为佐；更加葛根既升阳解肌、通络养筋，又可引药直达项背部。加以外用中药热敷，故起效较快。

（邵　静）

项痹（颈型颈椎病）

病案
王某，男性，40 岁。

初诊

主诉：颈部疼痛 1 周。

病史：患者 1 周前无明显诱因下出现颈部疼痛、僵硬，时伴肩部疼痛，颈部活动不利，无肿胀，无明显红热现象。胃纳尚可，二便调。舌暗红，苔白腻，脉弦滑。

查体：颈部棘旁肌肉压痛，颈部活动受限，双上肢肌力正常，病理反射未引出。

辅助检查：X 线检查显示颈椎生理曲度变直。

四诊合参

患者神清，精神尚可，对答切题，行动尚可，语声正常，呼吸平缓。患者为办公室职员，需长期坐于电脑前工作，1 周前无明显诱因下出现颈部疼痛、僵硬，时伴肩部疼痛，颈部活动不利，时有头蒙不清。胃纳尚可，二便调。舌暗红，苔白腻，脉弦滑。

病机分析

患者颈部长期处于同一种姿势，以致局部气血凝滞，气机不畅，瘀而血不通，不通则痛，故觉局部疼痛；局部筋络受损，血瘀气阻，故局部活动受限，时伴肩部疼痛；痰瘀交阻，经络气血阻滞不通，无以上荣于头面，故时有头蒙不清。舌暗红，苔白腻，脉弦滑，亦为痰瘀交阻之象。

诊断辨证

中医诊断：项痹（痰瘀交阻型）。

西医诊断：颈型颈椎病。

治则

化瘀祛痰、通络止痛。

治法

内服：拟方如下。

半夏 15g	天麻 12g	茯苓 12g	橘红 12g
白术 30g	甘草 9g	桃仁 9g	红花 9g
熟地黄 6g	芍药 9g	当归 9g	川芎 9g

×7 剂，日 1 剂，煎服，分早晚两次温服

外用：三色膏外敷。

方解：方中半夏燥湿化痰，降逆止呕；天麻平肝熄风，而止头眩，两者合用，为治风痰眩晕头痛之要药，兼以强劲的破血之品桃仁、红花，力主活血化瘀，共为君药。以白术、茯苓健脾祛湿，能治生痰之源，以甘温之熟地黄、当归滋阴补肝、养血调经；芍药养血和营，以增补血之力，共为臣药。佐以橘红理气化痰，脾气顺则痰消；川芎活血行气，调畅气血，以助活血之功。使以甘草和中调药。全方共奏化瘀祛痰、通络止痛之功。

二诊

1 周后患者复诊诉颈部疼痛稍有减轻。舌暗红，苔薄白，脉弦滑。考虑患者长期伏案，瘀阻较重，遂前方加乳香6g、没药6g以增强活血之功，加黄芪15g以助行气之力，继服7剂。

三诊

1 周后患者复诊诉颈部疼痛缓解大半。舌红，苔薄白，脉弦。考虑患者痰湿已除，上方改半夏为6g，继服 7 剂。

四诊

1 周后患者复诊诉颈部已无疼痛，症状已除，已无服药必要。嘱其注意保暖、休息，适当进行功能锻炼，尽量避免长期伏案，适时活动。

病案讨论

项痹是因长期低头工作、年老正虚、经气不利等所致，中医学认为，本病发生的内因为筋骨失养及督脉空虚，外因与感受外邪、跌扑损伤、动作失度有关。本病相当于现代医

学的颈椎病，为颈椎间盘退行性改变及颈椎骨质增生，刺激或压迫了邻近的脊髓、神经根、血管及交感神经，并由此产生颈、肩、上肢一系列表现的疾病。

临床上颈椎病以颈型、神经根型、椎动脉型多见，大多数患者经过治疗可使症状改善或者消失，预后良好，但常反复发作，多数病人有从发作到缓解、再发作、再缓解的规律。

（张超峰）

落枕（颈部肌肉痉挛）

病案

沈某，女，40岁。

初诊

主诉：颈部疼痛、活动不利1天。

病史：患者1天前出现后颈部强直、活动受限。平素患者因职业关系长期低头，致颈部时常酸痛僵硬，休息后症状能够减轻或消失。但昨天早上醒来后出现颈部强直不能转动，两侧的肌肉均有疼痛紧张，上引头部，下引背部及上臂，持续1天不能缓解。项强作痛，俯仰尤甚，顾盼不便，项肌坚紧，按之疼痛。胃纳可，二便调。舌紫暗，苔薄腻，脉弦。

查体：颈部周围肌肉紧张，C5—C7棘突压痛，C5—C6旁侧压痛。斜方肌上方肌肉痉挛，肩关节被动运动不受限，手臂无放射痛和麻木感，病理反射未引出。

辅助检查：X线检查提示颈椎生理曲度变直。

四诊合参

睡前正常，醒后疼痛，活动限制或活动后症状加重，这是"落枕"的主要病史依据。患者神清，精神尚可。患者既往有颈背部肌肉酸痛病史，又因长期伏案工作，使颈部肌肉、筋络经长时间处于过伸状态，而致局部气血运行不畅，经络痹阻颈部肌肉，引起局部疼痛、活动受限，不能缓解。纳尚可，二便调。

病机分析

患者因颈部肌肉被牵拉致伤，为气血不畅、脉络阻滞所致，故顾盼不便，项肌坚紧。气机不畅，瘀而血不通，不通则痛，故觉局部疼痛；外力致筋络受损，血瘀气阻，故局部活动受限。舌紫暗，苔薄腻，脉弦为瘀血停滞之象。

诊断辨证

中医诊断：落枕（气滞血瘀型）。

西医诊断：颈部肌肉痉挛。

治则

舒筋通络，行气活血。

治法

外治：

（1）针灸治疗：毫针常规针刺，以泻法为主，先刺远端穴，嘱患者慢慢活动颈部，再针局部的腧穴。留针 30 分钟，每日 1 次，1 次为 1 个疗程。取阿是、阳陵泉、后溪、悬钟、外关、列缺、外劳宫穴。

（2）灸法：取阿是穴、阳陵泉（双侧）。嘱患者缓慢活动颈部以温和灸法循经脉走形，自下而上依次施术于各个阿是穴，以穴位感受到温热而不灼痛为度，每穴 5 分钟。

方解：患者颈部疼痛伴活动受限 1 天就诊，有劳累史。针刺以阳陵泉、阿是穴为主，配合温和灸。落枕为筋病范围，阳陵泉为胆经合穴，又为八会之筋会，有逐寒散瘀、解筋缓拘之功，可治全身经筋之病，故取其治疗落枕。足少阳、手太阳循行于头颈部，悬钟、后溪穴分属两经，与局部阿是穴合用，远近相配，可疏调头颈部经络气血，舒筋通络止痛。外劳宫又称落枕穴，是治疗本病的经验穴，有活血通络、解痉镇痛作用。列缺是八脉交会穴之一，通过任脉经气直上头面部，与头面部具有紧密的联系，取"头项寻列缺"之义，与外劳宫相配即可达到通经活络之功效。外关穴为手少阳三焦经络穴，位于前臂背侧，当阳池穴与肘尖的连线上，腕背侧远端横纹上 2 寸，尺骨与桡骨间隙中点，针刺之可疏调三焦经经气，通达气机，缓解落枕所致疼痛。艾灸取阿是穴、患侧阳陵泉穴，因艾灸有行气血、营阴阳、濡筋骨、利关节之功，可温通经脉、宣通气血，达到艾灸镇痛的目的，且颈部筋经较多，灸"筋会"可有效调节筋经功能。除了对落枕后的治疗外，日常功能锻炼及生活管理对落枕的预防也具有重要意义，嘱患者纠正平时不良生活习惯。

经治疗一次后，患者颈部活动受限缓解，疼痛减轻，再配合推拿手法点按阿是穴，每次 3 分钟，松解粘连，缓解肌肉痉挛，解除局部病变，调整颈部气血，进而达到通络止痛之效。

三诊

症状明显缓解，颈项活动范围正常，颈椎肌肉有少许掣痛，治疗 2 次后基本恢复正常，嘱其注意保暖、劳逸结合。

病案讨论

落枕又称失枕，是指颈项酸痛、转动不利的一种疾病，又称颈部伤筋。其发病是由于卧姿不良、疲劳过度，或露卧当风、风寒侵袭，或枕头过高或低，以及枕头软硬程度不当所引起，也可因回头突然扭伤、肩扛重物所致。本病病位亦在颈，伴有肌肉痉挛，可触及索条状物。落枕起病较急，故较易恢复，轻者 3~5 天内可自愈；重则可能延续数周不愈，有的甚至反复发作，最后可发展为颈椎病。

针灸治疗落枕应重视疏通手太阳经、足太阳经及足少阳经。基本治则为行气活血、通经活络、舒筋止痛。临床取穴以取局部穴位为主，常用的有阿是穴、天柱、肩井穴，配合循经远端取穴，如后溪、悬钟、外劳宫穴等。经络不通有虚实两方面：气血不足可致经络不畅，气血瘀滞也可致经络不通。艾灸以燃烧艾绒时产生的热效应刺激人体穴位或特定部位，通过激发经气的活动来调整人体紊乱的生理、生化功能，具有"温补温通"的作用，可使气血运行通畅，正气得复，邪气得去。扶正祛邪、调和气血亦即艾灸通经之用也。

（邵　静）

🌀 落枕（颈部肌肉痉挛）

病案

孙某，男性，32 岁。

初诊

主诉：颈部疼痛 1 天，活动不利。

病史：患者昨日晨起后自觉颈部左侧疼痛，头歪向左侧，颈部不能自由旋转后顾，胃纳尚可，二便调。舌淡红，苔薄白，脉弦。

查体：颈部左侧压痛（+），肌肉紧张度增高，头部稍左偏，颈部活动受限，无肩背部放射痛，无皮温皮色改变，病理反射未引出。

辅助检查：颈部 X 线检查未见明显异常。

四诊合参

患者神清，精神尚可，对答切题，眉头紧锁，时有痛呼声，语声正常，呼吸平缓。患者前夜空调未关，昨日晨起后自觉颈部左侧疼痛，头歪向左侧，点头、仰头及转头等颈部活动受限，颈部不能自由旋转后顾。胃纳尚可，二便调。舌淡红，苔薄白，脉弦。

病机分析

患者睡眠时露肩受风，风寒侵袭颈项部，寒性收引，以致颈部经络不舒，肌肉气血凝滞而闭阻不通，拘急疼痛。舌淡红，苔薄白，脉弦，亦为气滞血瘀之象。

诊断辨证

中医诊断：落枕（气滞血瘀型）。

西医诊断：颈部肌肉痉挛。

治则

行气活血，通络止痛。

治法

外治：普通针刺治疗，隔日 1 次，每次留针 20 分钟。取外劳宫、外关、后溪、阿是穴。

方解：外关、后溪、阿是穴可疏导头颈部气血，外劳宫即为落枕穴，是治疗本病的经验穴，局部与远端穴位相配，舒筋通络止痛。

病案讨论

落枕多因睡眠时枕头过高、过低或过硬，或睡姿不良，头颈过度偏转，使颈部肌肉长时间受到牵拉，处于过度紧张状态而发生的静力性损伤。损伤往往以累及一侧软组织为主，如发生一侧的胸锁乳突肌、斜方肌、肩胛提肌痉挛等。正如《诸病源候论·失枕候》记载："头项有风，在于筋之间，因卧而气血虚者，值风发动，故失枕。"平素缺乏筋肉锻炼、身体衰弱、气血不足、气血循行不畅、筋肉舒缩活动失调者,易患落枕。

针灸治疗本病效果较好,常立即取效,可作为治疗本病的首选方法,针后可配合推拿和热敷。睡眠时应注意枕头的高低要适度,避免风寒。

(张超峰)

腰痹(腰椎间盘突出症)

病案

李某,67岁,男性。

初诊

主诉:腰痛伴左下肢疼痛 2 年,加重 2 周。

病史:患者 2 年前搬重物时出现腰痛,后反复发作,逐渐加重,腰痛不能久行,伴左下肢疼痛,行走时多有疼痛,蹲下休息片刻可缓解。曾行针灸、理疗、牵引等治疗,疗效均不明显。近 2 周来上述症状加重。胃纳可,夜寐欠安,二便调。苔薄腻,质紫,脉沉细滑。

查体:腰椎生理弧度消失,两侧腰肌僵硬,L3—L5 左侧棘旁压痛,左侧直腿抬高试验 60°,左侧直腿抬高加强试验,左侧梨状肌闭口压痛,双下肢肌力正常。

辅助检查:外院 MRI:L4—L5、L5—S1 椎间盘突出。

四诊合参

患者神清,精神尚可,对答切题。腰痛 2 年,伴左下肢疼痛,加重 2 周,腰痛不能久行,伴左下肢疼痛,行走时多有疼痛,蹲下休息片刻可缓解,曾行针灸、理疗、牵引等治疗,反复发作。无其他慢性疾病。胃纳可,夜寐欠安,二便调。苔薄腻,质紫,脉沉细滑。

病机分析

患者为中老年男性,年近古稀,素体虚弱,气血亏虚,肝肾渐衰,痹是指身体为病邪闭阻,导致脏腑气血运行不利所发生的,以疼痛、重着、麻木、肿胀、屈伸不利等为主要表现的各种病证的统称。

诊断辨证

中医诊断:腰痹(气滞血瘀型)。

西医诊断:腰椎间盘突出症(L4—L5、L5—S1)。

治则

活血祛瘀,行气止痛。

治法

外治:

(1)微针刀治疗。

治疗部位:腰椎棘突旁,腰骶部三角区,股骨大转子缘。

操作方法:患者取俯卧位,以疾刺点刺治疗。每周两次。

具体操作：治疗针具为宽 0.35mm，针刺深度为 1~3cm 的微针刀，在腰椎棘突旁、腰肋三角区、L3 横突、腰骶三角区、腰大肌、有下肢症状者股骨大转子缘、梨状肌部位进行微针刀治疗。患者取俯卧位，手法以疾刺点刺及皮下平刺为主。触及有条索状结节时皮下平刺，出针后有出血者按压片刻，治疗结束后拔罐治疗 5 分钟。每周 2 次，4 周为 1 疗程。

（2）腰背肌锻炼：双飞燕训练。

治疗 2 周后复诊，患者腰痛症状略有略好转。精神尚可，胃纳可，夜寐较前改善，二便调。苔薄腻，质紫，脉沉细滑。续予前法治疗。

治疗 3 周后复诊，患者腰痛伴左下肢放射痛症状好转，可长距离行走，偶有疼痛。精神尚可，胃纳可，夜寐较前改善，二便调。苔薄腻，质暗红，脉沉细滑。继予前法治疗。

四诊

治疗 4 周后复诊，患者腰痛症状基本好转，腰部偶有疼痛，长距离行走无明显疼痛。精神尚可，胃纳可，夜寐较前改善，二便调。苔薄腻，质暗红，脉沉细滑。

病案讨论

腰椎间盘突出症属传统医学"痹证""腰痛"范畴。主因身体感受风、寒、湿邪或跌打损伤以致脉络痹阻，气血不和，不通则痛。针刺可调和阴阳，扶正祛邪，疏通经络。现代医学认为，腰椎间盘突出症产生的原因是机械压迫和炎症所致。腰椎间盘突出与相应椎间关节的退行性改变有关，每个椎间盘与两个关节构成三关节复合体是"三位一体"的，即任何一个关节或椎间盘病变均可出现相应症状。微针刀疗法可恢复脊柱内外组织动态平衡和生物力学平衡。用微针刀在病变体表筋膜进行松解治疗，解除脊柱周围软组织的变性、粘连及炎症反应，松解韧带，改善血流循环，解除粘连的纤维组织对神经根的压迫，改善突出的椎间盘与神经根的压迫，促进椎旁组织的恢复。微针刀使局部病灶产生化学性、免疫性反应，促进神经根炎性水肿吸收和病变椎间盘的恢复，从而达到脊柱内外组织的动态平衡和生物力学平衡。

（王生宝 ）

腰痹（腰椎间盘突出症）

病案

方某，男性，60 岁。

初诊

主诉：腰痛伴右下肢放射痛 3 月，加重 1 周。

病史：患者 3 月前无明显诱因下出现腰部疼痛，伴有右下肢放射痛，至外院就诊，经检查，诊断为"腰椎间盘突出症"，予口服药物、牵引等治疗后，症状较前好转，但时有反复。1 周前，患者受风寒后上症加重，行走不便。胃纳一般，夜寐差，二便调。舌淡，苔薄白腻，脉濡缓。

查体：腰椎活动受限，活动度尚可，双侧腰骶部压痛，下腰部压痛、叩击痛，伴右下肢放射痛，右侧直腿抬高试验（＋），加强试验（－），右下肢肌力正常，双膝反射、跟腱反射正常。

辅助检查：CT 显示 L4—L5、L5—S1 椎间盘突出，椎体退行性改变。

四诊合参

患者神清，精神一般，对答流利。胃纳一般，夜寐差，二便调，问诊得知患者受寒及阴雨天症状易加重。舌淡，苔薄白腻，脉濡缓。结合患者临床症状，四诊合参，本病应属"腰痹"范畴，证属寒湿痹阻。

病机分析

患者受寒后及阴雨天症状易加重，多因风寒湿邪侵袭人体，致使腰部经络气血不畅而发病，寒性收引凝滞，故腰部酸楚疼痛，湿性黏滞、重浊，故病情易缠绵反复。阴雨天寒湿加重，故患者症状亦加重。舌淡，苔薄白腻，脉濡缓，亦表现为寒湿之象。

诊断辨证

中医诊断：腰痹（寒凝痹阻型）。

西医诊断：腰椎间盘突出症（L4—L5、L5—S1）。

治则

散寒除湿，温经通络。

治法

内服：予麻桂温经汤加减。具体用药如下。

麻黄 12g	红花 12g	桂枝 18g	赤芍 18g
桃仁 18g	白芷 18g	细辛 6g	羌活 9g
独活 9g	生姜 6g	木瓜 9g	甘草 9g

×14 剂，日 1 剂，煎服，早晚 2 次温服

外治：牵引治疗 ×10 次。

方解：方中麻黄桂枝相须配伍，可发散风寒，温经通脉，缓解全身疼痛。赤芍可散瘀血止痛。桃仁及红花均可活血祛瘀。白芷可祛风燥湿。细辛祛风散寒。独活、羌活祛风除湿，散寒止痛。生姜可温中散寒。木瓜舒筋活络，和胃化湿。甘草缓解止痛，调和诸药。上药合用，共奏散寒除湿，温经通络之功。

二诊

2 周后复诊，患者腰部疼痛较前明显减轻，已无右下肢放射痛，腰部活动可，双侧腰骶部压痛已不明显，右侧直腿抬高试验（±），右下肢肌力正常，双膝反射、跟腱反射正常。上方继续服用 7 剂。嘱患者注意保暖，不宜久站久坐，清淡饮食，可适当进行功能锻

炼，如"小飞燕"、平板支撑、五点支撑等，但需注意循序渐进，并将功能锻炼中可能出现的症状进行解释，基本已无复诊必要。

病案讨论

腰椎间盘突出症是指因腰椎纤维环破裂，髓核突出，刺激或压迫到了神经根或马尾神经，从而引起腰部疼痛及下肢神经放射痛等症状的疾病。在中医学中，根据其临床表现，将之归属于"腰痛""痹证"等范畴，其发生常与气血、经络及脏腑功能的失调有着密切的联系，常因外伤、劳损、肝肾不足或外感风寒湿邪而发病。临床上常用治疗手段有药物治疗、手法治疗、牵引治疗、练功等，必要时行手术治疗。同时，患者的预防对本病的发展也起着至关重要的作用，腰椎间盘突出症的患者，需纠正不良体位，日常注意腰部的保暖，避免长时间久坐久站，减少弯腰次数，避免负重增加腰椎负担，同时可加强腰背肌的功能锻炼，如飞燕式、五点支撑式等。

（李彬彬）

腰痹（腰椎间盘突出症）

病案

吴某，男性，62岁。

初诊

主诉：腰部疼痛伴左下肢麻木5天。

病史：患者5天前久坐后出现腰痛疼痛，并伴有左下肢麻木，卧床休息后，疼痛可减轻，但翻身困难，腰部无明显红热现象。胃纳尚可，二便可。舌淡红，苔薄白，脉沉细。

查体：腰肌紧张，L4—L5脊突及左侧叩击痛，伴有左下肢放射痛，腰部活动受限，直腿抬高试验阳性，双下肢肌力正常，病理反射未引出。

辅助检查：X线示L4楔形变；腰椎退行性改变。

四诊合参

患者神清，精神尚可，对答切题，眉头紧锁，时有痛呼声，声音低微，呼吸平缓。通过问诊了解到患者既往有腰椎压缩性骨折史，患者5天前久坐后出现腰痛疼痛，并伴有左下肢麻木，卧床休息疼痛可减轻，但翻身困难，时有腰膝酸软，夜尿增多。胃纳尚可，二便可。舌淡红，苔薄白，脉沉细。

病机分析

患者年逾六旬，肾气已亏，又因久坐致腰部气血运行受阻，气血瘀滞，气机不畅，腰府失养，不荣则痛，故觉腰部疼痛、腰膝酸软，并伴有下肢疼痛；腰为肾之府，肾者，封藏之本而主水，肾气不足，则膀胱失约，则夜尿增多；舌淡红，苔薄白，脉沉细，亦为肾气不足之象。

诊断辨证

中医诊断：腰痹（肾气不足型）。

西医诊断：腰椎间盘突出症（L4）。

治则

补肾益精，温经止痛。

治法

内服：拟方如下。

熟地黄 15g	补骨脂 15g	菟丝子 15g	杜仲 12g
枸杞子 12g	当归尾 12g	山萸肉 9g	肉苁蓉 12g
没药 6g	乳香 6g	独活 9g	红花 3g

×14 剂，日 1 剂，煎服，早晚 2 次温服

外治：三色膏外敷于患处，每次 1 张，每 2 日换药 1 次。

方解：方中熟地黄、杜仲、菟丝子、补骨脂、枸杞子、山萸肉、肉苁蓉填补精血，强壮筋骨，先天禀赋不足、年老体弱、伤后致虚者，尤宜大剂补益肝肾，强壮筋骨之品。配以当归尾、红花、独活、乳香、没药活血祛瘀，通络止痛，治痹阻之余患，且可监制上述补益之品，以免滋腻之弊。

二诊

1 周后复诊，患者诉腰部疼痛较前缓解，腿部放射痛较前好转。上方继续服用 7 剂，同时予三色膏外敷，并嘱其注意保暖、休息，适当进行功能锻炼，并将功能锻炼中可能出现的症状进行解释，定期随访。

病案讨论

《灵枢经·经脉》有云："腰似折，髀不可屈，腘如结，踹如裂"，形象地记述了本病的临床表现，中医学认为风、寒、湿、热等邪气杂至，或劳逸不当，或体质亏虚，或跌打闪挫均可导致本病。现代医学认为腰椎间盘突出症是因为腰椎间盘各部分（髓核、纤维环及软骨板），尤其是髓核，有不同程度的退行性改变后，在外力因素的作用下，椎间盘的纤维环破裂，髓核组织从破裂之处突出（或脱出）于后方或椎管内，导致相邻脊神经根遭受刺激或压迫，从而产生腰部疼痛、一侧下肢或双下肢麻木、疼痛等一系列临床症状，也是伤科最常见的疾病之一。腰椎间盘突出症急性期应严格卧床 3 周，使损伤修复。疼痛减轻后应注意加强锻炼腰背肌，以巩固疗效。

（张超峰）

腰痹 （腰椎管狭窄症）

病案

刘某，男性，62 岁。

初诊

主诉：腰痛伴间歇性跛行 1 月。

病史：患者 1 月前无明显诱因下出现腰部疼痛，伴间歇性跛行，家中自行外用云南白药膏后症状无缓解，遂至我科就诊。现患者乏力，腰部疼痛，久坐后加重，双下肢麻木，间歇性跛行 200 米，站立及步态不稳，痉挛步态，行走缓慢。纳寐一般，二便调。舌质紫暗，苔薄白，脉弦紧。

查体：腰部活动度受限，腰椎各棘突压痛，无叩击痛，直腿抬高试验及加强试验（－），双下肢肌力正常，双膝反射、跟腱反射正常。

辅助检查：CT 示 L3—L4 椎间盘膨出、椎管狭窄。

四诊合参

患者神清，精神萎靡，面色少华，语声低微。纳寐一般，二便调。舌质紫暗，苔薄白，脉弦紧。结合患者临床症状，四诊合参，本病应属"腰痹"范畴，证属气虚血瘀。

病机分析

患者年老体衰，肝肾亏虚，腰府失充，血行不畅，久而成瘀，局部瘀阻不通，故见腰痛；气血不荣，筋脉失养，故见双下肢麻木。

诊断辨证

中医诊断：腰痹（气虚血瘀型）。

西医诊断：腰椎管狭窄症（L3—L4）。

治则

补气活血，化瘀止痛。

治法

内服：予补阳还五汤加减，具体用药如下。

炙黄芪 18g	党参 12g	当归 12g	白芍 12g
地龙 9g	川芎 12g	牛膝 12g	杜仲 12g
桃仁 9g	红花 9g	三棱 9g	莪术 9g
全蝎 3g	蜈蚣 3g	甘草 6g	

×14 剂，日 1 剂，煎服，早晚 2 次温服

方解：方中黄芪、党参补脾益气；当归、白芍养血理血；地龙通经活络；川芎祛瘀活血通经；杜仲、牛膝补肝肾、强筋骨；桃仁、红花养血活血；三棱、莪术行气破血，消积止痛；全蝎、蜈蚣搜风通络，散瘀止痛；甘草调和诸药。全方共奏补气活血，化瘀止痛之功。

外治：中药热敷。上方药渣可装入毛巾袋中，温热敷患部，每天 1~2 次，每次待药渣凉后即可。

二诊

1 周后复诊，患者腰部疼痛及双下肢麻木症状较前减轻，仍有间歇性跛行。纳寐一般，二便调。舌质暗，苔薄，脉弦。查体见患者腰部活动度可，腰椎各棘突旁压痛（±）。上方续予 7 剂，水煎服，法如前，药渣仍热敷腰部，每日 1~2 次，嘱患者 1 周后复诊。

三诊

患者药后诸恙均缓，独自行走自如。胃纳二便均可，寐安。查体见患者腰部活动度如

常，腰椎各棘突旁无压痛，前方加淫羊藿、肥知母各 9g，共 7 剂，水煎服，法如前。嘱患者避免劳累，腰腿部注意保暖。

病案讨论

腰椎管狭窄症，又称腰椎椎管狭窄综合征，多发于 40 岁以上的中年人，是指腰椎椎管、神经根管或椎间孔狭窄并导致马尾及神经受到压迫的综合征，临床症状多见反复的腰腿痛和间歇性跛行，严重者可引起尿频或排尿困难。休息时患者常无症状，行走一段距离后出现腰腿疼痛或麻木无力，且疼痛和跛行逐渐加重，需休息一段时间后方能继续行走。随着病情加重，患者行走的距离越来越短，需休息的时间越来越长。

该病为慢性进展性疾病，除积极治疗外，有效的日常生活管理也相当重要，具体措施为保持积极、乐观的心态，改变不良体态，减少腰部活动，避免弯腰及久站久坐，必要时可佩戴护具缓解腰椎压力，避免负重，注意腰部保暖等。

（王生宝）

腰痹（腰椎管狭窄症）

病案

蒋某，男，68 岁。

初诊

主诉：腰痛反复 10 年余，加重 2 周。

病史：患者腰痛反复 10 年余，2 周前无明显诱因下症状加重，伴明显间歇性跛行。外院 CT 检查显示腰椎椎体广泛增生，L4—L5 椎管狭窄，L5—S1 左侧侧隐窝狭窄。身恶寒，双膝以下畏寒。夜尿每日 3 次，胃纳不佳，大便易溏，夜寐不安。苔薄白，质暗红，脉弦尺沉。

查体：面色少华，腰椎侧弯，腰椎两侧广泛压痛，左腰部较重，腰部骶棘肌僵硬。活动受限，后伸活动时腰腿有疼痛感，直腿抬高两侧均为 45°，跟膝反射稍迟钝。苔薄白质暗红，脉弦尺沉。

辅助检查：外院 CT 检查显示腰椎椎体广泛增生，L4—L5 椎管狭窄，L5—S1 左侧侧隐窝狭窄。

四诊合参

患者神清，精神一般，面色少华。身恶寒，双膝以下畏寒。夜尿每晚 3 次，胃纳不佳，大便易溏，夜寐不安。苔薄白，质暗红，脉弦尺沉。结合患者临床症状，四诊合参，本病应属 "腰痹" 范畴，证属脾肾两虚，湿阻瘀滞。

病机分析

腰腿痛缠绵日久，反复发作，乏力，不耐劳，劳则加重，卧则减轻，包括肝肾阴虚及肾阳虚证。阴虚证症见：心烦失眠，口苦咽干，舌红少津，脉弦细而数。阳虚证症见：四肢不温，形寒畏冷，筋脉拘挛，舌质胖淡，脉沉细无力等症。

诊断辨证

中医诊断：腰痹（脾肾两虚、湿阻瘀滞型）

西医诊断：腰椎管狭窄症（L4—L5）。

治则

健脾益肾，化湿消肿，活血通络。

治法

内服：拟方如下。

山萸肉 12g	熟地黄 9g	淮山药 30g	熟附片 9g
上官桂 6g	台乌药 9g	益智仁 9g	覆盆子 15g
川牛膝 12g	全当归 9g	大川芎 15g	海风藤 15g
菟丝子 15g	制香附 12g	炙甘草 6g	干姜片 6g

×14 剂，日 1 剂，煎服，分早晚 2 次温服

方解：方中熟地黄补肾阴配合山萸肉、山药补肾，固精涩精，滋补肝肾；川牛膝、当归、海风藤、川芎、菟丝子活血化瘀，理气止痛；脾肾亏虚为主，兼有寒凝，药以熟附片、上官桂、干姜等温通经络。炙甘草调和诸药。

2 周后复诊，患者疼痛减轻，左腰部肌肉较前放松，腰部活动较前灵活。但腰及下肢久站后仍感疼痛，双下肢乏力，畏寒、纳呆、便溏有明显改善。苔薄质略紫，脉滑尺沉，再续前法。原方中熟附片改为 15g，干姜片改为 9g，加莱菔子 9g、莲荽术 18g、生黄芪 30g，共 14 剂，服法如前。

病案讨论

本病案首诊、二诊脾肾亏虚、湿阻症状明显，治疗注重辨证论治，强调与脾肾的关系，多以温补肾阳，"补火生土"以化散痰结。腰腿疼痛等症状较明显的患者，重以活血化瘀、消肿止痛；症状较轻，兼有虚证症状者，多以活血生新、通络止痛。患者病程日久，虽在症状上仍可见疼痛、麻木等证，但这些只是"标"，肝肾渐亏为其本。治当标本兼治，理气止痛兼以补益脾肾，药用熟地黄、山萸肉、益智仁滋补肝肾，酌加川牛膝、当归、海风藤、川芎、菟丝子活血化瘀，理气止痛等。后期患者久病入络，多为脾肾亏虚为主，兼有寒凝，药以熟附片、上官桂、干姜等温通经络。此外，还可加黄芪、党参等健脾胃以养气之源，补中益气，合补益肝肾、强壮筋骨之品，治愈因脾胃虚弱、又久而及肾、阴血不生之骨伤疾病。脾肾不足，当留意有"相火妄动""真寒假热"之证。此类患者往往腰膝酸软多时，可伴有上热下寒，面色浮红，头晕耳鸣，口舌糜烂，牙齿痛，两足发凉，舌质嫩红，脉虚等等。虽有热像，但往往口不渴，不欲饮水。正如张景岳在《景岳全书·火证》中所云："寒从中生，则阳气无所依附而泻散于外，即是虚火，假热之谓也。"故当辨证论治，施以温阳之药，以图引火归元。

（张佳雯）

🌀 腰痹 （腰椎滑脱）

病案
顾某，男性，52 岁。

初诊
主诉：腰部疼痛半年余，加重 2 天。

病史：患者半年前无明显诱因下出现腰部疼痛，劳累后加重，外用膏药后可缓解，但易反复发作。2 天前，患者做完家务后腰痛症状加重，并出现右下肢麻木，肢体困倦。纳呆，二便调，夜寐尚安。舌淡红，苔白腻，脉弦滑。

查体：腰部活动受限，L4、L5 棘突旁压痛，直腿抬高试验及加强试验（−），双下肢肌力正常，双膝反射、跟腱反射正常。

辅助检查：X 线检查显示 L4 椎体向前 I° 滑脱。

四诊合参
患者神清，精神一般，正常面容，形体肥胖，对答流利，查体合作。纳呆，二便调，夜寐尚安。舌淡红，苔白腻，脉弦滑。结合患者症状及查体，本病当属祖国医学"腰痹"范畴，证属痰湿内蕴。

病机分析
患者形体肥胖，素日喜食肥甘厚腻，易聚湿生痰，痰湿内蕴，脾胃运化失常，故见纳呆，肢体困倦；痰浊阻络，气血失和，不通则痛，故见腰部疼痛；肢体不荣，故见下肢麻木。

诊断辨证
中医诊断：腰痹（痰湿内蕴型）。

西医诊断：腰椎滑脱（L4）。

治则
行气通络，祛湿化痰。

治法
内服：予加味牛蒡子汤加减。具体用药如下。

牛蒡子 12g	僵蚕 9g	秦艽 9g	独活 9g
半夏 9g	白术 9g	黄芪 12g	党参 9g
茯苓 12g	川芎 9g	牛膝 12g	当归 9g
山楂 9g	六神曲 12g	麦芽 9g	甘草 6g

×14 剂，日 1 剂，煎服，早晚 2 次温服

外治：牵引治疗 ×7 次。

方解：方中牛蒡子能通十二经络，并可祛风化痰，消肿散结；僵蚕可散风化痰通络；秦艽、独活祛风湿，解挛急；半夏燥湿化痰；白术、茯苓健脾祛湿；黄芪、党参健脾益气；川芎行气活血，祛风止痛；牛膝补肝肾、强筋骨，并可逐瘀通经，活血止痛；当归补血活

血；山楂、六神曲、麦芽行气散瘀，消食化积；甘草调和诸药。全方共奏理气祛湿、化痰通络之功。

 二诊

2 周后复诊，患者腰部疼痛较前明显减轻，右下肢已无麻木感。胃纳可，二便调，夜寐欠安，多梦。查体：腰部活动度可，L4、L5 棘突旁无压痛。续予上方 7 剂，加酸枣仁12g，远志 9g，服法如前。

三诊

患者腰部已无明显疼痛。胃纳可，二便调，夜寐尚安。查体：腰部活动度可，L4、L5棘突旁无压痛。已无续方必要，嘱患者日常注意腰部保暖，避免劳累，不要弯腰负重或久坐久站，适当进行腰背肌功能锻炼。

病案讨论

腰椎滑脱是由于先天性发育不良、创伤、劳损等原因造成相邻椎体骨性连接异常而发生的上位椎体与下位椎体部分或全部滑移，滑脱部位以 L4—L5、L5—S1 节段最为常见，临床主要表现为腰骶部疼痛，坐骨神经受累。合并有椎管狭窄者可伴有间歇性跛行，严重时可累及马尾神经从而出现大小便功能障碍等症状。腰椎 I° 滑脱，通常可采取保守治疗，如药物治疗、物理治疗、针灸治疗等。日常患者可借助腰托来减轻腰椎压力、限制腰部活动，避免提重物、弯腰等；并适当进行腰背部肌肉的锻炼，如小飞燕、五点支撑等；适当进行有氧运动，保持合适的体重，减少腰腹部脂肪堆积，避免体重过重增加腰椎负担；同时腰部应避免受凉，饮食宜清淡。

（李彬彬）

腰部伤筋（急性腰扭伤）

病案

邓某，男性，62 岁。

初诊

主诉：腰部疼痛伴活动受限 1 天。

病史：患者 1 天前运动时不慎扭伤腰部，出现腰部疼痛，咳嗽、深呼吸时疼痛加剧，活动受限，坐立和行走保持一定强迫性姿势，无下肢牵掣、麻木感。胃纳尚可，二便调。舌淡暗，苔薄白，脉涩。

查体：腰前俯 30°，腰肌及臀肌痉挛，L3—L4 棘突及右侧横突压痛，脊柱生理弧度变直，四肢活动自如，无压痛等。

辅助检查：X 线检查显示腰椎生理前凸消失。

四诊合参

患者神清,精神尚可,对答切题,眉头紧锁,时有痛呼声,声音低微,呼吸平缓。纳尚可,二便调。舌淡暗,苔薄白,脉涩。

病机分析

患者因运动时不慎扭伤腰部,致使瘀血阻滞腰部经脉,身体气血流通不畅,不通则痛,故有腰部疼痛、活动受限的症状,故诊断患者为腰部筋伤(气滞血瘀);舌淡暗,脉涩亦可为佐证。

诊断辨证

中医诊断:腰部伤筋(气滞血瘀型)。

西医诊断:急性腰扭伤。

治则

活血化瘀,行气止痛。

治法

内服:予身痛逐瘀方加减。具体用药如下。

秦艽 12g	川芎 12g	当归 9g	桃仁 9g
红花 5g	羌活 12g	川牛膝 12g	五灵脂 9g
广地龙 9g	制香附 9g	乳香 6g	没药 6g
炙甘草 6g			

×7 剂,日 1 剂,煎服,早晚 2 次温服

外用:三色膏外敷患处,每次 1 张,每 2 日换药 1 次。

方解:方中秦艽、羌活祛风除湿,二药合用可祛除外邪,缓解痉挛;当归活血化瘀止痛兼可补血,被称为血家之圣药;桃仁、红花、川芎、没药活血祛瘀;乳香可通滞气、散结气,消肿止痛;五灵脂活血散瘀,行气止痛;牛膝可滋补肝肾、强筋健骨、祛瘀通络;广地龙通经活络,利湿消肿;制香附可理气止痛,且其性宣畅,可通行十二经八脉之气分,可调一切气,并引血药至气分而生血;炙甘草可缓解止痛,调和诸药。上药合用,共奏祛瘀通经、蠲痹止痛之功。

1 周后复诊,患者腰部疼痛较前明显减轻,腰部前俯 90°,生理曲度趋于正常,L3—L4 棘突及右侧横突压痛已不明显。舌淡暗,苔薄白,脉细。上方继续服用 7 剂,同时予三色膏继续外敷,嘱患者注意休息及腰部保暖,不宜久站久坐,可适当进行腰部前屈后伸、"飞燕点水"等练功活动来锻炼腰背部肌肉。

病案讨论

急性腰扭伤为腰部软组织包括肌肉、韧带、筋膜、关节的急性扭伤,俗称闪腰,为临床常见病。本病往往急性发作,有明显腰部扭伤史,伤后出现腰部疼痛、活动受限等症状,俯、仰、扭转较为困难,咳嗽、喷嚏、大小便时疼痛可加重,休息后症状可减轻但无法消除,严重者不能坐立或行走,少数患者伴有下肢牵掣痛。中医辨证时本病气滞血瘀型较为

多见，治疗当以活血化瘀，行气止痛为先，常采用的治疗方式有手法治疗、药物治疗、练功等，临床上可内外结合治疗。

（李彬彬）

🌀 腰部伤筋（急性腰扭伤）

病案

王某，男性，53岁。

初诊

主诉：腰痛、活动不利1小时。

病史：患者1小时前因抬重物后出现腰部剧烈疼痛、活动不利，深呼吸、打喷嚏均可使疼痛加剧，无明显红热现象。胃纳尚可，二便调。舌紫暗，苔薄白，舌底脉络瘀紫，脉涩。

查体：L3—L4棘突右侧压痛，腰椎活动受限，双下肢肌力正常，病理反射未引出。

辅助检查：X线未见明显异常。

四诊合参

患者神清，精神尚可，对答切题，眉头紧锁，时有痛呼声，声音低微，呼吸平缓。通过问诊了解到患者素来体健，1小时前因抬重物，继而出现腰部剧烈疼痛，活动不利，活动、深呼吸、打喷嚏均可使疼痛加剧。胃纳尚可，二便调。舌紫暗，苔薄白，舌底脉络瘀紫，脉涩。

病机分析

患者因扭伤致局部筋络受损，血溢脉外，气机不畅，瘀而血不通，不通则痛，故觉局部疼痛；瘀为阴邪，阻碍气机，动则生阳，使气机阻滞加剧，故动则疼痛加剧；舌苔暗紫，舌底脉络瘀紫，脉涩为气滞血瘀之象。

诊断辨证

中医诊断：腰部伤筋（气滞血瘀型）。

西医诊断：急性腰扭伤。

治则

行气活血，祛瘀止痛。

治法

内服：拟方如下。

川牛膝15g	瓜蒌根9g	当归9g	红花6g
桃仁15g	甘草6g	穿山甲6g	酒制大黄30g

×7剂，日1剂，煎服，早晚2次温服

外治：三色膏外敷于患处，每次1张，每2日换药1次。

方解：方中重用酒制大黄，荡涤凝瘀败血，导瘀下行，推陈致新；川牛膝活血，并可引诸下行，两药合用，以攻腰部之瘀滞，共为君药。桃仁、红花活血祛瘀，消肿止痛；穿山甲破瘀通络，消肿散结，共为臣药。当归补血活血；瓜蒌根"续绝伤""消仆损瘀血"，既能入血分助诸药而消瘀散结，又可清热润燥，共为佐药。甘草缓急止痛，调和诸药，是为使药。全方合用，共奏行气活血、祛瘀止痛之功效。

二诊

1周后复诊，患者诉腰痛已明显缓解。中药停用，三色膏继续外敷，并嘱其注意保暖、休息，基本已无复诊必要。

病案讨论

急性腰扭伤属于中医的腰部伤筋，《中医筋伤学》认为"筋"相当于四肢与躯干部位的软组织。伤筋，现代医学称为软组织损伤，是伤科最常见的疾病之一。凡人体的肌肉、肌腱、筋膜、韧带以及软骨和周围神经等组织，因受到外力作用或自身退行性改变等因素所引起的功能或解剖异常，而无骨折、脱位者均为伤筋，证见伤后局部肿胀疼痛，色呈青紫，甚则关节功能障碍，屈伸不利。包括古文献之"筋断""筋走""筋翻""筋转""筋强"等症。治宜以活血化瘀、舒筋止痛为要。

如果急性腰扭伤未得到及时、有效的治疗，未彻底治愈，可转变成慢性腰痛，因此应积极治疗。急性腰扭伤强调以预防为主，劳动或运动前要充分做好准备活动，量力而行。加强腰部的养护和锻炼，搬运重物时宜采取正确的姿势，不宜用力过猛。

（张超峰）

腰痛（腰肌劳损）

病案

陈某，男性，60岁。

初诊

主诉：腰痛数年，加重1周。

病史：患者于数年前无明显诱因下出现腰痛，未予重视，1周前因汗出后受冷，出现腰痛加重，自觉腰部沉重，形如水环，自行敷活血止痛类膏药后症状加重，遂至我院就诊。胃纳尚可，二便调。舌暗红，苔黄腻，脉沉缓。

查体：L3—L5棘突轻度叩击痛，腰部活动度可，无皮温皮色改变，无下肢麻木，病理反射未引出。

辅助检查：无。

四诊合参

患者神清，精神尚可，对答切题，行动尚可，语声正常，呼吸平缓。患者职业为厨师，每次出汗后喜欢直接吹空调，数年前开始出现腰痛，未予重视，1周前因汗出后受冷，出现腰痛加重，自觉腰部沉重，形如水环，自行敷活血止痛类膏药后症状加重。胃纳尚可，二便调。舌暗红，苔黄腻，脉沉缓。

病机分析

患者常劳动汗出之后吹空调，衣里冷湿，久而久之，寒湿内侵，注于腰部，以致腰以下冷痛，如坐水中，腰中冷重，如带五千钱；邪着于肌里，未伤及脏腑，故小便自利，饮食如故；患者平素喜食肥甘厚味，饮食不节，以致脾胃运化不及，酿生痰湿，久而化热，故见苔黄腻；湿为阴邪，性质黏腻，故敷活血止痛类膏药后症状加重；舌暗红、苔黄腻、脉沉缓，亦为寒湿腰痛兼有湿热之象。

诊断辨证

中医诊断：腰痛（寒湿腰痛兼有湿热型）。

西医诊断：腰肌劳损。

治则

散寒化湿为主，兼以清热利湿。

治法

内服：拟方如下。

干姜 12g	白茯苓 12g	生甘草 6g	炒白术 6g
羌活 6g	独活 6g	牛膝 9g	枳壳 9g
桔梗 3g	黄柏 6g		

×7剂，日1剂，煎服，早晚2次温服

方解：邪虽外受，但无表证，且时日已久，非外散可解，当温中胜湿，使寒湿之邪，温而化之。方中以干姜为君，温中祛寒。茯苓为臣，淡渗利湿。二者配合，一温一利，温以逐寒，利以渗湿，寒祛湿消，病本得除。佐以白术，健脾燥湿，脾气健运，则湿去而不得聚；佐以黄柏、牛膝以清腰部湿热；羌活、独活，以除湿通络。使以甘草，调和脾胃，而理中州。辅以枳壳、桔梗，一升一降，共奏和脾降胃之功。

二诊

3天后复诊，患者腰部冷痛明显缓解，但稍有口渴，乏力，舌质可见裂纹，考虑干姜过于辛热，损耗气阴。上方去枳壳、桔梗，改干姜为6g，加生地黄6g、黄连6g、以滋阴养液，继续服用3剂。

三诊

3日后复诊，患者腰部冷痛已除十之八九，口渴乏力明显减轻，继以上方3剂巩固疗效。

病案讨论

腰痛一证，《内经》叙述较详，指出腰痛的病位在肾，病理以虚为主，并与督脉相关。腰痛基本病机为经脉痹阻，腰府失养。外感腰痛由外邪痹阻经脉，气血运行不畅所致。寒为阴邪，其性收敛凝闭，侵袭肌肤经络，郁遏卫阳，凝滞营阴，以致腰府气血不通；湿邪侵袭，其性重着、黏滞，留着筋骨肌肉，闭阻气血，可使腰腹经气不运；热与湿合，或湿蕴生热而滞于腰府，经脉不畅而生腰痛。治宜散寒祛湿，温经通络，兼以清热利湿。

汉朝张仲景《金匮要略·五脏风寒积聚病脉证并治》中曰："肾著之病，其人身体重，腰中冷，如坐水中……身劳汗出，衣里冷湿，久久得之，腰以下冷痛，腰重如带五千钱，甘姜苓术汤主之。"本案患者有明显的长期汗出后受冷史，症状也如同《金匮要略》中描述的一样，但此患者舌暗红，苔黄腻，又兼以湿热，故需兼以清热利湿，可选用治疗湿热腰痛的四妙丸加减以治之。

（张超峰）

☁ 腰部伤筋（慢性腰肌劳损）

病案
刘某，男性，66 岁。

初诊
主诉：腰痛 2 年余。

病史：患者 2 年多前因劳累后出现腰痛，休息后稍有缓解，弯腰困难，适当活动后腰痛可减轻，后反复发作，腰部活动稍有不利，无明显红热现象。胃纳尚可，二便调。舌淡红，苔薄白，脉沉细。

查体：腰椎棘突两旁压痛，腰椎活动受限，直腿抬高试验（–），病理反射未引出。

辅助检查：X 线检查示腰椎退行性改变。

四诊合参
患者神清，精神尚可，对答切题，行动尚可，语声正常，呼吸平缓。通过问诊了解到患者既往有腰部慢性劳损史，多年前因劳累后出现腰痛，休息后稍有缓解，弯腰困难，适当活动后腰痛可减轻，后反复发作，腰部活动稍有不利，腰部喜暖怕凉。胃纳尚可，二便调。舌淡红，苔薄白，脉沉细。

病机分析
患者因慢性劳损致局部筋络受损，血溢脉外，气机不畅，瘀而血不通，不通则痛，故觉局部疼痛；患者年事已高，肾阳不足，腰为肾之府，故见腰部喜暖怕凉；舌淡红，苔薄白，脉沉细，亦为肾阳不足之象。

诊断辨证
中医诊断：腰部伤筋（肾阳不足型）。

西医诊断：慢性腰肌劳损。

治则
补肾益精，温经止痛。

治法
内服：拟方如下。

熟地黄 24g	山药 12g	山茱萸 9g	枸杞子 12g

| 菟丝子 12g | 鹿角胶 12g | 杜仲 12g | 肉桂 6g |
| 当归 9g | 附子 6g | 川牛膝 9g | |

×7 剂，日 1 剂，煎服，早晚 2 次温服

外用：三色膏外敷于患处，每次 1 张，每 2 日换药 1 次。

方解：方中附子、肉桂温壮元阳；鹿角胶温肾阳、益精血，共为君药。熟地黄、山茱萸、枸杞子、山药滋阴益肾，填精补髓，并养肝补脾，即所谓"善补阳者，必于阴中求阳，则阳得阴助，而生化无穷"，共为臣药。佐以菟丝子、杜仲、川牛膝，补肝肾，强腰膝。当归养血补肝，与补肾之品相合，共补精血。诸药合用，温壮肾阳，滋补精血。

1 周后复诊，患者诉腰痛缓解，喜暖怕凉症状改善。舌淡红，苔白腻。考虑患者舌苔转腻，为滋腻太过，脾运不足之故，遂上方改熟地黄为 15g，加白术 15g、茯苓 15g、陈皮 9g 以健脾助运，继续服用 7 剂，同时予三色膏外敷。

1 周后复诊患者诉腰痛进一步缓解。舌淡红，苔薄白。上方继服 7 帖，同时予三色膏外敷。

四诊

1 周后患者复诊诉腰痛症状已不明显。舌淡红，苔薄白。予以右归丸、参苓白术颗粒继服 1 月以巩固疗效，并嘱其注意保暖，适当锻炼。

病案讨论

《素问·宣明五气》有云："久视伤血，久卧伤气，久坐伤肉，久立伤骨，久行伤筋，是谓五劳所伤。"说明劳逸过度，可引起气血筋肉骨的慢性损伤。引起慢性腰肌劳损的原因较多，而主要原因是劳逸过度导致的积累性损伤，其次是急性外伤迁延、风寒湿邪侵袭和先天性畸形等。

积极进行腰部练功活动是治疗慢性腰肌劳损行之有效的方法，对于此病症应做到及时治疗，可以外用中医育善膏，以活血化瘀，舒筋活络，消炎止痛，进而达到标本兼治的目的。并且在治疗期间注意保暖，多休息。

（张超峰）

痹病（强直性脊柱炎）

病案

陈某，男性，62 岁。

初诊

主诉：腰部板滞、疼痛2周。

病史：患者有强直性脊柱炎病史，2周前患者无明显诱因下出现腰部板滞，酸楚疼痛，伴活动不利，口干，盗汗。纳寐一般，二便调。舌质红，苔薄白，脉细数。

查体：腰部前俯80°~90°，生理弧度存在，腰部有叩击痛，压痛（＋），无放射痛。

辅助检查：X线检查显示腰椎竹节样改变。血沉64mm/h，HLA–B27（＋）。

四诊合参

患者神清，精神一般，面色少华，言语低微。纳寐可，二便调。兼患者有强直性脊柱炎病史，结合患者临床症状及相关检查，四诊合参，本病应属"痹病"范畴，证属肝肾亏虚。

病机分析

本病在体为骨，在脏为肾，且与督脉息息相关。患者先天肾虚督亏，肝肾不足，脏腑失调，痰瘀痹阻，不通则痛；后天脾胃亏虚，气血不足，筋骨失养，不荣则痛，故见腰部疼痛酸楚。

诊断辨证

中医诊断：痹证（肝肾亏虚型）。

西医诊断：强直性脊柱炎。

治则

补肾填精，滋阴益髓

治法

内服：予左归丸合圣愈汤加减。具体用药如下。

炙黄芪15g	当归9g	党参12g	白芍9g
川芎12g	熟地黄9g	柴胡9g	山茱萸12g
淮山药12g	枸杞子12g	龟甲9g	鹿角片9g
菟丝子9g	川牛膝9g	鸡血藤9g	甘草6g

×14剂，日1剂，煎服，早晚2次温服

方解：方中炙黄芪、党参补气固元；当归、白芍补血活血；川芎活血祛瘀；熟地黄可滋肾填精，大补真阴；柴胡可化瘀散结，通达上中下三部，令气血皆活；山茱萸养肝滋肾；淮山药滋肾固精；枸杞子补肾益精，养肝明目；龟甲、鹿角片为血肉有情之品，峻补精髓；菟丝子、川牛膝可滋补肝肾，强筋健骨；鸡血藤活血补血，调经止痛；甘草调和诸药。诸药合用，共奏滋阴补肾、填精益髓之功。

二诊

2周后复诊，患者腰部板滞、疼痛症状较前减轻，已无口干盗汗等症。纳寐可，二便调。舌淡，苔薄白，脉细。查体患者腰部活动度可，局部无叩击痛及压痛，上方继续服用14剂，服用方法如前，嘱患者注意保暖、避免劳累。

病案讨论

强直性脊柱炎为一种慢性炎症性自身免疫性疾病，目前原因不明，主要累及脊柱、中轴骨骼及四肢大关节，晚期以骨关节病变为主。本病多见于青少年男性，少数也可见于中老年人，具有家族遗传倾向性，病程长，一般需要长期治疗。中医认为，其病在肾府，其损在骨，多因肝肾不足，气血亏虚，督脉不充，复感外邪所致，总属本虚标实之症。故治疗宜气血、脏腑、筋骨并调，症状减轻后亦应注意休息，避免劳累。

（李彬彬）